中国农村留守儿童营养健康现状与影响干预机制研究

吴一超 著

国家社会科学基金（项目编号：21BRK042）资助

东南大学2022年中央高校建设一流大学（学科）和特色发展引导专项资金经费资助

南京大学出版社

图书在版编目(CIP)数据

中国农村留守儿童营养健康现状与影响干预机制研究/
吴一超著. — 南京：南京大学出版社，2023.5
　　ISBN 978-7-305-26244-9

　　Ⅰ. ①中… Ⅱ. ①吴… Ⅲ. ①农村－儿童－膳食营养
－研究－中国 Ⅳ. ①R153.2

中国版本图书馆 CIP 数据核字(2022)第 211719 号

出版发行　南京大学出版社
社　　址　南京市汉口路 22 号　　　　　邮　编　210093
出 版 人　金鑫荣

书　　名　**中国农村留守儿童营养健康现状与影响干预机制研究**
著　　者　吴一超
责任编辑　陈　佳　　　　　　　　编辑热线　025 - 83592401

照　　排　南京南琳图文制作有限公司
印　　刷　苏州市古得堡数码印刷有限公司
开　　本　787×960　1/16　印张 20.25　字数 362 千
版　　次　2023 年 5 月第 1 版　2023 年 5 月第 1 次印刷
ISBN 978-7-305-26244-9
定　　价　96.00 元

网址：http://www.njupco.com
官方微博：http://weibo.com/njupco
官方微信号：njupress
销售咨询热线：(025) 83594756

前　言

　　改革开放以来,我国快速的工业化和城镇化促进了大规模的城乡人口流动,大量农村剩余劳动力不断转移至城市务工,但以户籍制度为核心的城乡二元经济结构使得大量农民工并不能在城市获得平等的福利待遇,甚至面临较为窘迫的生活境况,因此外出务工的农民工难以做到举家迁移,通常是夫妻一方外出或双方同时外出务工,子女则被留守在农村老家,由此产生了越来越多的农村留守儿童。根据民政部等部门的摸底排查结果,截至2018年8月,我国农村留守儿童数量为697万人,可见农村留守儿童群体的数量较为庞大,而他们作为国家未来重要的人力资本储备,其生存发展状况与我国未来的经济建设和社会发展密切相关。然而,这些留守儿童的生存状况并不乐观,由亲子分离带来的照料缺失和教育缺位使得他们在健康、教育、心理等方面面临较大的风险与挑战。其中,儿童的营养健康状况不仅直接关系到个人的生长发育和成年后的健康问题,也会对未来的职业发展、收入水平等产生一定影响,即儿童的营养健康状况直接关联着人力资本的积累,因此关注农村留守儿童群体及其营养健康状况,对于留守儿童个人、国家和社会的发展都具有重要意义。

　　2016年我国发布了《国务院关于加强农村留守儿童关爱保护工作的意见》,这是我国首个关于留守儿童的政策文件,之后政府不断提高对留守儿童的关注程度,尤其是儿童营养健康状况,并先后发布了一系列规章制度和技术规范,如《中国婴幼儿喂养策略》《儿童喂养与营养指导技术规范》《全国儿童保健工作规范(试行)》《中国食物与营养发展纲要(2014—2020年)》《儿童营养性疾病管理技术规范》等,从法规制度层面不断规范和强化了儿童营养工作,加强了儿童营养不良疾病的防治。此外,国家还开展了一系列儿童营养的具体干预项目,主要涉及食品补充、食品强化和营养教育三个方面,例如"农村义务教育学生营养改善计划""贫困地区儿童营养改善试点项目"等,以及发布营养教育的参考性指南,包括《中国居民膳食指南》《中国儿童青少年膳食指南》《中国儿童青少年零食消费指南》等。

在此背景之下,本书以中国部分农村地区的留守儿童为研究对象,利用中国健康与营养调查(CHNS)和中国家庭追踪调查(CFPS)两个大型微观数据库对留守儿童的营养健康状况展开实证研究。其中,中国健康与营养调查(CHNS)数据是由北卡罗来纳大学教堂山分校卡罗来纳人口中心和中国疾病预防控制中心国家营养与健康研究所合作并整理,旨在评估我国人口的营养健康状况及其社会经济影响因素。该项目于1989年首次展开调查,其后每隔2—4年对样本进行追踪回访。而中国家庭追踪调查(CFPS)数据是由北京大学中国社会科学调查中心调查并整理,旨在研究我国居民经济活动、教育健康、家庭动态以及人口迁移等全方位的经济社会发展问题。该项目于2010年首次展开调查,其后每隔2年对基线调查样本进行追踪回访。基于此,本书综合运用了描述性统计、多元线性回归分析以及结构方程模型等方法,重点探究留守儿童的营养健康现状及其影响干预机制,以期为改善留守儿童营养健康状况的干预措施提供参考。

本书首先从"农村""留守""儿童"三个角度对农村留守儿童的概念进行了界定,并进一步根据父母双方外出类型将农村留守儿童区分为父母双亲外出型留守儿童、父亲单独外出型留守儿童以及母亲单独外出型留守儿童三类。结合CHNS和CFPS数据库的调查结果,对我国部分农村留守儿童的规模进行了测量。经研究发现,随着城镇化进程的深入,我国农村留守儿童占比逐年上升,其中,双亲外出的留守儿童占大多数,其次是父亲单独外出和母亲单独外出的留守儿童。然而,我国农村留守儿童的地区分布并不均衡,东部地区留守儿童占比较低,中部地区留守儿童占比较高且不断上升,西部地区留守儿童分布呈现两极分化,个别省份留守儿童占比很高。此外,结合留守儿童的人口学特征、监护情况、父母特征、家庭条件以及学校条件等进行考察,可以发现我国留守儿童的低龄化趋势明显,并主要依赖于祖辈监护人进行照料;多数留守儿童父母的身体健康状况良好,但文化水平不高;家庭饮用水、做饭燃料、卫生间类型等卫生条件正在不断改善,家庭收入水平也在不断提高;大部分留守儿童就读于普通公立学校,但进入重点/示范学校学习的比例正在不断增加,同时,选择在学校寄宿的农村留守儿童占比很高。

接下来,本书从体格测量、膳食调查和营养疾病这三个维度构建了儿童营养健康的测量指标,主要包括:生长发育状况(生长迟缓率、低体重率、肥胖率)、每日能量和宏量营养素摄入情况(能量、碳水化合物、脂肪和蛋白质的日均摄入量)以及营养健康状况(低 BMI 率、营养及消化系统疾病患病率)等 9 个指标。总体来看,在生长发育方面,我国农村留守儿童的生长迟缓问题较为严重,低体重率次之,而肥胖率则并不突出;但是,随着时间的推移,农村留守儿童的生长迟缓和低体重问题均得到了改善,而肥胖问题却开始突显,可见留守儿童的营养不良问题正逐渐转化成为营养失衡和营养过剩问题。在膳食摄入方面,留守儿童每日能量和宏量营养素的摄入量整体呈下降趋势,但其膳食结构中高油脂、高热量的膳食在逐渐增加。在营养健康方面,留守儿童的低 BMI 率较高,但其营养及消化系统疾病患病率则并不突出,且二者均在不断下降。此外,对比农村留守儿童、农村非留守儿童以及城市流动儿童的营养健康状况发现,近些年来留守儿童的生长迟缓、低体重问题改善幅度较大,而非留守儿童、流动儿童的肥胖率上升幅度更大;同时,相比于另外两类儿童,留守儿童对能量和碳水化合物的日均摄入量更高,脂肪和蛋白质摄入量较低。

在此基础上,本书采用回归分析方法对影响农村留守儿童营养健康状况的因素进行了实证检验。其中,儿童留守与否以及属于哪种留守类型对儿童生长发育、膳食摄入和营养健康等方面的影响是本书关注的重点。回归结果显示,农村留守儿童生长发育状况显著差于非留守儿童,能量和各宏量营养素的日均摄入量显著低于非留守儿童,低 BMI 率和营养及消化系统疾病患病率也较非留守儿童更高。但不同留守类型对儿童营养健康的影响存在较大差异性:母亲单独外出显著增加了留守儿童的生长迟缓率和低体重率,双亲均外出显著降低了儿童对能量与宏量营养素的摄入量,而父亲单独外出则显著提高了儿童的营养及消化系统疾病患病率。进一步地,本书从个人、父母、家庭和学校四个层面分析其对留守儿童营养健康的影响机制,结果显示:年龄对留守儿童生长发育指标的影响呈"U 形",对膳食摄入指标的影响呈"倒 U 形",性别因素也有一定影响,表现为男童的生长发育情况和膳食摄入指标要好于女童;父母的身高、体重、健康和学历情况对儿童的营养健康状况均具有显著的正向影响;家庭收入对儿童的生长发育和膳食摄入有显著正向影响,饮用水、做饭燃料和卫生间类型等家庭卫生条件,以及电冰箱、微波炉和电饭煲等家庭物质条件的改善也有助于促进儿童营养健康水平的提高;是否寄宿对留守儿童低 BMI 率和营养及消化系统疾病患病率没有显著影响,但就读于示范/重点学校能显著降低营养及消化系统疾病患病率。

为改善农村留守儿童的营养健康状况,本书进一步采用回归分析的方法,实证检验了多种干预农村留守儿童营养健康状况的机制与手段。经分析发现,营养元素摄入量的大小对儿童的生长发育起着决定性的作用。多元线性回归模型以及结构方程模型的结果均显示增加能量和三种宏量营养素的摄入量,并注意均衡营养搭配,能够有效降低儿童的生长迟缓率、低体重率以及肥胖率。进一步地,为了提高儿童日均能量和宏量营养素的摄入量,本书从体育运动、营养知识、饮食偏好和饮食习惯等四个方面对儿童的膳食摄入进行了回归分析,结果显示上述四个机制对儿童膳食摄入均具有显著的影响,因此通过实施积极的运动干预、知识干预、饮食偏好干预和饮食习惯干预等措施,可以显著促进儿童的膳食摄入和结构均衡,进而改善其营养健康状况。

通过对留守儿童的概念界定、营养健康指标的分析、影响机制的回归检验以及干预措施的机制分析,本书对我国农村留守儿童的营养健康状况及其影响、干预机制做了一个全面细致的分析,在学术研究和实践应用上都具有较高的价值。从学术价值来看,首先,本书在梳理和分析前人研究的基础上,创新性地完善了"留守儿童"和"儿童营养"的概念内涵,促进了对"留守儿童"和"儿童营养"概念的全面深入理解;其次,本书从生长发育、膳食摄入和营养疾病三个角度构建了儿童营养健康状况的测量指标,维度立体且丰富,为之后的指标构建和学术研究提供了良好的参考;最后,本书综合运用描述性统计、多元线性回归分析和结构方程模型等方法,详尽分析了影响留守儿童营养健康的因素、机制以及干预措施,丰富了该领域的研究成果。从应用价值来看,本书关于留守儿童营养健康影响机制和干预措施的研究结论,不仅能够在家庭层面使得留守儿童父母和监护人了解其对留守儿童营养健康的影响机制,从而采取相应干预措施以提高儿童营养健康水平,还能够在社会层面,为学校、社会组织以及政府关爱保护留守儿童的工作提供重要参考,尤其是能够引起其对留守儿童营养健康问题的重视,促进更多与改善留守儿童营养健康状况相关的政策文件、干预项目的落地。最后,本书对我国留守儿童营养健康问题的探讨,不仅能够进一步推动提高农村留守儿童群体福利水平的工作,而且在城乡二元经济结构、人口流动、人口老龄化等现实背景下,对促进农村发展、减小城乡差距、保障未来人力资本储备、促进经济社会可持续发展也具有重要意义。

目　录

第一章

导 论

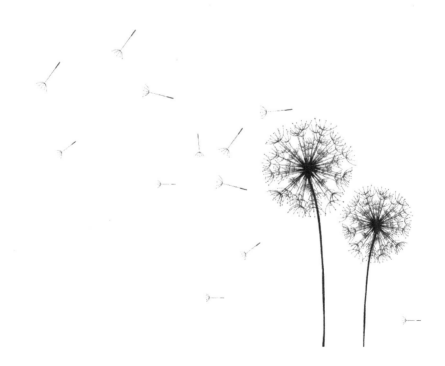

第一节　研究背景

随着我国加速推进工业化和城镇化进程,愈来愈多的农村剩余劳动力流向城市务工,而将自己的子女留守在农村生活,由此产生了数量庞大的农村留守儿童。农村留守儿童作为我国特定时期社会发展的产物,还将在较长时间内持续存在。然而,由于这些农村留守儿童的照料缺失和教育缺位,他们在健康、教育和心理等诸多方面面临较大的风险和挑战,不利于个人的生存发展乃至我国未来的人力资本储备。因此,随着留守儿童群体的不断扩大和更多恶性事件的报道,学界、社会和政府都开始关注与重视留守儿童群体,一系列关爱保护留守儿童的政策文件相继出台。

一、农村留守儿童规模数量

改革开放以来,农村家庭联产承包责任制大大促进了社会生产力的发展,越来越多的农村剩余劳动力开始转向快速发展的第二和第三产业,并进一步推动我国的工业化和城镇化进程。然而,由于工业产业基本集中于城市地区,这些剩余农村劳动力不可避免地要前往城市务工,全国涌现"民工潮"。尽管数量众多的农村剩余劳动力不断涌向城市,但户籍制度阻碍了大量农民工的"市民化",仅有很少一部分农民工能够真正成为城市居民,且户籍制度带来的城乡居民福利差距以及城乡二元经济结构也使得农民工群体在城市的生存状况不容乐观,这也就阻碍了农民工群体将子女带在身边共同生活,农村留守儿童由此产生。由于我国的工业化和城镇化进程还在加速推进,农村人口的乡城流动还将持续进行,户籍制度、城乡二元经济结构以及农民工在城市的生存困境在短期内并不会得到有效解决,那么农民工举家迁移的难题还将催生越来越多的留守儿童。

段成荣、杨舸(2008)[1]和段成荣等(2013)[2]对 2000 年第五次全国人口普查、2005 年全国 1‰抽样调查和 2010 年第六次全国人口普查数据进行推算,得到我国农村留守儿童规模分别为 2443 万、5861 万和 6102.55 万,可见十年间我国农村留守儿童数量不断上升,增长了 3659.55 万,增长率近

150%。此处学者对留守儿童的定义为"父母双方或一方从农村流动到其他地区,孩子留在户籍所在地的农村地区,并因此不能和父母双方共同生活在一起的17周岁及以下儿童",而在我国民政部等部门对全国农村留守儿童的摸底排查工作中,对农村留守儿童的定义更加严格,"父母双方外出务工,或一方外出务工但另一方无监护能力,无法与父母生活在一起的16周岁以下农村户籍人口"被称为留守儿童。因此,最终摸底排查出截至2016年我国农村留守儿童有902万人,其中处于无人监护状态的留守儿童有36万人,截至2018年8月底的摸底排查数据则显示,目前我国农村留守儿童还有697万人,比2016年首次摸底排查数据下降了22.7%,但这一数据仍然十分庞大,需要引起我们的关注。我国的工业化和城镇化还在加速推进,户籍制度的打破也需要较长的时间去过渡和完成,由此农村留守儿童还会不断产生,我国农村儿童留守现象还将长期存在并深刻影响着这些留守儿童的生存和发展。

二、农村留守儿童营养健康问题

随着经济社会的飞速发展和人民物质生活水平的普遍提高,我国儿童的营养健康状况总体上得到改善。根据国家统计局对相关部门数据和资料的分析,2010年以来,我国儿童的营养健康水平不断提升。2018年我国婴儿死亡率和5岁以下儿童死亡率分别为6.1‰和8.4‰,相比去年均下降了0.7个千分点,且远远低于《中国儿童发展纲要(2011—2020年)》(以下简称《纲要》)设定的10‰和13‰的死亡率目标;儿童低出生体重的发生率为3.13%,也小于《纲要》设定的4%低出生体重发生率目标;0—6个月婴儿的纯母乳喂养率为74.9%,达到了《纲要》中设定的50%的纯母乳喂养率目标;5岁以下儿童的贫血患病率为5.44%,比上一年提高了0.02个百分点,低于12%的目标;生长迟缓率为1.11%,比上一年提高了0.02个百分点,低于7%的目标;低体重率1.43%,比上一年提高了0.03个百分点,低于5%的目标。① 尽管总体来看,我国儿童的营养健康状况得到了极大改善,但是城乡之间的差距、东中西部地区之间的差距仍然较大,农村留守儿童的

---

① 资料来源:http://www.stats.gov.cn/tjsj/zxfb/201912/t20191206_1715751.html.

营养健康状况要差于城市儿童,而中西部地区儿童的营养健康状况要差于东部发达地区,而且留守儿童群体的营养健康状况被忽视。

我国农村留守儿童的地区分布并不均衡,根据第六次全国人口普查数据,农村留守儿童主要集中在四川、河南、安徽、广东、湖南等劳务输出大省,这些省份的农村留守儿童总量占据全国总量近一半,而且在重庆、四川、安徽、江苏、江西和湖南等地,农村儿童中留守儿童占比已超过一半,湖北、广西、广东、贵州等地的比例则超过 40%(全国妇联课题组,2013)[3],可见我国农村留守儿童广泛分布于中西部省份。由于中西部地区的经济发展水平较为落后,人民生活水平也要差于东部沿海发达地区,这些地区农村儿童的营养健康状况可能本就差于东部地区,那么这些地区的农村留守儿童的营养健康就更加令人担忧。此外,该调研还发现,大多数农村留守儿童和爷爷奶奶住在一起,甚至还有部分留守儿童自己居住。相对父母来说,爷爷奶奶年纪更大,而且可能还要承担许多的家务劳作,这就使得照料儿童的时间和精力存在不足,导致儿童面临较大的营养健康风险。此外,农村老人的文化水平普遍较低,即使有足够的时间和精力照料儿童,也可能因营养知识不足、健康观念落后等对儿童的膳食摄入、体育运动等监护不到位,不利于儿童的生长发育。再者,天然的亲情联系和亲密的亲子关系有助于促进儿童完善的人格发育和心理健康发展,由于父母不在身边,父母的关心和照料必然会有所减少,会在一定程度上对儿童的生理健康造成影响,因此,父母教育缺位、照料缺失也会对留守儿童的营养健康状况造成不利影响。对比农村留守儿童和随务工父母前往城市的流动儿童,可以发现城市流动儿童在城市拥有更便利的交通和生活条件、更清洁卫生的环境和更完善的医疗保障体系,而且父母受到城市文化和生活习惯的影响,育儿观念和知识水平可能也会提高,这些均有利于儿童的生长发育。因此,无论从农村留守与非留守儿童的对比还是从农村留守儿童与城市流动儿童的对比来说,农村留守儿童似乎都处于不利的地位,营养健康状况面临较大的风险。

三、农村留守儿童生活困境

在我国加速推进工业化和城镇化的背景下,人口流动的规模和范围也越来越大,这不仅深刻影响着农村地区的经济发展水平、人民生活状况,也对城市治理、户籍改革等提出了挑战。"民工潮""用工荒"等的出现首先引起了社会的关注,人们将目光转移到这些外来务工的农村人口上,关注他们的生存和发展问题,关注这些农村劳动力如何更好地融入城市、建设城市以及随迁子女的教育问题等,却忽视了他们远在农村老家的子女。随着越来越多的农村留守儿童恶性事件的报道,政府和社会才开始重视起农村留守儿童这一弱势群体。

《中国儿童发展纲要(2001—2010年)》中提到,"随着流动人口数量的增加、城镇化水平的提高和农村人口的转移,这些人群中儿童的保健、教育、保护问题亟待解决",但后续在儿童的健康、教育、社会保障和服务中,均是强调"对城市流动人口中的孕产妇、儿童逐步实行保健管理""完善流动人口中的儿童就学制度"等①,而未提及农村留守儿童的生活困境和权利保障问题,可见这一时期国家虽然关注到了人口流动中的儿童发展问题,但焦点是迁移至城市中的流动儿童,农村留守儿童被忽视。2011年我国继续颁布了下一个十年的儿童发展纲要,并在其中多次提及留守儿童,比如"加快农村寄宿制学校建设,优先满足留守儿童住宿需求""健全农村留守儿童服务机制,加强对留守儿童心理、情感和行为的指导,提高留守儿童家长的监护意识和责任"等②,可见此时国家开始关注和重视留守儿童群体,尽管与流动儿童和困境儿童相比,国家的关注程度还较低。但随着留守儿童数量与日俱增,并且众多恶性事件被报道,社会和国家都开始更加重视起农村留守儿童这一弱势群体。2016年,国务院发布了我国首个专门针对农村留守儿童的文件《国务院关于加强农村留守儿童关爱保护工作的意见》,并提出了坚持"家庭尽责、政府主导、全民关爱、标本兼治"的基本原则,完善农村留守儿童关爱服务体系,建立健全农村留守儿童救助保护机制,从源头上减少儿童留守现象。③ 2019年,民政部又发布了《关于进一步健全农村留守儿童和困境儿童关爱服务体系的意见》④,2020年,又组织开展全国农村留守儿童和困境儿童关爱保护"政策宣讲进村(居)"活动,可见近些年来,我国对留守儿

---

① 资料来源:http://www.scio.gov.cn/ztk/xwfb/46/11/Document/978177/978177_1.htm.
② 资料来源:http://www.scio.gov.cn/ztk/xwfb/46/11/Document/976030/976030.htm.
③ 资料来源:http://www.gov.cn/xinwen/2016-02/14/content_5041100.htm.
④ 资料来源:http://www.mca.gov.cn/article/gk/wj/201905/20190500017508.shtml.

童的关注程度越来越高,留守儿童问题已经成为我国社会发展中较为重要且亟须解决的问题。

然而,以上关于留守儿童关爱保护工作的纲领性文件中并没有专门针对儿童营养健康干预的措施,仅在儿童发展纲要中提及"分步实施国家'学生饮用奶计划'","推行'国家大豆行动计划'","有计划、有步骤地普及学生营养餐","实施贫困地区学龄前儿童营养与健康干预项目,继续推行中小学生营养改善计划","逐步提高农村义务教育寄宿制学校家庭经济困难学生生活补助标准"等。尽管这些针对贫困地区农村儿童的营养改善干预计划能够惠及一部分留守儿童,但是留守儿童面临的祖辈照料不足、监护不到位、父母关爱缺失等对其营养健康状况有负面影响的特殊问题无法解决,未来仍需进一步针对留守儿童的营养干预问题出台相关措施。

在上述现实与政策背景之下,本书以中国农村地区的留守儿童为研究对象,重点研究留守儿童的营养健康状况及其影响干预机制。具体来说,包含以下五个主要研究问题:第一,农村留守儿童的基本信息情况如何?其监护类型、个人特征、父母特征、家庭条件和学校条件具有哪些特点?第二,农村留守儿童营养健康的现状及发展趋势如何?区域间的差距、人群间的异质性特点如何?第三,存在哪些影响农村留守儿童营养健康状况的因素?儿童个人、父母、家庭及学校等因素对农村留守儿童营养健康的影响机制如何?第四,选择何种干预机制以促进农村留守儿童营养健康状况改善?第五,应对农村留守儿童问题、改善其营养健康状况的总体思路和具体政策措施如何?

第二节　研究意义

儿童时期的营养健康状况直接影响着个人的生长发育、学习能力,进而对成年后的身体健康、职业发展和收入水平等都产生一定影响,即儿童的营养健康状况直接关联着人力资本的积累。在我国,规模日益庞大的农村留守儿童在农村儿童中占比不断提高,尤其在中西部劳务输出大省中,农村留守儿童的占比更高,而农村儿童作为我国未来社会发展的主要建设者和重要的人力资本储备,其营养健康状况将通过人力资本的积累对我国的未来经济和社会发展产生重要影响。因此,关注农村留守儿童群体,关注其营养健康状况,对国家、留守儿童群体和个人都具有重要意义。

首先,从国家层面来看,农村留守儿童的营养健康问题不仅关系到我国未来的人力资本积累和经济的可持续发展问题,还关乎"三农"问题以及城乡均衡发展问题。

儿童时期拥有良好的营养健康状况是其接受教育、积累知识、树立正确人生观念的基本保障,进而对其教育成就和成年之后的收入、职业发展产生积极影响。农村留守儿童在亲子分离的环境中成长,缺失了父母的陪伴和照料,还可能受到祖辈监护人照顾不足、同伴嘲笑排挤等许多不利影响,这种成长环境不仅会使其生理健康受损,还极易诱发留守儿童的心理问题,因此,留守儿童的身心成长均受到严峻挑战。我国经过艰难而漫长的改革历程,国家的基础教育已经取得了长足发展,人力资本也得到一定积累,经济社会的不断发展和进步也要求我国亟须提高人口素质、进一步积累人力资本,而由于规模庞大的农村留守儿童群体因营养健康状况受到不利影响,进而对其教育成就和人力资本产生不利影响。因此,重视解决农村留守儿童的营养健康问题对于我国人力资本积累和未来经济可持续发展具有重要意义。

农村留守儿童广泛分布于中西部落后农村地区,享受的经济发展红利本就较少,体现在交通条件不便、医疗资源稀缺、教育水平低下、社会保障不足等方面,同时与当地的农村非留守儿童相比,他们还面临着亲子分离带来的其他一系列挑战,因此农村留守儿童处于更加劣势的地位,他们的营养健康问题就更加成为"三农"问题中的突出问题。"三农"问题是一个长期存在的复杂的社会问题,它的最终解决需要从社会各方面入手,做出长期的系统性的努力,而重视和干预农村留守儿童的营养健康问题,为其各方面的发展提供基本保障,能够在一定程度上促进农村人口素质的提高,进而有利于经济发展,在一定程度上促进"三农"问题的解决。同时,我国城乡二元经济结构将农村与城市分割开来,使得农村地区在各方面资源的获取和利用上都处于不利地位,其经济发展状况和人民生活水平均显著差于城市,农村和城市发展的不平衡问题也是我国当前的重大社会问题。农村留守儿童作为农村地区尤其是中西部贫困地区的弱势群体,关注和改善他们的营养健康状况能够有效提高整个农村地区儿童的平均发展水平,对改善收入不平等、缩小城乡未来经济发展差距也具有积极的意义。

其次,对于留守儿童群体来说,厘清影响其营养健康的各种因素,尤其是父母外出务工或留守经历的影响机制,有助于针对其营养健康状况的改善采取更有效的干预措施,以提高留守儿童的营养健康水平和社会福利。

儿童的营养健康状况受到来自个人、父母、家庭、学校以及地区经济、气候、文化等多种因素的综合影响,而对于留守儿童群体来说,不仅会受到上述因素的影响,还会因父母一方或双方外出务工受到额外的影响。然而,父母外出务工对留守儿童的影响存在多种效应,可以确定的是,父母外出务工的主要动因就在于前往就业机会更多、收入更高的城市谋生,因此相比于在家务农来说,外出务工相对会增加家庭收入,从而能够更好地保障食品供给、医疗保障、教育投资、娱乐文化等方面的支出,促进儿童身心的健康成长,但同时,父母外出也会导致与子女联系减少、感情逐渐疏远,对儿童的生活照料、行为监督、教育指导也受到限制,这些则会对儿童的营养健康状况产生不利影响。而且,在农村地区,父母外出后,留守子女多由祖辈父母进行照料,也有其他亲戚朋友甚至自己照顾自己的情况,但无论留守儿童由谁进行照料,似乎都比不上父母的陪伴和照料。比如,当监护人为祖辈父母时,由于文化程度低、思想观念保守,可能因营养知识不足导致儿童膳食营养摄入不均衡,或者因"溺爱"心理放纵儿童过量的非健康饮食,或者盲目轻信"土方""偏方"耽误儿童及时看病就医,甚至因"重男轻女"观念而对留守女童的照料直接产生不利影响等。当监护人为其他亲戚朋友甚至无人监护只靠自己时,留守儿童的处境可能比由祖辈父母进行照料时更加糟糕,一方面,其他亲戚朋友由于天然的亲情联系要弱于祖孙关系,对儿童的照料可能并不如祖辈父母尽心;另一方面,无人监护的单独居住留守儿童在生活起居方面要承担更多的劳务和压力,而且极易产生心理问题,也更容易受到意外事件的伤害。然而,父母以外监护人对留守儿童的营养健康状况也并不一定全是负面影响,比如年轻的父母可能没有太多育儿经验,反而不如祖辈父母对儿童的照料更为得当,或者有些留守儿童本身具有较强的自理能力,父母外出务工对其生活起居的影响并不大。此外,不同的父母外出类型、父母外出时儿童的年龄、父母外出的持续时间、父母外出的距离远近等对留守子女的影响也是存在差异的。因此,可以发现父母外出务工对留守儿童的正面和负面效应同时存在,相互抵消之后的影响效应是不确定的,通过数据统计和回归分析的手段在一定程度上可以厘清其中的影响机制,对于制定和实施留守儿童营养健康的干预措施具有较高的参考价值。

最后,对留守儿童个人来说,营养健康问题直接关联自身的生存和发展,良好的营养健康状况是取得一切成就的基础,重视儿童时期的营养健康状况对其未来的长期发展都具有重要意义。

儿童时期的营养健康状况首先会以身高、体重、体态等表现出来,影响自身的形象,也会影响到自身的精力、学习知识的能力等进而影响到学业成就和未来职业发展,此外,良好的营养健康状况也有利于儿童的性格发展和心理状态。然而,不论是儿童时期的学业成就、性格心理,还是成年时期的职业发展,都是人力资本的重要表现,因此,儿童时期拥有良好的营养健康状况,有利于提高自身人力资本,在长期内对个人的生存和发展具有重要影响。而对于留守儿童来说,本就处于较为劣势的处境,所处地区经济发展水平的落后、父母教育的缺失以及城乡教育资源分配不均等因素对留守儿童人力资本的积累起到一定的限制作用,使得农村留守儿童在未来的社会竞争中处于劣势地位,因此,更应该重视起农村中的留守儿童这一弱势群体,保障其具有良好的营养健康状况,这是促使其进一步接受教育、增长知识的前提基础,否则只会不断削弱农村留守儿童的社会竞争能力。

第三节　研究方法

针对我国农村留守儿童营养健康现状及其影响干预机制这一研究课题,本书采取了微观数据实证分析的研究方法。这一方法以微观家庭调查数据为资料来源,充分结合描述性统计与回归分析的计量方法,既有利于从宏观层面把握儿童营养健康指标的分布差异和变化趋势,又能够从总体上分析变量之间影响效果的显著性及其统计意义。

具体而言,本书所使用的分析数据主要来源于中国健康与营养调查

(CHNS)和中国家庭追踪调查(CFPS)这两组大型微观调查数据库。CHNS数据是由北卡罗来纳大学教堂山分校卡罗来纳人口中心和中国疾病预防控制中心国家营养与健康研究所合作并整理,旨在评估我国人口的营养健康状况及其社会经济影响因素。该项目于1989年首次展开调查,样本覆盖我国东、中、西部及东北部地区的九个省份(2011年起又加入北京、上海和重庆三个直辖市),针对省、市/县、社区和家庭等四个层次采用多阶段随机聚类的抽样方法,并根据收入(低、中、高)进行分层抽样。此后,项目组又分别于1991年、1993年、1997年、2000年、2004年、2006年、2009年、2011年和2015年对样本进行了追踪回访,不断扩大样本覆盖面、增加问卷调查内容、深化指标检测专业程度。目前项目组已将所有调查数据结果整理汇编为纵向主题数据可供研究[①],各年份的调查问卷均包含营养健康调查、个人调查、家庭调查和社区调查,个别年份还增加了已婚妇女调查、男孩发育调查、血液检测、体格测量及生物样品调查等。由于我国农村留守儿童问题自2003年以来才被社会各界逐渐关注,因此本书仅使用CHNS数据库2004年至2015年中的五个调查年份为研究样本,共选取了2603户家庭中的7459名农村儿童。

CFPS数据是由北京大学中国社会科学调查中心调查并整理,旨在研究我国居民经济活动、教育健康、家庭动态以及人口迁移等全方位的经济社会发展问题。该项目于2010年首次展开调查,样本覆盖我国东、中、西部及东北部地区的25个省、市、自治区(2014年起加入海南省、内蒙古自治区、宁夏回族自治区以及新疆维吾尔自治区,2016年起又加入青海省和西藏自治区,最终共计31个省、市、自治区),针对省、市/县、社区和家庭等四个层次采用多阶段分层概率抽样方法,并以人均GDP作为排序依据。此后,项目组又分别于2012年、2014年、2016年和2018年对基线调查样本进行了追踪回访,由2010年基线调查成员及其直系亲属组成永久性追踪样本,同时回访仍然以面访为主,并辅以电话访问和代答访问。目前项目组已将所有调查数据结果整理汇编为横向编年数据可供研究[②],各年份的调查问卷

---

① https://www.cpc.unc.edu/projects/china.

② http://www.isss.pku.edu.cn/cfps.

均包含社区问卷、家庭成员问卷、家庭问卷、成人问卷和少儿问卷。由于2010年的基线调查数据未提供父母身份ID,无法将父母信息与儿童信息结合,因此本书仅使用CFPS数据库2012年至2018年中的四个调查年份为研究样本,共选取了12599户家庭中的19677名农村儿童。

应用上述两组数据库资源进行实证分析具有以下三点优势。首先,二者的调查研究均已实施多年,其项目组调查经验丰富、问卷设计科学严谨、数据整理清晰有序;再加上两组数据均具有样本数量大、时间跨度长、省份分布广、变量信息多等特点,非常有利于本研究的实证分析。其次,CHNS数据重点关注我国人口的营养健康状况,其在问卷设计中更加具有专业性和指向性,提供了丰富的营养健康相关的变量信息;同时CHNS项目小组在实地调查中,对被访者进行了身体检测、血液检测和营养膳食测算等,使得本书所构建的儿童营养健康指标更为科学和精确。再次,CFPS数据所涉及的研究领域广泛,其中对我国居民的家庭动态和人口迁移问题探索更为深入,这有利于本书更为准确地定义农村留守儿童群体;同时CFPS的调查问卷层次丰富,着重考察了家庭社会经济各维度的影响因素,这也有益于本书检验儿童营养健康各层面的影响机制。

因此,本书的核心部分将充分挖掘这两组微观调查数据,并从以下四个角度进行实证研究。

第一,本书将在梳理前人文献的基础上,实证性地建构儿童营养健康的测量指标,并选择世界卫生组织(WHO)提供的最新的儿童生长标准作为衡量儿童是否营养不良的参考标准,从生长发育状况、营养素摄入情况以及营养类疾病患病状况等三个维度对儿童营养健康进行描述分析。

第二,本书将通过描述性统计的方式从不同角度描绘我国农村留守儿童的总体规模、人群分布、年代变化趋势等,并进一步从留守儿童的监护类型、个人特征、父母特征、家庭条件和学校条件等五个方面进行多维度描述。描述统计结果清晰直观,年代变化趋势规律可循,百分比分布差异可比性强。

第三,本书将借助回归分析的方法将父母外出务工对农村留守儿童营养健康的影响机制进一步量化,不但能够通过回归结果的显著性检验来判断留守与否是否对儿童营养健康产生影响,更能够通过添加必要的控制变量使得多元线性回归对父母外出务工的影响机制呈现出更加准确的估计。

第四,本书将引入结构方程模型对农村留守儿童营养健康的干预机制进行检验,该模型不仅能够将单一的可观测变量组织起来,共同测量和反映同一个抽象概念,更能够同时考察多个因变量。这两点优势允许本书从整体上把握概念之间的逻辑关系,搭建更为完整的干预机制。

第四节 结构安排

本书以中国农村留守儿童为研究对象,遵循以下思路进行具体研究:通过梳理国内外已有研究构建适用于我国农村留守儿童营养健康的指标体系,进而利用微观调查数据对农村留守儿童的营养健康现状及其发展变化趋势进行测量,在此基础上,结合理论模型和计量分析工具对留守儿童营养健康的影响因素与干预机制进行实证检验,最后根据研究结果提出改善留守儿童营养健康状况的干预保护模式和政策建议。

根据以上研究思路,本书共分为八章。

第一章为导论。重点介绍本研究的现实与政策背景,阐释研究问题及其现实意义,描述主要的研究方法及数据来源,并对全书进行总揽安排。

第二章为文献综述。以农村留守儿童的概念为出发点进行文献梳理,从历史和现实的角度阐述留守儿童问题产生的原因,并对以下四类文献进行重点回顾:第一,国内外关于儿童营养健康相关概念与测量指标的研究;第二,关于农村留守儿童营养健康现状特点的研究;第三,关于农村留守儿童营养健康影响因素的研究;第四,关于农村留守儿童营养健康干预机制的研究。

第三章为农村留守儿童基本情况。结合 CHNS 和 CFPS 数据库的问卷信息,对本书中农村留守儿童的概念进行了界定,对我国农村留守儿童的规模及其变化趋势进行了测量,并对农村留守儿童的基本情况进行了详细描述,包括其监护类型、个人特征、父母特征、家庭条件和学校条件等。

第四章为农村留守儿童营养健康现状。以儿童营养健康的概念界定为基础,从生长发育状况、每日能量和宏量营养素摄入情况、营养健康状况这三个维度构建儿童营养健康的测量指标,测算了农村留守儿童营养健康的现状及发展趋势,描绘了不同区域及不同监护类型样本的异质性特点,并将农村留守儿童的营养健康现状与农村非留守儿童以及城市流动儿童进行了详尽对照。

第五章为农村留守儿童营养健康影响因素。采用回归分析的方法,针对儿童留守与否以及属于哪种留守类型对儿童营养健康的影响进行实证检验,并从农村留守儿童的个人层面、父母层面、家庭层面以及学校层面等四个角度来分析有可能影响儿童营养健康的因素和机制。

第六章为农村留守儿童营养健康的干预机制。采用多元线性回归模型以及结构方程模型实证检验了每日能量和宏量营养素摄入情况对儿童生长发育状况的影响,并以此为机制,探讨如何从体育运动、营养知识、饮食偏好和饮食习惯等四个方面来对儿童的膳食营养摄入进行干预。

第七章为农村留守儿童营养健康问题应对思路与措施。从宏观和微观的视角提出"治本"与"治标"的两套总体思路,结合国内外已有的政策措施和干预项目的事实经验,从政府、社会组织、社区和家庭四个方面提出相应的对策建议,以期帮助农村留守儿童走出生活困境、改善营养健康状况。

第八章为结语,重点回顾了本研究的实证分析结果,对比前人研究展开了拓展性的结论探讨,并在此基础上,总结了本研究的创新与不足之处,并为未来的进一步研究提供了可行性的建议和展望。

第二章

文献综述

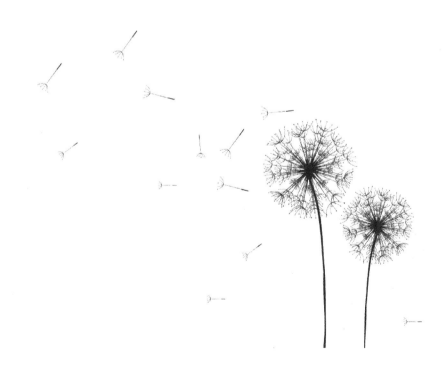

第一节　留守儿童的概念及留守儿童问题 产生的历史（现实）背景

一、留守儿童的概念

"留守儿童"的概念首先由上官子木（1993）[4]提出，那些由于父母出国留学而被托付给亲戚朋友进行照顾，留在国内生活的儿童被称为"留守儿童"。这一概念产生的背景主要是改革开放后大量知识分子出国留学，其配偶往往跟随外出，使得子女被迫留在国内只能交由其他亲友抚养。当时该留守儿童群体较少，并没有引起社会上广泛的关注。直到改革开放后，人口流动政策开始松动以及工业化和城镇化进程的加速推进，"民工潮"的涌现才产生了数量庞大的留守儿童群体。而后来关于这一群体的一系列恶性事件被报道出来，农村留守儿童这一弱势群体才逐渐得到社会各界的关注和重视。因此，目前对于"留守儿童"概念的界定更多的是基于农村父母外出务工而将子女留在农村这一背景。尽管在城市中，也存在着父母外出而与子女长期分离生活的城市留守儿童，但是这一群体相较于农村来说是比较少的，因此，一般而言，"留守儿童"特指在农村留守的儿童。

学术界对于"留守儿童"的定义还存在争议。吴霓（2004）[5]认为，农村留守儿童是指"由于父母双方或一方外出务工而被留在农村，需要其他亲人或委托人照顾的、处于义务教育阶段的6—16岁儿童"。段成荣、周福林（2005）[6]认为"被留在户籍所在地，不能和父母双方共同生活在一起的儿童就是留守儿童"。叶敬忠等（2005）[7]定义留守儿童是指"因父母双方或单方长期在外打工，而被交由父母单方或长辈、他人来抚养、教育和管理的农村儿童"。江荣华（2006）[8]认为留守儿童是指"父母双方或一方外出打工，需要留守在家乡并被其他亲人所照顾的16周岁以下的儿童"。在一些报告和文件中，对留守儿童的定义也不尽相同。全国妇联课题组在《我国农村留守儿童状况报告》中对农村留守儿童的定义为："父母双方或一方从农村地区流动到其他地区，孩子留在农村户籍所在地，因此不能和父母双方共同生活在一起、年龄在18岁以下的儿童。"而在2016年《国务院关于加强农村留守儿童关爱保护工作的意见》中，留守儿童是指"父母双方外出务工，或一方外出务工另一方无监护能力的不满16周岁的未成年人"。2017年国家统计局、联合国儿童基金、联合国人口基金发布了《2015年中国儿童人口状况：事实与数据》，其中定义留守儿童为"父母双方或一方流动，被留在原籍而不能与父母双方共同生活的0—17周岁儿童"①。

综上所述，尽管"留守儿童"的概念界定还未统一，但"父母外出导致的亲子分离"以及"儿童"这两个特征是确定的，对"留守儿童"概念界定的争议也是围绕这两个特征来进行的。

第一，父母外出。父母外出是留守儿童产生的前提条件，也是"留守儿童"概念的核心，因此，"父母双方或一方外出导致子女不能和父母共同生活在一起"这一特征基本没有争议。但是，关于外出的时长、事由、地点等更加具体的特征存在诸多定义，有的学者界定了父母外出的事由是"务工"，而有的仅概括为"外出""流动"；关于外出的具体地点，有的定义为"到其他地区"，有的定义为"从农村到城市"；关于父母外出的时长，多数学者都模糊地概括为"长期在外务工"，但在一些实地调查和实证研究中，有学者对外出时长做了不同的定义，如吕绍清（2005）[9]限定父母外出时长为每年在外半年以上，叶敬忠（2005）[10]则限定为每年在外4个月以上。在大部分非实证性的研究中，学者一般不对父母每年在外的时间作具体说明。

第二，儿童。一是关于儿童留守地点的描述，目前的概念中多是使用"留在户籍所在地""留在农村""留在家乡"等表述，以表现出父母与子女分居两地的状态；二是儿童的年龄界定问题。周福林、段成荣（2006）[11]认为应该遵循《联合国儿童公约》，以18周岁为界。限于数据和研究需要，学者在不同的研究中，使用不同的年龄限定，段成荣、周福林（2005）[6]所描述的留守儿童在14周岁及以下，但在段成荣、杨舸（2008）[1]中，利用2000年人口普查抽样数据，他们规定留守儿童的年龄在17周岁及以下。还有其他的年龄界定包括不满16周岁、16周岁及以下、6—16周岁、18周岁以下等。关于年龄限定的争议直接造成了留守儿童群体数量的不确定性。

---

① 资料来源：https://www.unicef.cn/reports/population-status-children-china-2015.

尽管目前"留守儿童"概念中的一些基本特征尚未达成统一,还存在许多争议,留守儿童的范围被缩小或者被扩大,但是关于"父母外出务工导致亲子分离"的含义是确定的,囿于数据限制和研究需要,其具体的概念界定必然有所调整。

二、留守儿童问题产生的历史(现实)背景

农村留守儿童现象早就在我国社会中存在,其产生于个人流动和家庭迁移的矛盾之中,我国当前的农村留守儿童现象就是新时期农村剩余劳动力向城市流动过程中举家难迁的结果,因其规模之大、范围之广、影响之深,产生了一系列关乎留守儿童心理、健康、教育等方面的问题,留守儿童由此备受关注。工业化和城镇化的背景下农村剩余劳动力大规模向城市转移是留守儿童产生的主要原因,而城乡"二元经济结构"的现实阻碍以及农民工群体在城市的生存困境则导致了农村流动人口的举家难迁问题,进一步促使留守儿童规模不断扩大,对留守儿童的心理、健康和教育产生深刻的影响。

(一)工业化和城镇化背景下农村剩余劳动力的大规模转移

自改革开放农村实行家庭联产承包责任制以来,农业产量逐年递增,农产品供给状况也得到了较大的改善,因此源源不断释放出更多的农村剩余劳动力,急需在农业以外另谋出路。1985年以后,我国的城乡人口流动政策开始松动,《关于进一步活跃农村经济的十项政策》的第一条就是以农产品合同订购制度代替以往实施的统购统销制度,农民可以在完成合同订购任务后自由购销,这进一步促进了农民的流动。20世纪90年代以后,我国的社会主义市场经济体制逐渐确立,国家政策开始肯定和推动农村人口的流动,城市和农村的开放与包容性也在增强,农村剩余劳动力不断转移到城市务工逐渐成为不可阻挡的趋势。(贾勇宏,2013)[12]

工业化就是由农业人口占多数逐渐转向工业人口占多数,而工业发展一般在城镇地区,带来了城镇人口占比的不断增加,推动城镇化,因此工业化与城镇化之间相互促进、相互增强。我国的改革开放的进程也就是加速推进工业化和城镇化的进程,在此背景下,越来越多的农村人口基于寻找更多的就业机会、获取更高的工资收入等目的,也不断涌向城市,因此,以农村

剩余劳动力大规模流向城市并在第二和第三产业就业为主要特征,我国的工业化和城镇化在加速推进。然而,农村劳动力的转移通常都是夫妻双方或一方外出务工,子女则被留在农村地区,很难做到举家迁移,使得子女长期不能与父母共同生活,大量的农村留守儿童由此产生。

(二) 城乡"二元经济结构"的现实阻碍

城乡"二元经济结构"是发展中国家社会运行发展过程中的一个基本特征,它把社会分成了城市和农村,把人群分成了"城里人"和"农村人",使得他们在户籍、社会保障、就业、教育等方面存在着一定的差异。相对米说,农村人口往往处于不利的地位。我国的城乡二元经济结构特征非常显著,它以户籍制度为核心,使得我国的城市人口和农村人口面临着各方面的不平等待遇。尽管改革开放使得我国经济社会获得了飞速发展,户籍管理制度也在不断变革,农村人口流向城市已经非常自由,但是户籍管理制度并没有实现根本性的改变,仍旧分割并深刻影响着我国的农村和城市社会群体。概括来说,我国农村人口真正实现身份转变成为城市人口需要经历两个阶段:首先,农村剩余劳动力转移到城市务工,成为城市里的农民工,这是第一阶段,已经没有诸多方面的限制;其次,从城市的农民工转变为城市里享受正常社会保障的产业工人,进而成为常住城市居民,这是第二阶段,目前还具有较大的阻碍,主要来自户籍管理制度的各种限制。由此,农民工转变为城市居民的过程并不顺畅,也就无法享受较为优厚的市民待遇,进而难以在城市立足生活,生活水平的提高也在一定程度上受到了限制。然而,即使农民工取得了城市居民户口,假如经济能力和生活水平不能得到有效提高和保障,也难以在城市长期生活下去,这仍然不是真正的"市民化"。可以看出,农民工群体在城市的非市民化待遇阻碍了家庭整体从农村迁移至城市地区,他们面临着城市的生存困境,因此将子女留在农村生活,而不将其带在身边前往城市共同生活是最佳的理性选择。此外,虽然一些农民工在城市的收入水平有所提高,但是城市生活成本也越来越高,户籍歧视和限制也并未完全消除,农民工家庭在城市的生存空间和可能性仍旧受到很大限制,因此仍有大量的农民工选择将子女留在家乡。(康芳民,2008)[13]

(三) 农民工群体在城市的生存困境

农民工市民化过程的受阻使得农民工长期处于流动而非迁移的状态,

农民工在城市没有归属感,还面临着收入较低、就业受限、教育不公等一系列问题,这一漂泊不定的状态和拮据的处境使得随迁子女跟随父母在城市立足更加艰难,不得不留守家乡。

首先,农民工在城市的收入水平普遍相对较低。限于文化水平和就业技能,农民工往往只能在城市从事一些非正式工作,比如维修工、建筑工、清洁工等,这些工作比较辛苦、繁重和危险,收入水平也不高。(王春光,2003)[14]此外,有些农村人口还会选择到城市里自主创业,例如以家庭为单位经营小店铺、路边摊等,但是这些工作往往十分辛苦且回报较低,仍然不能强有力地保障家庭较高的物质生活水平,而将子女带在身边还需要额外支付生活、教育、医疗等更高的生活成本,因此迫于经济压力,农民工往往也无力承担子女或者整个家庭在城市生活的成本。

其次,农民工的职业选择范围往往受到较大限制。无论是在非正式劳动力市场寻求工作机会还是在城市自己创业谋生,农民工的就业岗位一般集中在服务业、建筑业等领域。(万向东,2009)[15]在这些行业工作,通常没有固定的上下班时间,工作时间也较长,尤其对于自主创业者来说,经营商店、餐馆、路边摊位等经常需要早出晚归,无法保障规律作息,假如把孩子带在身边,恐怕也没有精力照顾到孩子的生活起居,反而不利于儿童的营养健康和学习教育,因此相对而言,还不如把孩子留在农村老家让其他亲友来照顾更加合适。此外,一些农民工的工作并不固定,时常更换工作地点和居住场所,这种奔波劳碌的生活状态也不利于孩子在固定的学校接受教育、融入同龄人的生活圈子以及适应不断变化的生活环境,因此把孩子留在农村老家也成为一个更加理性的选择。

最后,即使农村父母将子女带进城市生活,儿童的教育问题也会面临诸多的难题和挑战,迫使儿童不得不返回家乡重新成为留守儿童。由于户籍制度、学区房等的限制,农民工子女很难进入教育水平较高的公立学校读书,并且城市里优质的教育资源本身就比较稀缺且竞争激烈,那么农民工子女就更难获得一席之地,而不得不就读于打工子弟学校。然而,打工子弟学校的教学水平参差不齐,有些学校甚至没有被当地纳入正规的教育系统之中,在这里接受教育很难保证儿童能够获得足够的教育资源,达到所要求的水平。部分农民工子女可以通过缴纳一笔借读费获得城市公立学校或较好私立学校的入学资格,然而,这笔借读费往往非常高昂而足以让很多家庭望而却步、无力承担。以上种种限制因素使得流动儿童并不能在城市正常接受良好教育,在学习中途或中高考前夕就被迫转学,重新回到农村成为留守儿童。

基于以上历史(现实)背景,当农村剩余劳动力不断涌向城市务工,又无法做到举家迁移,即使子女随迁城市也面临一系列限制因素而可能会返回农村时,越来越多的农村儿童只能留守在农村。首先,留守在家的儿童长期不能和父母一起生活,缺失了父爱或母爱的呵护,很容易产生自闭、自卑等心理问题;其次,托管人一般是家中的爷爷奶奶等老人,甚至是关系较远一些的亲属和邻居,限于精力和知识水平,很难做到对儿童生活起居的精心照料,不利于儿童的生长发育;再次,缺乏父母的监督指导,再加上托管人的疏于管教,儿童学习的自觉性和效率可能会降低,影响其学习成绩甚至是认知发展。因此,在现实的时代背景下,留守儿童群体不断扩张,并随之产生了一系列心理、健康和教育等方面的问题。

第二节 儿童营养健康的相关概念及测量指标

一、儿童营养不良的定义及测量指标

(一) 儿童营养不良定义

围绕儿童营养健康的相关问题主要集中在儿童营养不良方面,儿童营养不良的定义处于动态变化之中。

早期认为营养不良是指由食物或某些营养素摄入不足或吸收和利用障碍导致的一种状态。(石汉平等,2015)[17]此时营养不良就是指营养不足,没有营养过剩的含义。然而随着人民收入水平的提高和物质生活的丰富,饮食上高油脂、高热量食物占比提高,体力劳动以及运动锻炼减少,出现了越来越多的营养过剩问题,于是营养过剩被纳入营养不良的内涵当中。2006年,欧洲临床营养和代谢学会(ESPEN)在ESPEN肠内营养指南中将营养不良(Malnutrition)正式定义为"由能量、蛋白质及其他营养素不足或过剩引起的,可以检测到组织/身体组成(体型、体态和成分)变化、功能下降和不良临床后果的一种营养状态"。同时定义蛋白质(Undernutrition)主要用于能量不足、蛋白质摄入或吸收不足的情况,通常称为蛋白质能量营养不良,其可能是由于食物供应或摄入不足、故意禁食或疾病所致。(Lochs et al.,2006)[18]与 Undernutrition 定义不同的是,Malnutrition 明确将营养不良分为营养不足和营养过剩两个方面,而前者更偏向营养不足的含义。之后,ESPEN 在 2015 年发布的共识声明中提出营养失调(Nutritional disorder)概念,包括营养不良(Malnutrition)①、微量营养元素异常和营养过剩三种情况,其中营养不良包括饥饿相关性低体重、恶病质/疾病相关性营养不良和肌肉减少症。(Cederholm et al.,2015)[19]世界卫生组织(WHO)对营养不良的定义更为全面,认为营养不良不仅包括营养过剩,还包括与饮食相关的非传染性疾病,具体来说,WHO 定义营养不良包括四种情况:营养不足(生长迟缓、低体重和消瘦)、与微量营养元素相关的营养不良(微量营养元素缺乏或过剩)、超重和肥胖以及与饮食相关的非传染性疾病(如心脏病、中风、糖尿病和某些癌症)。②

关于儿童营养不良,长期以来我国儿科临床或教科书将儿童营养不良和超重/肥胖作为独立的两种疾病诊治,认为儿童营养不良就是指蛋白质—能量营养不良。(黎海芪,2014)[20]国内学者郑举鹏、刘筱娴(2003)[21]也将营养不良与营养过剩区分开,认为营养不良由蛋白质-能量缺乏所致,与营养素缺乏、营养过剩(超重、肥胖)同属于营养障碍,这与 ESPEN 在 2015 年发布的共识声明中关于营养失调的概念相近。也有学者的观点与 WHO 对营养不良的定义相近,如葛可佑、常素英(2001)[22]认为儿童营养不良由营养不适宜导致,包括营养不足、营养过剩和营养缺乏病;刘精明(2019)[23]则根据 2000 年世界卫生大会对营养不良概念的操作化定义,将儿童营养不良概括为缺乏型营养不良(定义性指标包括发育迟缓、低体重、消瘦等)、与微量元素相关的营养不良(铁,维生素 A、B,锌,碘等元素低于正常水平)和

----

① ESPEN 协作组专家普遍认为 Malnutrition 和 Undernutrition 这两个术语在科研及临床领域的使用情况大致相当,Malnutrition 略占优势。ESPEN 也组织了成员进行投票,投票结果相当,并未最终决定使用哪个术语定义营养不良,只是在该声明中使用 Malnutrition。

② 资料来源:https://www.who.int/en/news-room/fact-sheets/detail/malnutrition.

过剩型营养不良（超重、肥胖）三个具体类型。

综上所述，早期对营养不良的定义更多偏向营养不足等数量方面的含义，后来逐渐增加了营养结构、营养均衡等质量方面的内涵。在社会科学领域关于儿童营养不良的研究中，学者也多以蛋白质、能量等摄入不足导致生长迟缓、低体重、消瘦等问题描述儿童营养不良，也有一些学者关注微量元素缺乏和营养过剩（超重/肥胖）问题。（富振英等，2003[24]；田旭等，2018[25]；尤婧等，2014[26]；刘桐等，2016[27]；曾嵘等，2019[28]）

（二）儿童营养不良的测量指标

在临床工作中，营养不良诊断的方法与标准还未达成统一。营养不良诊断包括营养筛查、营养评估两个层次，也有学者提出最后还应包括综合评定步骤，即营养不良的三级诊断。（石汉平等，2015）[29]评估儿童营养状况需从病史中寻找高危险因素、确定其临床表现，通过人体测量、实验室或生化检查、临床表现和膳食分析等方法综合评价营养素的代谢情况（黎海芪，2014）[20]，因此临床营养学中诊断儿童营养不良的技术性、专业性更强，往往针对有一定营养不良风险的个体或群体。如 ESPEN 在 2015 年发布的共识声明中提供了一个独立于病因的营养不良诊断标准，即对于经过筛查确定有营养不良风险的个体，诊断应基于 BMI（Body Mass Index，身体质量指数）＜18.5kg/m²，或体重下降①且至少符合低 BMI②或低 FFMI（Fat Free Mass Index，无脂肪体重指数）③二者之一。（Cederholm et al.，2015）[19]该标准也同样适用于儿童群体的营养不良诊断，但前提是经筛查确定有营养不良风险。而在经济学、社会学等社会科学研究中，判断儿童营养不良的方法较简单，过程较粗略，更侧重群体性的测量、判断与比较，与专业的临床营养学诊断有一定区别，主要通过体格测量、膳食调查等手段，通过相关指标，参照相关标准，评估儿童营养健康状况。

1. 体格测量

体格测量是指通过相关测量仪器获取儿童的身高（长）和体重数据，一

---

① 体重下降是指体重在任意时间内较平常减轻＞10%或 3 个月内较平常减轻＞5%。
② 低 BMI 是指 70 岁以下＜20kg/m²或 70 岁以上＜22kg/m²。
③ 低 FFMI 是指女性＜15kg/m²，男性＜17kg/m²。

般使用 Z 评分法、身体质量指数、身高标准体重、生长曲线法、体重身长指数等方法和指标,参照相关标准,评估儿童营养健康状况。但在现有研究儿童营养现状、影响机制和政策干预项目的文献中,Z 评分和身体质量指数是判断儿童营养不良较常用的指标,而身高标准体重、生长曲线法和体重身长指数使用较少。

(1) Z 评分=(测量值－参考值中位数)/参考值标准差,常用来评估学龄前儿童群体营养健康状况。常用指标有三个:年龄别身高(长)Z 评分(HAZ)、年龄别体重 Z 评分(WAZ)和身高(长)别体重 Z 评分(WHZ),以－2 和－3 为界值判断儿童中、重度营养不良。当 HAZ、WAZ、WHZ 小于－2 时,分别代表生长迟缓、低体重和消瘦,但是这三个指标衡量的侧重点各有不同,生长迟缓表明长期、慢性食物不足或疾病导致的生长缓慢、身高偏矮;低体重是儿童近期和长期营养不良的综合反映;消瘦则强调近期、急性的营养不良。

(2) 身体质量指数(Body Mass Index,BMI)=体重(kg)/[身高(m)]²,在国际上常用来衡量人体胖瘦程度或者是否健康。根据 WHO 设立的标准,BMI 的正常范围是 18.5—24.9,小于 18.5 表明体重过轻,大于 24.9 表明超重。BMI 是一个比值,不区分年龄和性别,便于不同人群相互比较,但对正处于生长发育期的儿童而言,BMI 随年龄增长变化较大,用恒定的 BMI 指标评价处于生长发育期的儿童可能会得到错误的结论。(李慧等,2001)[30]

(3) 身高标准体重:以营养健康状况良好的儿童身高、体重为标准,不分年龄和性别,以相同身高下体重的中位数为标准体重。测量值在标准体重加减 10% 范围内为正常,低于标准体重 90% 为营养不良,并分为轻度(<90%)、中度(<80%)、重度(<70%)、极重度(<60%)。该指标可排除种族、基因等遗传因素的影响,与单纯的身高、体重指标相比,更加具有可比性,反映了儿童体格的匀称程度和当下的营养健康状况,WHO 曾积极推荐该指标作为评价儿童营养状况的指标。

(4) 生长曲线法:根据身高(长)、体重测量值在生长曲线中的位置来判断儿童的生长发育状况。

(5) 体重身长指数(Weight Length Index,WLI)以 NCHS 参考值为标

准评估儿童相对体重,计算公式为:WLI＝A/B,其中,A＝儿童的实际体重/实际身高,B=年龄别体重中位数/年龄别身高中位数。WLI 在 90％—109％范围内为正常,低于 89％为消瘦或体重不足,110％—119％为超重,大于 120％为肥胖。WLI 消除了因年龄不同造成的身高体重的差别,适用于评价一组正态分布儿童的相对体重。(葛可佑、常素英,2001)[22]

2. 膳食调查

膳食调查一般通过 24 小时膳食回顾法获取儿童消费各种食物的数量,依照食物成分表计算 24 小时内对能量及各种营养素的摄入量,并与中国居民膳食营养素参考摄入量进行比较,判断儿童营养摄入情况,包括营养摄入不足、摄入正常、摄入过量三种情况。儿童若长期营养摄入不足,则会增加患营养不良疾病的概率;若长期摄入过量,则可能会导致营养过剩,引起肥胖、超重等问题。因此,通过膳食调查获得儿童营养摄入情况,可在一定程度上衡量儿童现时的营养健康状况。孙波等(2010)[31]、于盼等(2015)[32]曾使用 24 小时膳食回顾法获得了儿童膳食摄入数据,对其膳食结构做了详细的对比和分析。CHNS 调查也是采用 24 小时膳食回顾法和家庭食物称重法来获取受访者的营养摄入数据的,徐志刚等(2017)[33]和田旭等(2018)[25]对 CHNS 调查的膳食摄入数据进行了研究分析,以评估父母外出对农村儿童脂肪、蛋白质等营养素摄入的影响。

3. 其他方式

评估与微量元素相关的营养不良,一般需要依赖专业的生理医学检测手段。当任何一项微量元素的检测值超出正常范围,都将被定义为"与微量元素相关的营养不良"。(刘精明,2019)[23]富振英等(2003)[24]使用 HEMOCUE 光度计测定血红蛋白含量,研究得到低出生体重、是否有辅食添加、是否母乳喂养以及母亲营养状况都与儿童的贫血患病紧密相关。曾嵘等(2009)[28]则采用 WHO 推荐的高铁氰化钾比色法测定血红蛋白含量,调查我国中西部七省部分农村地区 7 岁以下儿童贫血率。刘桐等(2016)[27]对甘肃省陇西县和西固区学龄前儿童进行血清维生素 A 水平检测,发现这些调查地区儿童的维生素 A 缺乏情况得到了显著的改善,但是与 2002 年全国调查数据相比,维生素 A 缺乏现象仍旧普遍存在,而且与东部较发达地区相比,维生素 A 水平也较低。

皮褶厚度法也可用来衡量儿童营养健康状况,即通过使用皮褶卡钳等测量皮褶厚度,判断儿童营养不良或营养过剩(肥胖/超重)情况,但由于种族、年龄、性别等个人特征显著影响着皮褶厚度,而且临床中没有各民族分年龄和性别儿童的皮褶厚度标准,因此该方法的实用性尚存在一定的争论。(葛可佑、常素英,2001)[22]

二、儿童营养健康的其他衡量指标

身高、体重等体格测量数据受遗传因素影响较大,采用 Z 评分得出的经济含义较低,而以受伤或患病情况(如是否患慢性病,是否患急性病等)来衡量儿童健康状况具有较强的政策含义,因此得到诸多学者的采纳。(李强、臧文斌,2011[34];李钟帅、苏群,2014[35];丁继红、徐宁吟,2018[36])崔嵩等(2015)[37]则进一步使用了更加全面的指标来衡量儿童的营养健康状况,主要衡量指标为身高标准体重和 BMI,辅助衡量指标是患病情况,具体来说,包括是否患呼吸类疾病、是否有腹泻以及过去两周是否生病。

生病的相关指标属于客观指标,但可能受到调查时间、季节、气候等因素的影响,有偶然因素的干扰,因此有学者认为自评健康得分更能全面反映儿童健康状况,如苏华山等(2017)[38]以自评健康得分衡量儿童健康状况。但是自评健康和实际健康水平之间往往也存在一定差距,比如自我评价容易受到周围人群的影响,低收入者可能倾向于给自己的健康打低分等(赵忠,2006)[39],还可能存在自我感觉过于良好或过于悲观等情况,使得对个人健康状况的测度产生较大偏差,故孙文凯、王乙杰(2016)[40]曾尝试使用差分方法消除偏差。

《中国儿童发展规划纲要(2011—2020 年)》中将儿童的健康测量指标分为出生素质、发育质量和卫生保障情况三个层次。① 这种测量指标是基

---

① 具体而言,出生素质指标包括婴儿死亡率、出生缺陷发生率、低出生体重发生率、新生儿破伤风发病率和母乳喂养率;发育质量指标包括 5 岁以下儿童死亡率、生长迟缓率、低体重率、贫血患病率、常见疾病和重大传染性疾病情况、因伤害所致死亡率和残疾率、中小学生《国家学生体质健康标准》达标率、视力不良和龋齿情况、超重/肥胖和营养不良发生率、心理行为问题发生率和精神疾病患病率;卫生保障包括疫苗接种率、适龄儿童性与生殖健康知识普及率,以及环境污染伤害情况。

于我国全体儿童的健康情况考虑的,但是也显示出对儿童健康的测度应该从出生时期、现时情况、未来保障等多个维度进行考虑。借鉴国内外健康研究经验,沈纪(2019)[41]构建了一个较为系统的健康评价体系,他选取了有关儿童健康的 23 个指标,包括目前体格、分类疾病、生理功能、社会功能、饮食习惯等指标,用于衡量儿童的健康状况、功能、行为和潜能四个方面。

上述定义的"健康"指标主要是基于生理健康方面,随着社会的进步,人们对健康赋予了更多丰富的内涵。1948 年,世界卫生组织(WHO)在其宪章中将健康定义为"不仅是疾病或虚弱的消除,还包括体格、精神与社会适应都是健康的状态"。1978 年,WHO 在《阿拉木图宣言》中又重申这一定义。从 WHO 定义可以得知健康的内涵不仅包括生理健康,还应该考虑心理健康和社会适应。1990 年,WHO 进一步拓展了健康的内涵,增加了"道德健康"这一维度,认为在身体、心理、社会适应和道德这四个方面都是健全的才算是健康。根据 WHO 最新的定义,边慧敏等(2018)[42]曾尝试构建了这样一个较为综合的指标,综合评估我国欠发达农村留守儿童的健康水平。

三、儿童生长发育评价标准与比较

(一) 国际标准与国内标准

目前我国筛查儿童营养不良采用较多的国际标准是美国疾病控制与预防中心(CDC)、美国卫生统计中心(NCHS)制定的生长发育图表和 WHO 标准,国内标准包括我国卫生部门针对中国儿童发展特征制定的标准(《中国 7 岁以下儿童生长发育参照标准》)和 2014 年颁布的《学龄儿童青少年营养不良筛查》(WS/T456 - 2014)。

1977 年,美国 NCHS 根据 1960—1975 年间对 0—2 岁和 2 岁以上儿童的调查结果,首次编制了儿童生长发育图表,因其调查涵盖地域广、样本足够多,且经过随机选择得到,具有较强的代表性,WHO 曾将此作为国际标准(NCHS/WHO 标准)。随着全国数据的更新、统计程序的改进,基于1963 年至 1994 年期间进行的 5 项全国代表性调查,2000 年 CDC 发布了新的儿童生长发育图表(2000 CDC Growth Charts),包括 0—36 个月婴幼儿的身长、体重、头围和身长别体重,2—20 岁儿童的身高、体重和 BMI。

(Kuczmarski et al.,2002)[43]NCHS/WHO 标准参考的儿童样本数据来自一个国家,存在许多技术和生物上的缺陷,不足以监测儿童早期快速的、不断变化的生长速度。于是,在 WHO 的领导下,应用多中心生长参考标准(MGRS)开始研究新的评价标准,①并于 2006 年发布了新的《儿童生长标准》(WHO Child Growth Standers)(WHO,2006[44];WHO,2007[45]),该标准适用于 0—5 岁儿童,主要指标包括年龄别身长/身高、年龄别体重、身长/身高别体重等八项指标。② 该标准描述了在最适宜环境下从出生到 5 岁的正常儿童生长发育情况,不区分种族、经济发展水平和喂养模式,适用于所有儿童③。2007 年,WHO 又扩展了 6 岁及以上儿童的身高、体重、BMI 等标准,形成了 2007 参考标准,即 WHO Growth Reference 2007 Charts,包括年龄别 BMI(5—19 岁)、年龄别身高(5—19 岁)和年龄别体重(5—10 岁)三项标准。④

1997 年,利用全国学生体质健康调查数据我国制定了相应的儿童生长发育标准,之后根据每 10 年一次的九城市儿童营养健康调查、中国居民营养健康监测等调查数据不断调整;2005 年九城市调查的新数据产生后,当时的卫生部组织专家制定了《中国 7 岁以下儿童生长发育参照标准》,该标准于 2009 年 6 月由卫生部以官方文件的形式正式发布,要求各地统一采用,主要指标包括分性别的年龄别身高(长)标准值、年龄别体重标准值和年龄别头围标准值以及身高(长)别体重标准值。⑤

2014 年颁布的《学龄儿童营养不良筛查》标准适用范围非常广泛,不同民族、地区和社会经济背景的 6—18 岁学龄儿童或青少年(在校与非在校)均可以参考这套标准。该标准主要适用于筛查因蛋白质或能量摄入不足引起的营养不良,营养过剩,维生素、矿物质等缺乏导致的营养不良不能根据这套标准筛查出来。具体而言,该标准给出了分性别、分年龄的生长迟缓的

---

① 资料来源:https://www.who.int/childgrowth/faqs/why/en/.
② 具体来说,八项指标分别为:年龄别身长/身高、年龄别体重、身长/身高别体重、年龄别 BMI、年龄别头围、年龄别臂围、年龄别肩胛下皮褶厚度、年龄别肱三头肌皮褶厚度。
③ 资料来源:https://www.who.int/childgrowth/faqs/applicable/en/.
④ 资料来源:https://www.who.int/growthref/en/.
⑤ 参考《中国 7 岁以下儿童生长发育参照标准》。

身高范围和消瘦的 BMI 范围,并区分了轻度消瘦和中重度消瘦。①

身体质量指数(BMI)作为国际上通用的测量健康的方法,常用于判断人群体重超重或肥胖。但对于处于生长发育期的儿童来说,身高和体重测量得到的指数并不是稳定的量,因此,不宜使用"一刀切"的标准去衡量儿童的体质健康情况。目前适用我国学龄儿童筛查超重或肥胖的标准是《中国学龄儿童青少年超重、肥胖体重指数值分类标准》,由我国的肥胖工作组(WGOC)研究颁布,已成为各科研领域的统一标准(中国肥胖问题工作组、季成叶,2004)[46]。该标准参照了"2000 年全国学生体质调研"数据,最终给出了 7—18 岁分性别学龄儿童超重、肥胖的 BMI 临界值,并与已颁布实施的中国 18 岁及以上成人超重、肥胖的筛查标准相接轨。

(二) 各种评价标准的比较

国内学者以不同验证人群对国际上这两种标准做过一定比较。王玉英等(2007)[47]研究发现 WHO 2006 标准与 NCHS/WHO 标准在评价儿童营养状况时有着显著差异,其结果表明在各个年龄组,使用 WHO 2006 标准计算的生长迟缓率更高,这与周文渊等(2008)[48]的研究结论也一致;使用 WHO 2006 标准计算得到的农村儿童低体重率却更低;使用两个标准计算的消瘦率没有显著差别;但是使用 WHO 2006 标准计算的城市儿童超重率更高。因此,根据王玉英等(2007)[47]的研究,可以发现 WHO 2006 标准中的体重指标较 NCHS/WHO 标准更低,身高指标则偏高,由此导致计算出的低体重率更低、超重率偏高,同时生长迟缓率也更高。

学者对国内和国际标准也做过许多比较。康宇等(2014)[49]使用 1995 年中国九城市 7 岁以下儿童调查数据为参考标准,发现 0—12 月婴儿低体重检出率要高于使用 WHO 2006 标准计算得到的数值,而超重检出率则偏低,这说明 WHO 2006 标准相对我国儿童的生长发育情况来说,体重指标更低。宗心南、李辉(2010)[50]使用《中国 7 岁以下儿童生长发育参照标准》,计算 1995 年中国九城市 7 岁以下儿童调查人群的生长迟缓率、低体重率和消瘦率,发现这些数值均高于使用 WHO 2006 标准的计算结果,这同样说明 WHO 2006 中的身高、体重指标都较我国的标准更低,这也与刘精

① 参考《学龄儿童青少年营养不良筛查》(WS/T456-2014)。

明(2019)[23]的观点一致,他发现国内标准较之于国际标准,如身高在各年龄上都要偏高。此外,季成叶(2008[51],2009[52])使用 WHO 2007 标准筛查我国城市和乡村 7—18 岁中小学生营养不良情况,认为 WHO 2007 参考值可用于我国城市群体营养不良筛查,而对乡村群体进行筛查的可行性差。由于调查人群以及评价指标的不同,各学者以不同标准计算营养不良检出率得到不同结论。国内标准以国内儿童为样本人群,更能够客观反映我国儿童生长状况,而在进行国家间比较时,则应采用国际标准。(袁平等,2008)[53]

第三节　留守儿童营养健康现状特点的相关研究

随着经济社会的发展,人民物质生活水平普遍得到提升,家庭、政府和社会也给予了儿童群体更多的关爱和照顾,我国儿童的营养健康状况有了大幅提高。根据国家统计局对相关部门数据和资料的分析,2010 年以来,我国婴儿死亡率和 5 岁以下儿童死亡率持续下降,2018 年全国婴儿死亡率和 5 岁以下儿童死亡率分别为 6.1‰、8.4‰,均比去年下降了 0.7 个千分点,明显低于《中国儿童发展纲要(2011—2020 年)》(以下简称《纲要》)设定的 10‰和 13‰的目标;儿童低出生体重的发生率为 3.13%,0—6 个月婴儿纯母乳喂养率达 74.9%,5 岁以下儿童贫血患病率为 5.44%,生长迟缓率为 1.11%,低体重率为 1.43%,这些指标也均比上年有了一定提高,同时达到了《纲要》设定的目标。①

尽管近些年来我国儿童整体营养健康水平保持良好状态并有所提高,但是城乡之间、地区之间仍然存在较大的差异,表现为农村儿童营养健康状况差于城市儿童(常素英等,2006[54];季成叶,2008[51];季成叶,2009[52]),中西部地区儿童营养健康状况差于东部地区(刘爱东等,2008[55];董彦会等,2017[56];房红芸等,2018[57])。此外,我国儿童的营养健康状况不仅表现出较大的城乡差异和地区差异,一些特殊儿童群体的营养健康状况也不容乐

---

① 资料来源:http://www.stats.gov.cn/tjsj/zxfb/201912/t20191206_1715751.html.

观,亟须得到关注和重视,这其中的典型代表就是"农村留守儿童"。随着该群体的不断扩大和问题频发,农村留守儿童成为社会各界关注的对象,多数调研结果表明,留守儿童的营养健康状况普遍要差于其他儿童。

一、留守儿童与普通农村儿童(非留守儿童)对比

与农村非留守儿童相比,被父母留守在农村老家的留守儿童虽然拥有与之相似的生活环境、教育背景,但是缺少父母的陪伴和照料,这对其生长发育、学业表现和心理健康等不可避免地会产生影响。很多学者通过对比这两类群体的相关情况,分析父母外出务工对留守儿童的影响效应,从而采取相应的干预措施。其中,诸多学者围绕留守儿童的营养健康状况开展了调查研究。

在体格发育方面,大多数学者研究发现留守儿童生长发育状况要差于非留守儿童,如邬志辉、李静美(2015)[58]对我国 10 个省、市农村义务教育阶段留守儿童的调查结果显示在生长发育关键期留守儿童的平均身高要更高;边慧敏等(2018)[42]构建了一个综合健康指标评估四川省儿童的健康情况,发现留守儿童身体健康指数堪忧,一半以上身体健康水平处于中等及以下;此外,文育锋等(2008)[59],吴蓓蓓等(2009)[60],穆敏等(2010)[61],李春梅等(2011)[62],陈家言等(2012)[63],赵秀峰、孙涛(2016)[64],蔡啸镝、刘跃峰(2020)[65]对山东、湖南、四川、安徽、新疆等地农村留守儿童的调查也均发现了留守儿童的生长发育情况相较更差的情况。然而,冯海哲等(2010)[66]对贵州省 9 个乡(镇)儿童体格发育调查的结果和陈绍红等(2013)[67]对江西省 0—7 岁留守儿童的抽样调查结果均没有发现留守儿童营养健康状况显著差于非留守儿童的证据,这可能是因为当地儿童营养健康状况普遍较差。在膳食摄入方面,留守儿童往往面临营养摄入不足或失衡的问题,龚正涛等(2010)[68]对湖北省某两个县里 7 岁以下的农村儿童进行问卷调查,发现总体上农村儿童的蛋白质、各类维生素等营养物质供给不足,蛋白质质量也不高,而且相对来说,留守儿童的营养供给状况显著更差;束莉等(2020)[69]对安徽省 3—6 岁农村幼儿园的膳食情况进行了调查,也发现了留守儿童的生活状况要差于非留守儿童,表现为动物蛋白型和高钙型食物摄入比例要低于非留守儿童,且留守儿童营养缺乏病与其膳食模式

密切相关;王廷月等(2013)[70]在对江苏省连云港市 13—17 岁初中生的调查中也发现留守儿童膳食摄入存在不吃主食、优质蛋白摄入严重不足的问题。此外,在其他健康指标上,杜其云等(2010)[71]分别对湖南北部、南部地区农村 7 岁及以下留守儿童进行了调查研究,发现留守儿童在婴儿期没有得到足够母乳喂养和辅食添加,患中度以上佝偻病、明显消瘦和两周患病的比例明显高于非留守儿童;王璇、范振崴(2018)[72]对吉林省吉林市农村留守儿童的调查发现儿童缺铁性贫血患病率较高。

综上所述,学者一般是在特定的省份内经过抽样调查,自行设计问卷,获取留守儿童和其他儿童营养健康的相关数据,然后通过与国家标准或国际标准进行对比,或者留守儿童与其他群体的对比,认为留守儿童的营养健康状况普遍较差,表现为营养摄入不足、饮食不均衡、体格发育较差、贫血患病率较高等,且显著差于非留守儿童。尽管在个别地区,留守儿童生长发育状况并没有显示出差于非留守儿童的情况,但这可能是因为当地儿童整体的营养健康状况都较差。因此,农村儿童尤其是农村留守儿童的营养健康状况不容乐观,应该受到关注和重视。

二、留守儿童与流动(随迁)儿童对比

除了被留守在家的儿童,还有部分农村儿童跟随父母迁移到父母务工所在的城市生活,这部分儿童被称为"流动儿童"(或者"随迁儿童")。"留守"与"流动"儿童尽管户籍上都属于农村儿童,出生地情况相似,家庭条件相仿,但由于二者居住地生活环境以及与父母共处状态的不同,其营养健康状况是否存在显著差异值得探究。农村留守儿童的营养健康状况可能会差于流动儿童,主要有以下原因:首先,农村地区的生活便利条件、卫生条件要差于城市,这使得留守儿童在饮食方面的多样性、清洁性方面受到限制,而城市的生活条件更为便利,流动儿童能够获得更健康、卫生的饮食;其次,留守儿童监护人一般是祖辈,年龄较大、精力有限、营养知识不足,对留守儿童的照料可能会出现溺爱或者忽视的极端情况,不利于儿童的均衡科学饮食,而对于流动儿童来说,父母在城市里能够接触更多的营养健康知识,形成科学的养育观念,有利于流动儿童得到更科学全面的照顾;再次,留守儿童可能会分担更多的家务劳动,过量的劳动将会影响儿童的生长发育,而流动儿

童的家庭经济条件可能会优于留守儿童家庭，因此流动儿童不必承受太多的生活压力，能够更加自由地成长。然而，也可能发生的结果是，城市流动儿童由于跟随父母在城市里居无定所地生活，难以融入城市的生活节奏，父母精力不足，无法做到对孩子日常饮食的精心照料，流动儿童反而要面临比留守儿童更差的生活条件，并不利于自身营养健康状况的改善。

根据"第三次全国妇女地位调查(2010)"中儿童的数据，韩嘉玲、王婷婷(2015)[73]从营养可及性、医疗资源可及性两个方面对城镇儿童、普通农村(非留守)儿童、留守儿童与流动儿童这四类群体进行比较研究，发现城镇儿童对鱼肉蛋奶等高营养食品和医疗资源的获得上最为便利，其次是流动儿童，而留守儿童在营养及医疗的可及性上最差。这一结论是基于全国抽样数据得到的，可见从全国范围来看，在2010年左右留守儿童相较于其他儿童群体营养摄入情况和健康资源可及性上较差，流动儿童状况好于留守儿童。

其他学者在个别地区开展的调查研究也表明留守儿童生长迟缓等营养不良问题严重，但是流动儿童也面临其他的健康问题，如肥胖、超重等营养过剩问题。如陈丽等(2010)[74]在河南、陕西、北京等地经过抽样和问卷调查，对普通农村儿童、留守儿童和流动儿童三个群体的生长发育和营养状况进行对比分析，研究得到流动儿童发育状况相对较好，但是由于不良饮食习惯和非均衡的营养摄入，开始显现营养过剩问题，而对于留守儿童来说，由于缺少照料、监护人观念落后、意识不足等问题，他们的发育不良问题较严重，生长迟缓率较高。陶行等(2015)[75]在南京、安徽省砀山县和萧县进行随机抽样，也发现了城市儿童的平均身高表现更好，但超重、肥胖比例高，留守儿童的营养状况较差，主要表现为消瘦率较高。上述比较使用的儿童营养健康状况指标主要是基于营养物质的摄入和身体的生长发育方面，沈纪(2019)[41]在研究留守和流动对儿童健康的影响时，则构建了一个包括健康状况、健康功能、健康行为、健康潜能这四个指标在内的更为系统的指标体系，研究发现与农村完整家庭儿童相比，流动儿童的总体健康水平与其没有显著差异，留守儿童主要在健康行为(饮食习惯)和健康潜能(评估良好)方面的表现较差。

综上所述，相较于流动儿童，留守儿童更容易出现营养摄入不足、生长发育迟缓等状况,而流动儿童在营养摄入和医疗资源可及性方面更有优势,但部分人群也面临超重、肥胖等营养过剩问题。

三、留守儿童内部差异对比

在全国层面和各地区层面,诸多学者对农村留守儿童与农村非留守儿童、城市流动儿童、城镇儿童的营养健康状况进行了比较分析,大部分结论表明留守儿童群体的营养健康状况处于劣势地位。然而,针对留守儿童群体而言,其内部还存在着性别、年龄、地区以及父母外出类型等方面的差异。夏燕琼等(2011)[76]根据广东省欠发达农村地区的抽样调查,分析发现与非留守儿童相比,父亲外出的留守儿童平均身高显著更低,而父母均外出的留守儿童在身高、体重和腰围方面的指标均较低;陈在余(2009)[77]分析2000年、2004年和2006年CHNS数据,认为父母外出务工对0—5岁学龄前和6—18岁学龄儿童营养健康状况的影响存在显著差异,前者没有受到显著影响,后者则受到了显著负面影响,且不论对于何种收入水平的家庭来说,受母亲外出的负面影响都尤其显著;陈玥、赵忠(2012)[78]也发现了父母外出务工对儿童营养健康状况的消极影响表现出儿童年龄的异质性,但不同于陈在余(2009)[77]的研究,进一步区分了6—12岁和12—18岁留守儿童,且研究发现,父母外出务工对6—12岁儿童的体重有显著正向影响,却不利于12—18岁儿童的营养健康状况。

第四节 留守儿童营养健康影响因素的相关研究

一、父母外出务工对留守儿童营养健康的影响

父母外出务工主要通过两个途径影响儿童健康状况:一是父母外出务工的收入效应,家庭收入增加提高了儿童饮食的数量和质量,增加了对医疗保险或其他商品的消费,降低了儿童患病率,使儿童健康状况改善;二是时间分配效应,留守成员对孩子照料时间减少而对儿童健康产生不利影响。(陈玥、赵忠,2012)[78]此外,还有学者提出父母外出务工的忽视效应(田旭

等,2018)[25]、分离效应(孙文凯、王乙杰,2016[40];吴培材,2020[79])、替代效应(刘靖,2008[80];王震,2013[81])等,与时间分配效应的含义相近,主要是指父母外出务工后,对孩子照料时间减少、祖父母或年长孩子照料的质量下降、留守儿童承担更多家务不利于身体健康等。此外,苏华山等(2017)[38]还提到育儿知识效应,指父母在城市务工,受城市文化和生活习惯的影响,营养健康观念增强,育儿知识增加,对留守儿童营养健康具有积极改善作用。

父母外出务工对留守儿童健康的影响是多种效应的综合,但对于不同收入水平的家庭而言,收入效应的作用机制不同。有研究指出营养需求与收入水平呈非线性相关,随着收入水平上升,营养素的需求弹性先上升后下降(张车伟、蔡昉,2002)[82],因此对于低收入家庭而言,提高收入水平能够更大程度地增加其营养需求。在满足基本能量摄入需求之后,进一步提高收入水平则能够促进营养结构的升级,比如摄入更高比例的蛋白质(徐志刚等,2017)[33]。因此,基于收入水平对营养素需求的调节作用,对于高收入家庭而言,需要更多考虑父母外出后留守儿童的膳食结构问题,而不仅仅是单纯的营养素的供给量。进一步地,考虑父母外出务工对留守儿童营养健康的影响效应,一些学者研究发现,随着收入水平的提高,父母外出务工促进收入增加进而有利于儿童营养健康状况的边际效应不断下降。孙文凯、王乙杰(2016)[40]发现对于基年收入较低和收入增长率较高的家庭,收入对提高儿童营养健康水平的正面效应更大,具体来说:对于基年收入较低或者收入增长率较高的家庭,收入效应对儿童健康水平的提升非常明显;而对于基年收入较高或收入增长率较低的家庭,外出务工带来的收入效应对儿童健康水平的提升并不显著,甚至会损害其健康水平。徐志刚等(2019)[83]基于父亲异地就业收入效应的分析也得到了相似结论,即低收入家庭中父亲异地就业的收入效应非常显著,而在高收入家庭中,收入效应的边际效果下降,最终对儿童营养摄入产生不利影响。

对于不同年龄阶段的儿童来说,父母外出务工对其营养健康状况的影响也具有显著的差异性。陈玥、赵忠(2012)[78]的分析表明父母外出务工对0—6岁和12—18岁儿童营养健康有显著负向影响,前者是因为年龄较小,对父母或者监护人的依赖性更强,父母不在家产生的照料缺失或不充分对儿童的生活起居影响更大,后者则是因为年龄较大,可能承担了更多的家务劳动而不利于其生长发育;对6—12岁儿童而言,研究发现父母外出务工对其营养健康的影响是正向的,因为该年龄阶段的儿童自理能力相对0—6岁儿童更强,对父母或监护人的依赖性降低,相对12—18岁儿童,可能不会承担太多太繁重的家务劳动,所以相对而言受到正向影响。顾和军、刘云平(2012)[84],李钟帅、苏群(2014)[35],苏华山等(2017)[38]对母亲外出影响儿童营养健康的结果也表明,父母外出务工对年龄较小的留守儿童有更加显著的负向影响,年龄较大者由于自理能力提高、学校教育等原因而未受到显著影响。

不同类型的父母外出的情况对儿童营养健康的影响存在显著差异。李钟帅、苏群(2014)[35]实证研究发现父亲外出在长期能够促进农村留守儿童健康状况的改善,而母亲外出在长期内则有显著负向影响。原因在于:首先,一般来说,男性承担了更多挣取收入的家庭责任,外出务工带来的收入提升对家庭物质生活水平提高的作用是长期而持续的,而这一正向收入效应对各年龄阶段的儿童均有作用;其次,能够外出务工的男性劳动力可能本身也具有更健康的体魄,基于遗传因素的作用,可能对子女的健康水平有正向影响;再次,在家庭角色分工中父亲对儿童照料的责任较母亲更少,因此其外出务工可能并不会对子女的照料有明显的影响,没有照料缺失的负面影响,然而母亲作为子女照料的主要责任人,外出务工对留守子女的负向影响可能是十分显著的;最后,母亲不仅直接负责儿童日常膳食摄入,还倾向于将资源更多地投入儿童的健康成长中,比如医疗保险、培训辅导等,因此母亲外出务工将会削弱这些偏好为儿童带来的积极影响,同时母亲之前在家中承担的家务劳动也将转由留守儿童承担一部分,这也可能对儿童的健康成长产生了不利的影响。

随着社会经济发展和非农劳动力的大量转移,女性参与非农劳动比例上升,而女性同时作为挣取收入者和儿童照料者,许多学者关注到其就业方式对儿童营养健康产生的影响。母亲就业对儿童健康的影响可以概括为正向收入效应和负向替代效应两种情况,分别指母亲就业增加的收入可为孩子购买更多的保障商品和由于工作导致对孩子照料的时间减少、质量下降(刘靖,2008[80];王震,2013[81])。顾和军、刘云平(2012)[84]则区分母亲全职、兼职和不工作三种工作特征,实证分析得到由于兼职工作在时间安排上的灵活性更高,母亲兼职对于儿童的照料可能比未就业的母亲更充分,而且母亲就业带来收入的增加,使得不管母亲是全职还是兼职,都会对儿童健康有积极影响,尽管兼职工作的影响在统计意义上不显著。此外,母亲在孩子不同年龄段进入劳动力市场产生的影响也是不同的:在生长发育比较重要的0—2岁时期,儿童对母乳喂养有一定需求,母亲提前就业将会导致中断哺乳,不利于儿童的健康成长;在3岁及以后的年龄阶段,儿童一般进入幼儿园等托幼机构,对母亲照料的依赖性有所降低,母亲工作对其健康的影响相对有限。李钟帅、苏群(2104)[35]的研究以7岁为界,将儿童分为0—6岁学龄前和7—12岁学龄两个群体,也得到母亲外出对学龄前儿童营养健康有损害,而对学龄儿童短期健康的影响并不显著,其中的影响机制可能有两个:第一,对于学龄前儿童来说,母亲作为其最直接的照料人,监督和影响着儿童的膳食摄入和卫生习惯,对其营养健康水平负有主要和直接的责任;第二,学龄儿童已经进入学校开始接受教育,自我意识增强,老师、同学的教导和行为对儿童产生了一定影响,而不仅仅受限于来自母亲的影响,因此,学龄儿童对母亲的依赖性降低,母亲外出务工并未表现出显著影响。

此外,还有学者通过比较农村留守儿童与城市留守儿童、流动儿童的差异,研究父母外出务工对其营养健康的影响机制。苏华山等(2017)[38]的研究表明,在农村地区,父母同时外出对留守儿童的营养健康具有显著的负向影响,而这一影响在城市地区并不显著,这主要是因为农村地区父母同时外出的情况较多,城市地区较少,而且城市地区配套的医疗、教育等设施相对优越,家庭经济水平整体相对较高,使得父母外出对城乡留守儿童营养健康的影响表现出不同特点;李强、臧文斌(2011)[34]的研究也表明在城市中父母不在家对儿童的健康并没有显著影响,然而丁继红、徐宁吟(2018)[36]得到的结论不同,他们发现父母外出务工显著降低了城市儿童的身高,但是对农村留守儿童无显著影响。沈纪(2019)[41]认为不同于留守儿童"亲子分离"的情况,流动儿童和父母居住在一起,不会面临照料缺失的负面效应,而且同时享受父母在城市务工的正向收入效应和城市在清洁卫生、丰富食品、优质教育等方面的正向效应,这就导致留守儿童可能面临比流动儿童更差的营养健康状况,然而城市流动儿童也可能会受到城市生活带来的负面效应的影响,如社会融入困难、医疗保障不足等,可见留守儿童与流动儿童受父母外出务工的影响机制存在显著差异。

二、其他因素对留守儿童营养健康的影响

(一) 个人层面

性别和年龄作为重要的人口学特征,不仅在生理上与儿童的营养健康状况密切相关,还可能通过社会文化因素对儿童营养健康状况造成一定的影响。一般而言,年龄更小的孩子往往更受父母关爱。另外,在欠发达地区,"重男轻女"这一观念深入人心,对男孩的相对偏爱,可能会对女孩的营养健康状况造成损伤。Wagstaff A 等(2003)[85]的研究结果表明儿童的性别和年龄与其身高、体形之间存在着密切的关系。然而,曾嵘等(2009)[28]的研究表明不同性别儿童低体重率、生长迟缓率以及贫血率之间的差异并不显著,这同时与翟凤英等(1998)[86]的分析发现也基本类似,原因可能在于家庭中子女的数量随着我国计划生育政策的实施逐渐减少,渐渐削弱了人们对男女性别的重视程度。薛红丽等(2010)[87]对甘肃省农村地区 7 岁以下儿童营养不良状况的分析也没有发现因重男轻女观念导致女童生长发育状况低于男童的情况,反而是男童营养不良的检出率普遍高于女童,与男孩相比,女孩发生生长迟缓或消瘦的比例显著更低。此外,饮食行为与儿童体脂、BMI 的关系也存在显著的性别差异,学龄阶段饮食行为对男童体脂水平的影响可能更大,主要是因为随着年龄的增长,6—12 岁男、女童的体脂百分比均逐渐增加,但总体上女童体脂百分比的增加受生物学因素(如年龄、青春期发育等)影响较大,而小学男生大部分尚未进入青春期,因此可能受自身饮食行为的影响更大。与男童相比,女童对食物抵抗力相对较差,产生食物响应时更容易设法得到满足,同时男童体力活动量大于女童,减少了超重肥胖的风险(许诺等,2019)[88]。

年龄对儿童生长发育的影响首先来自生理方面的因素,一般而言,年幼儿童更容易受到生理健康方面的损害,如曾嵘等(2009)[28]对 0—5 岁留守儿童的统计分析发现年龄较大的孩子在患病率方面的表现情况更好,因为他们往往具有更强的抵抗能力和自理能力;丁继红、徐宁吟(2018)[36]对CHNS 数据的实证结果也表明儿童年龄与"过去 4 周内患病率"之间呈现

显著的负向关系,也就是说儿童的患病概率会随着年龄的增长而降低。但是随着年龄的增长,儿童身高发育情况越来越差(曾嵘等,2009)[28],此外,常素英等(2006)[54]还发现,对于 0—5 岁儿童,低体重和生长迟缓带来的健康威胁会随着年龄的增长而加剧。年龄对儿童营养健康的影响还体现在不同年龄的儿童对家长照料的需求不同,使得父母外出务工的影响效应和机制存在儿童年龄上的显著异质性,如陈茁等(2006)[89]对 1991—2000 年 CHNS 调查数据的分析表明,年龄对年龄别身高 Z 评分的影响呈"倒 U 形",当孩子在 4 岁以前时,随着年龄的增加,Z 评分不断增加,而当孩子处于 4 岁以后时,Z 评分随着年龄的增长开始下降,这表明父母更加偏爱年龄较小的孩子,4 岁以后儿童营养不良的累积效应开始显现;苏华山等(2017)[38]提出,父母外出工作对留守儿童健康状况的消极影响在低年龄段儿童身上最为明显,因为学龄前儿童生活还不能够自理,如果缺失了父母的照料,他们更难维持一个健康的身体状况,例如,不均衡的饮食结构以及不规律的生活作息都容易造成他们营养失衡、患病的概率增加或是受到意外伤害;而陈在余(2009)[77]的研究结果则表明父母外出务工对学龄前留守儿童健康状况的影响并不显著,但是对学龄儿童的健康状况有着显著的负面影响,由于家庭收入水平和医疗资源的可获取性是决定学龄前儿童健康状况的主要因素,而在学龄儿童看来,对他们健康状况影响更大的因素可能是家庭经济地位的提升以及由母亲带来的营养条件的提高;然而,孙文凯、王乙杰(2016)[40]基于不同的数据和方法,分析得到父母外出工作对不同年龄的留守儿童的自评健康基本上没有影响。

(二) 父母层面

除个人因素外,父母或监护人层面对留守儿童营养健康的影响是最大的,因为这些人与儿童朝夕相处,并且照料儿童的饮食起居,他们的行为、观念、监督与约束会对儿童产生非常深刻的影响,同时父母还会通过基因遗传对孩子的身高、体重以及健康状况产生最直接的影响。

首先,父母身高、体重以及健康状况对儿童生长发育的影响得到了诸多学者的验证。冯群娣等(2020)[90]的实证模型结果显示父母的 BMI 对儿童年龄别身高 Z 评分均有显著正向影响;吴蓓蓓等(2009)[60]的研究结论与其一致,发现父亲体质对儿童营养健康的影响非常显著,随着父亲 BMI 的上升,子女的营养水平也随之提高;丁继红、徐宁吟(2018)[36]对 CHNS 调查数据进行实证分析的结果也显示父母的身高、体重均与儿童的年龄别身高 Z 评分呈显著正相关关系,这些研究结论有力支持了父母遗传因素影响儿童身高的论断,但是父母的身高、体重情况对儿童患病率的影响可能并不显著。(李强、臧文斌,2011)[34]

　　其次,父母的受教育程度和文化知识水平也会对儿童营养健康产生影响,其中母亲受教育程度的影响尤其受到关注。鲁婧颉、臧旭恒(2011)[91]强调了女性受教育的重要性,他们提出社会资本、文化知识和物质财富存量均会随着女性文化水平的提高而增加,而且教育背景的提高进一步提升了女性的家庭地位,有助于她们对财富的合理分配及使用,进一步促进儿童健康成长。母亲一般负责孩子的饮食规划。(江汉等,2002)[92]通常认为,母亲受教育程度越高,孩子选择健康食品的概率越大。冯群娣等(2020)[90]认为母亲受教育水平可通过其膳食知识水平和家庭资产指数来影响儿童的健康发展,且发现这一影响机制在农村地区样本中更为显著。不考虑母亲和孩子遗传学上的联系,Almond D 等(2009)[93]基于中国被收养子女数据的实证分析结果表明,控制了家庭中子女数目、家庭收入、环境条件及其他经济因素之后,母亲的文化水平与被收养子女的健康状况之间存在显著的关系;Allin S 和 Stabile M(2011)[94]得到的结果也大体上一致,母亲文化水平和收入水平较低的家庭中的儿童不但平均健康状况较差,而且儿童的健康状况会随着年龄的增长逐渐恶化。此外,家长受教育水平也能够通过影响卫生医疗资源的获取能力进而影响儿童营养健康水平,高收入和高文化水平的家庭更容易获取附近的医疗设施和资源的信息,相反,收入和文化水平较低的家庭甚至常常因为资源获取不足不能够满足儿童对医疗服务的需求。由此可见,提高农村社区医疗基础设施和相关服务的建设对前者儿童健康水平的提升更显著。(宋月萍,2007)[103]

　　最后,父母外出工作后,留守儿童的祖辈通常会成为他们的监护人,祖辈的行为方式和思想观念也会像父母在身边时一样对儿童产生深刻的影响。受中国传统文化以及个人经历的影响,祖辈在孙辈的教养问题方面往往存在溺爱的问题。(Li B et al.,2015)[95]考虑到农村祖辈看护人的年龄普遍较大,文化程度普遍不高,对食品安全以及营养均衡问题不够重视,再加上祖辈对孙辈隔代溺爱的存在,祖辈可能不会对儿童的食物消费行为有过多的限制,由此导致了农村留守儿童对非健康食品的过度摄入,非健康食品的高脂肪、高糖以及高食品添加剂问题,都会显著影响儿童的身体健康。(Foley J T et al.,2014)[96]刘贝贝等(2019)[97]通过实证分析发现祖辈对儿童的溺爱程度越大,对其影响力和控制力越弱,儿童越容易发生更多的非健康食物消费行为,损害自身的营养健康状况。同时,看护人对儿童的饮食习惯有着很大的影响(Skouteris H et al.,2016)[98],纪颖等(2020)[99]就研究发现留守儿童的饮食习惯容易受家庭关系的亲密度、照料人的文化水平和经济地位以及饮食习惯的影响,大多数农村留守儿童在生活中缺少照顾和关爱,行为举止也没有被很好地引导,他们的饮食搭配及营养结构往往直接由监护人的养育行为和拥有的健康饮食相关知识所决定。段丹辉等(2011)[100]也发现我国大部分 2—7 岁的农村留守儿童由其祖辈抚养,但由于受教育程度较低,缺乏对营养知识的了解,再受一些陈旧观念的束缚,这些祖辈看护人极易忽视儿童营养的重要性,从而对留守儿童的营养均衡以及身体健康状况造成不利影响。张晶晶等(2014)[101]通过对山东留守儿童进行调查研究,结果发现与非留守儿童的监护人相比,留守儿童的监护人对营养健康知识的了解更匮乏。此外,考虑到老年人的饮食习惯普遍清淡以及他们勤俭节约的生活习惯,留守儿童对膳食营养的需求可能也会被忽视。(田旭等,2018[25];李钟帅、苏群,2014[35])

(三) 家庭层面

家庭层面对儿童营养健康的影响主要是通过收入、家庭规模与结构以及性别偏好等因素实现的。Currie J 和 Stabile M(2003)[102]认为,收入水平较低家庭中的儿童受到严重健康威胁后,难以完全恢复到健康状态,且这种消极影响随时间的推移将不断加剧,并且收入水平较低家庭的留守儿童在生长发育的过程中往往更容易面临健康问题。而家庭收入水平的提高则直接提升了关于儿童营养健康以及其他生活需求的支付能力(宋月萍,2007)[103],有利于促进其生长发育。家庭收入改善可能来自两方面:一是父母的外出务工行为,父母外出务工使收入增加提高了儿童饮食的数量和质量,保障了对医疗保险或其他商品的消费,降低了儿童患病率,对儿童营养健康状况有正向的影响(刘靖,2008[80];王震,2013[81];陈玥、赵忠,2012[78]);二是也可能来自借贷行为,尤婧等(2014)[26]实证分析了正规小额信贷对农村儿童营养健康的影响,认为正规小额信贷对儿童营养健康的影响机制包括收入效应和风险处理效应,即正规小额信贷提高了家庭收入,使其更加重视,更有能力承担儿童营养摄入的正向收入效应,以及正规小额信贷提高了借贷家庭的抗风险能力,从而在遭受风险冲击时不会大幅减少对儿童营养投入的正向风险处理效应。此外,田旭等(2018)[25]认为家庭收入主要通过两种方式来影响营养摄入量,分别是通过增加食物消费量和改变饮食结构来影响营养摄入量。对营养素的收入弹性进行计算分析,结果发现留守儿童的大多数营养素的收入弹性都很小,也就是说父母外出工作带来的收入效应较小。

家庭规模与结构、性别偏好观念等因素通过影响家庭资源的分配也能够对儿童营养健康产生影响。Becker G 和 Tomes N(1976)[104]提出的数量—质量替代理论(The Quantity-Quality Trade-off Theory)就阐述了孩子的健康状况与家庭规模呈负相关,以年龄别身高和身高标准体重作为健康的衡量指标,结果发现当兄弟姐妹的数量从 2 个增加到 7 个时,孩子的平均健康状况下降 17%。赵丽云等(1999)[105]以 1996 年全国开展的"儿童营养改善"项目基线调查数据为依据,分析得到儿童在家庭中的排序越靠后,营养健康状况越差。原因可能在于,头胎出生的孩子往往更会得到家长的重视和关心,当二胎三胎出生之后,家庭负担加重、家长精力不足,可能导致家长对后面的子女疏于照料,导致其营养健康状况较差。性别偏好对儿童健康的影响来自家长因性别不同采取不同的健康投资策略,通过对男女儿童差异化的照顾方式以及调整家庭内部的资源分配倾向来影响儿童的身体健康,宋月萍、谭琳(2008)[106]的实证研究发现在实行"一孩半"政策的地区,且头胎出生为女孩的二孩户家庭中,与二胎为女孩的情况相比,二胎男孩的健康状况往往更好,这体现了第二胎男女儿童的健康状况差异受"男孩偏好"观念的影响显著,且呈负向影响。家庭内部的"男孩偏好"倾向给予二胎男孩更多的照料,而二胎女孩相对受到忽视,不考虑基因遗传因素,王芳、周兴(2012)[107]等发现家庭中子女性别及其构成对儿童的营养健康的状况存在显著差异,具体来说,女孩的营养健康状况更差,可能是因为面对男孩和女孩同样的投入产出情况,父母对男孩成就的评价更高,倾向于将有限的资源更多投向男孩,即存在着"男孩偏好"或"女孩歧视"现象。

(四)社区学校层面

社区和学校是除家庭以外儿童活动最多的场所,社区的环境、设施,学校的教育、管理同样会对儿童的身心成长产生重要的影响。社区或村居的饮用水来源、厕所的清洁情况以及医疗卫生资源的可及性为儿童的生长发育提供了外部保障条件。安全用水对一个区域的卫生医疗设施、居民患病情况以及经济水平有重要的表征作用,富振英等(1996)[108]发现我国29省市农村儿童生长迟缓率和腹泻的得病率与自来水的使用频率之间存在显著的负相关关系,即儿童的生长迟缓率和腹泻得病率会随着自来水使用频率的提高而降低;常素英等(1996)[109]对我国贫困农村儿童的调查分析中也得到了类似的结论,提出提高居民自来水的使用频率可以极大地降低儿童的生长迟缓。Jalan J 和 Ravallion M(2003)[110]的研究也表明儿童的身高状况与饮用水情况密切相关。于东梅等(2011)[111]对贫困地区5岁以下儿童营养不良状况的调查结果也表明饮用不卫生水的儿童更容易营养不良,而距离家庭住所1公里以内设置有医疗点能很好地保护儿童营养健康状况。宋月萍(2007)[103]认为农村社区基础设施的改进能有效提高农村儿童的健康水平,但是对于不同社会经济地位的家庭来说,增加农村卫生医疗资源的投入对其产生的积极影响并不相同,相对贫困家庭来说,社会经济地位较高的家庭受益更多。厕所类型也在很大程度上代表了家庭周边的卫生环境,李强、臧文斌(2011)[34]发现在农村地区有厕所的家庭中的儿童的患病概率显著降低,不论该厕所是冲水或者非冲水厕所。联合国儿童基金会也曾提到,发展中国家儿童遭受各种疾病感染的概率较高,主要是由其恶劣的卫生状况、非清洁的饮用水源导致的。该结果也符合了 Alderman 等(2003)[112]的研究结论,即较好的卫生设备大大减少了儿童接触细菌的机会。宋月萍、谭琳(2006)[113]的实证研究也表明清洁的饮用水和卫生厕所有助于促进儿童健康水平的提升。

随着农村义务教育学校的改革和调整,出现了越来越多的寄宿制学校,这在一定程度上解决了贫困地区和留守儿童"上学难"的问题。理论上,在校寄宿对儿童健康的影响同时具有积极效应和消极效应:一方面,在校寄宿可以通过规避监护人膳食营养知识的匮乏、培养儿童健康的生活习惯、提供营养均衡的饮食等渠道促进儿童健康;另一方面,如果寄宿条件较差或者管理不到位,反而损害了寄宿儿童的健康状况。(姜楠、续竞秦,2020)[114] 相当多的学者关注了在校寄宿对儿童心理和学习方面的影响(杜屏等,2010[115];乔天宇、狄雷,2014[116];黎煦等,2018[117];侯海波等,2018[118];姚松、高莉亚,2018[119]),但是实证分析在校寄宿对我国农村儿童健康影响的研究还不多见。现有的一些研究主要是基于个别地区的抽样调查分析,均发现了寄宿学生营养摄入和生长发育情况的劣势处境,如李文(2008)[120]对农村地区寄宿制小学生饮食营养状况的调查发现大多数学生主要营养素的摄入量都未达标;罗仁福等(2011)[121]针对陕西省贫困县农村寄宿制学校的调研数据表明寄宿学生的贫血率显著高于非寄宿生;Wang 等(2016)[122]也发现与非寄宿生相比,寄宿生的营养与健康水平相对更差;此外,罗建忠等(2017)[123]还发现在新疆生产建设兵团小学寄宿生群体中,营养过剩和营养不足同时存在。基于 2009 年、2011 年和 2015 年 CHNS 数据,姜楠、续竞秦(2020)[114]还发现学校寄宿制对农村儿童的生长发育指标的消极影响主要发生在中西部地区,特别是西部地区,在东部地区的影响并不明显,此外,在校寄宿对农村儿童健康的负面影响主要发生在小学寄宿生群体。

第五节　留守儿童营养健康干预机制的相关研究

一、营养改善计划

我国自 2011 年起实行的"农村义务教育学生营养改善计划"是目前覆盖范围最广、实施时间最长、政策力度最大的营养餐干预项目,旨在通过为学生提供膳食补助,切实改善农村学生营养状况,提高农村学生健康水平①。诸多学者根据监测数据或实地调研,对各试点地区以及总体的试点

---

① 资料来源:http://www.gov.cn/zwgk/2012-06/14/content_2160689.htm.

地区学生的营养健康状况做了评估,多数研究表明,该计划有效改善了儿童的营养健康状况。(刘玄华等,2015[124];刘怡娅等,2018[125];付中喜等,2017[126];何志凡等,2018[127];王迪等,2019[128];甘倩等,2016[129];曹薇等,2019[130])但上述对比和分析均没有进行严格的试验对比和定量分析,也没有具体阐述儿童营养健康的干预机制。农村义务教育学生营养改善计划是一个较好的准自然实验,范子英等(2020)[131]最先基于该准自然实验的背景,探究国家免费提供的营养餐对学生群体成绩的影响及传导机制,认为依赖家庭自身很难解决营养摄入和转变传统饮食观念的问题,而以政府为主导的营养干预能够为转变观念和有效的营养补充提供外在条件,进而为提升学习成绩而创造条件,因此,营养干预对学习成绩的影响是通过健康状况这一重要传导路径。

2012 年启动实施的"贫困地区儿童营养改善项目"通过为贫困地区 6 个月至 2 岁的婴幼儿每天免费提供 1 包富含蛋白质、维生素和矿物质的营养包来提高儿童的营养摄入,同时开展儿童营养知识的宣传和健康教育,努力改善贫困地区儿童营养健康状况。① 张倩男等(2015)[132]和孙静等(2015)[133]对此项目的评估结果表明营养包干预显著促进了儿童生长发育,提高了其机体免疫能力。有些学者自行开展的营养包干预试验也证明了营养包干预对改善儿童营养健康状况的有效性。赵文莉等(2012)[134]、陈瑞等(2014)[135]对甘肃贫困农村地区 5 岁以下儿童进行为期一年的营养包干预后,儿童贫血患病率、营养不良率较对照组儿童均有所下降。蒋秋静等(2016)[136]、黄永玲等(2019)[137]对重庆市、安徽省贫困地区 6—24 个月龄婴幼儿营养干预效果的评价也显示营养包干预能够改善儿童营养状况。

食品强化是指将人体必需氨基酸、维生素、铁、锌等微量营养元素中的一种或多种添加到特定食物中,以补充对这些营养元素的摄入量,纠正或预防微量营养素缺乏所致的相关疾病,如缺铁性贫血、维生素 D 缺乏引起的佝偻病等。我国食品强化常常集中于谷类、奶制品、豆制品、调味料等食物中,例如铁强化酱油、碘强化食盐、强化牛奶、强化饼干等。一些学者对铁强化酱油的干预效果进行调查研究,均发现了铁强化酱油对贫血状况的明显

---

① 资料来源:http://www.gov.cn/gzdt/2014-02/10/content_2582446.htm.

改善作用。(黎明强等,2007[138];李鲁娟等,2008[139];齐福生等,2011[140])武天明等(2009)[141]分析了饮用强化牛奶对促进儿童骨骼生长的效果,发现同时补充钙和维生素 D 对儿童骨骼生长的促进效果比单纯只补充钙更加明显。刘桐等(2016)[27]对甘肃省某农村地区学龄儿童进行维生素 A 强化食物(红棕榈油维生素 A 营养饼干)干预实验,结果也显示出对当地学龄儿童维生素 A 缺乏情况的明显改善效果。

综上所述,基于食品补充和食品强化的营养改善计划和措施对儿童的营养健康状况具有显著的促进作用。然而,上述营养干预项目大多是针对贫困地区的农村儿童,目前还没有专门针对留守儿童群体实施的营养餐干预或食物强化营养干预项目。

二、现金转移支付

现金转移支付项目(Cash Transfer programs,CTs)通过为目标群体提供现金,干预其在健康、教育等方面的一些行为,以提高居民的社会福利。现金转移支付项目分为有条件现金转移支付(Conditional Cash Transfer programs,CCTs)和无条件现金转移支付(Unconditional Cash Transfer programs,UCTs)两种形式,其中 CCTs 将现金补贴、营养教育及初级卫生保健等结合起来,针对贫困群体给予一定的现金补贴,但接受者必须遵循某些要求,比如定期参加营养教育课程,定期带儿童体检、进行免疫接种,或者必须将现金用于子女健康和教育投资等,总结来说,CCTs 就是一种以有利于儿童的营养健康和教育为目标的现金补贴项目;而 UCTs 则没有要求一定的条件,仅是给予现金补贴。相对来说,CCTs 目的性更强,约束力较大,许多国家使用该项措施针对贫困儿童的营养和教育问题进行干预。有条件现金转移支付能够有效消除贫困,一方面,现金转移支付增加了贫困家庭的可支配收入,促进了家庭消费,尤其能够提高高品质、高营养食品支出的比例;另一方面,有条件的现金转移支付往往以参与健康教育、医疗保健服务为条件,能够有效提高贫困家庭中妇女、儿童享受预防性健康服务的比例,降低产妇和婴儿的死亡风险。此外,有条件的现金转移支付并不会降低成人的劳动参与率,反而能够有效遏制童工现象,减少童工数量,保障儿童健康和教育的权利,在一定程度上也有助于减少儿童营养健康方面的风险。

　　墨西哥和巴西在 20 世纪 90 年代后期较早开展了 CCTs,目前 CCTs 在世界上许多国家得到广泛的开展。(James Manley & Seth Gitter, 2013)[142]哥伦比亚政府从 2001—2002 年开始实施家庭行动计划(Familias en Acción,FA)也是一种有条件的现金转移支付计划,Orazio Attanasio 等 (2005)[143]对其评估结果表明 FA 计划将农村地区不足 24 个月的儿童的腹泻发生率从 32.6% 降低到 22.0%,将 24—48 个月的儿童的腹泻发生率从 21.3% 降低到 10.4%。在南非实施的养老金计划(Old Age Pensions)属于 UCTs,评估结果也显示出,该养老金计划能够通过提高家庭的收入水平,增加儿童的膳食营养,从而显著增加当地儿童的身高。(Duflo E,2003)[144]还有其他许多研究结论也都肯定了现金转移支付计划对儿童营养健康的促进作用(Gertler,2004[145];Rivera J A et al.,2004[146];Leroy J L et al., 2008[147]),但是在实施过程中,容易被忽视的问题是 CCTs 可能会使家庭负担加重而不利于其他家庭成员的成长,比如 Gitter 等(2011)[148]发现在厄瓜多尔,通过限制家庭使用童工来缓解家庭经济困难,增加了家庭的经济负担,从而导致年龄更小的孩子的身高增长受到抑制。目前,我国没有专门针对留守儿童群体的现金转移支付项目,仅对孤儿和困境儿童有一定的现金补贴和救助政策,旨在保障这些儿童的基本生活质量,对于儿童教育和营养等方面的针对性支持不够。同时,在我国使用现金转移支付干预儿童营养健康的项目研究较少,Lin Qian 等(2015)[149]、Zhang Y F 等(2018)[150]曾在湖南省针对留守儿童开展了有条件的现金转移支付项目,通过现金支付或健康津贴,促使监护人参加营养教育课程、保证儿童享受基本公共医疗服务等,结果显示,现金转移支付能够有效提高看护人参加营养教育课程的积极性,从而提高了对儿童营养及相关疾病的认知水平,改善了对儿童膳食的选择行为,留守儿童的营养健康状况得到提高。

　　现金转移支付项目在拉丁美洲、非洲和部分亚洲国家和地区被广泛实施,为减贫事业做出了重要的贡献,其中对儿童的教育和健康问题也起到了显著的改善效果,但是我国目前还没有较为大型的 CCT 项目或 UCT 项目,更无专门针对留守儿童群体的项目。

三、参加体育运动

　　在学校里,体育课及相关体质锻炼活动的开展和运动健身意识的培养在增强儿童体魄、保持心理健康等方面都具有重要意义。诸多学者的调研结果证实了体育锻炼对儿童生长发育的有益作用。贾晓东等（1990）[151]在对沈阳市中小学生生长发育调研中发现,体育锻炼能够提前儿童身高突增的年龄,同时延迟突增结束的年龄,从而延长了儿童身高突增期的整个时长,并且突增期的年均身高增长值也显著增加,最终导致那些经常进行体育锻炼的儿童青少年的身高要远远高于那些不经常进行体育锻炼的人。而且,经常运动的儿童的骨龄也要明显高于不经常运动的儿童,年龄与骨龄的差值也要更低,这也反映出经常参加体育运动对儿童的骨骼发育和身高增长具有积极的作用。（陈姜等,2002）[152]刘毅、李明灯（2017）[153]对学龄前儿童进行体育游戏干预,发现体育锻炼能够显著促进儿童身高和体重的增长,而且不同体育运动方案对儿童身体形态、心肺功能、上下肢力量、平衡能力等的影响不尽相同,但是总体来看,体育锻炼对于塑造儿童良好身体形态、增强心肺功能、保持心理健康均起到积极的作用。（殷恒婵等,2012）[154]刘星亮、孟思进（2013）[155]综合运用文献资料、体格测量、统计分析等研究方法,对武汉市初、高中学生进行运动干预的结果也证实了运动对力量、速度、耐力、柔韧性等身体素质的显著促进效果,同时运动也能有效增强心肺功能,这一点在张亨菊等（1997）[156]对济南市部分中小学学生的调查研究中也得到证实。而且,对于肥胖儿童来说,运动干预也是预防和减少肥胖的有效手段,刘文等（2008）[157]基于学校的有组织的运动干预发现运动可以通过促进糖脂代谢,有效地预防和延缓青少年的肥胖问题。

尽管体育锻炼对儿童的身心发展都大有裨益,但是只有当儿童表现出对体育锻炼的热爱和积极参与的态度时,体育锻炼才能有效发挥其对儿童生长发育的促进作用。彭莉、牟作松（2007）[158]调查了重庆市中学生在校参加体育锻炼的情况,并对其营养健康水平进行了测量评估,发现学生的营养健康状况与其对学校体育课和课外体育活动开展的态度密切相关,具体来说,那些对学校体育活动持积极态度的学生的营养健康状况要更好,而不喜欢学校体育活动的学生的营养健康状况相对差一些,这在一定程度上揭示了学生对体育锻炼的浓厚兴趣对其身体健康有着积极的影响。吴蓓蓓等（2009）[60]将儿童是否喜欢学校的体育课纳入回归模型中,发现喜欢体育课的儿童的营养状况较好,同时锻炼频率越高的儿童的营养状况也越好。因此,要实施对儿童的运动干预项目,首先应该培养他们的运动健身兴趣。除了体育运动的生物学价值外,薛冬梅等(2012)[159]还提出对于留守儿童来说,积极参与体育运动还能够帮助他们获得社会学价值和人文价值,帮助形成积极、健康的人生观、价值观和文化观。

综上所述,体育锻炼能够有效促进儿童的生长发育,增强身体的各项素质,还有益于心理健康。通过学校体育活动的开展,能够在一定程度上促进儿童参与更多的体育锻炼,从而促进生长发育、提高身体素质,但更重要的是能够帮助儿童树立运动健身的观念和培养体育锻炼的兴趣。

四、健康知识教育

健康知识教育能够通过增加人们的营养健康知识,帮助树立科学的饮食观念,培养良好的饮食习惯,从而通过科学合理的饮食改善营养健康状况。夏燕琼等(2013)[76]通过对广东省 12 所学校学生进行营养知识和行为的宣传教育(形式包括宣传海报、健康教育讲座、召开主题班会等形式等),发现与干预前相比,留守儿童知识得分以及饮食行为得分均有所提高。岳莉等(2015)[160]发现老师和家长的教育是留守儿童营养健康相关知识的主要获取来源,因此可以通过对留守儿童家长和老师进行充分的营养健康知识教育,以及提高他们的营养知识水平、纠正不健康的喂养方式等来促进留守儿童摄入更充足且均衡的膳食。在众多实施营养教育干预的项目中,看护人是营养干预实施的重要对象。陆青梅等(2012)[161]在广西百色市进行了一项针对看护人的营养教育试验,发现看护人接受营养教育后,对营养健康相关知识的认知水平显著提高,从而纠正了以往不良的膳食喂养行为,促进留守儿童膳食营养水平的明显提高。罗惠文等(2015)[162]采取从家庭到社会的多方位干预模式,也对农村学龄前留守儿童的监护人进行了营养教育干预研究,结果显著提升了监护者的营养健康素质,降低了儿童不良饮食行为检出率。

有少数学者专门针对留守儿童群体开展了营养教育的干预项目。常芳等(2013)[163]在陕西 10 个贫困县 45 所小学中开展了随机控制实验,通过发放营养知识宣传手册、张贴海报和观看视频资料等手段在学校与家庭中开展营养知识教育,主要参与对象为校长、班主任老师、学校食堂工作人员以及家长等,最后发现这些营养信息干预有效改善了儿童营养健康状况,影响机制为学校和家庭两方面儿童看护人照料水平的提高,且对父母一方外出的留守儿童来说,信息干预的改善效果要优于父母均外出的留守儿童。Zhang 等(2018)[150]以留守儿童监护人为干预对象,采用现金支付(Conditional Cash Transfer,CCT)与营养教育相结合的方式,促使监护人参加营养教育课程,使其了解儿童健康检查、健康评估的重要意义以及儿童营养健康相关知识,经过为期 1 年的干预后,结果显示 CCT 干预能够改善留守儿童监护人儿童营养及相关疾病的认知,同时改善监护人对食物的选择行为。此外,基于社区的营养教育项目也被证明对儿童的营养健康水平提升具有重要的促进作用。(郝波等,2007[164];于娟娟等,2013[165];王玉霞,2013[166];赵恒佩等,2020[167])通过将组织家长参加育儿知识专题讲座、发放宣传手册、张贴海报以及提供育儿咨询等方式,在社区内开展营养健康教育的对照实验,结果发现这些形式多样的营养健康教育,促进了家长对育儿知识的掌握,提升了儿童定期参加体检的比例,有效促进了社区儿童的健康成长。(黄艳芳,2014)[168]在社区内对 3 个月以内婴儿家长进行辅食添加方面的教育,最后也发现婴儿辅食及时添加率明显提高,家长的育儿水平得到一定提升。(张凤莲等,2009)[169]

综上所述,直接对儿童或者对其监护人的营养教育均能够在一定程度上改善儿童的营养健康状况,而开展营养教育的途径主要是通过学校或社区。

五、培养饮食习惯

儿童的饮食习惯对其膳食和营养摄入有直接的关联,良好的饮食习惯有利于儿童摄入充足且均衡的营养,促进生长发育,提高身体抵抗力,反之则不利于其营养健康状况,大量学者的研究验证了这一观点。如曾嵘等(2009)[28]发现儿童偶尔或从不吃早餐(小于等于 1—2 次/周)、偶尔或从不喝牛奶(小于等于 1—2 次/周)与儿童的低体重密切相关;秦新红等(2010)[170]研究发现学龄前儿童经常摄入鱼肉蛋奶、蔬菜水果等健康食品能够有效预防营养不良的发生。此外,洋快餐同时具有高热量、高脂肪、高蛋白和低矿物质、低维生素、低膳食纤维的特点,过量摄入容易引起肥胖问题,还会降低免疫力,诱发其他的各种疾病,因此,儿童偏好洋快餐对其营养健康的影响也引起了学者的注意。倪国华、郑风田(2012)[171]使用 CHNS 数据进行的实证分析得到儿童摄入洋快餐使其肥胖和罹患其他疾病的概率显著增加,进一步分析得到,儿童对健康饮食的认知、家长的教育引导和洋快餐企业宣传诱导对儿童的洋快餐偏好和摄入量有显著影响。此外,儿童的卫生习惯,如主动洗手等也能显著降低儿童的患病率,马爽等(2020)[172]对陇南市学龄前儿童的调查研究结果表明儿童主动洗手习惯与儿童身体健康呈正相关。

儿童饮食习惯或行为往往受到食物种类、个人偏好及家庭环境因素等的影响,因此,了解儿童饮食习惯的影响因素有助于对儿童的习惯进行干预,以帮助纠正不良习惯、培养良好的饮食习惯。首先,儿童饮食习惯受家庭或父母的影响最大,父母的言传身教起到重要的作用(范新宇、陈忠龙,2005)[173],而父母的影响主要通过口头教育、食物分配、自身饮食习惯以及受教育水平、营养健康认知等途径进行。(马文军等,2001)[174]具体来看,马冠生等(2002)[175]研究发现,一半以上的父母在吃饭时会口头提醒孩子多吃那些他们认为的营养食物,当父母的营养健康知识水平较高时,这种口头提示能够有效增加儿童进食营养食品的可能性,从而有益于儿童的生长发育。父母饮食习惯对儿童也有非常显著的影响,儿童通常更愿意接受父母也会吃的食物。(马文军等,2000)[176]调查发现,父母一周内吃早餐次数越多,孩子吃早餐的次数也越多,同时孩子的营养摄入水平也与父母的饮食行为密切相关,因此,如果家长有一些诸如挑食等的不良饮食行为,也必然会对其子女的饮食行为造成潜移默化的影响。(李晓玲等,2002)[177]其次,父母的文化程度尤其是母亲的文化程度对儿童饮食行为的影响更为显著,因为儿童的饮食主要由母亲进行安排,江汉等(2002)[92]、罗海燕等(2007)[178]的调查研究均表明母亲文化程度越高,越有助于促进儿童进食更多的健康食品。再次,家庭的经济状况对儿童的饮食行为和习惯也有一定的影响。李晓玲等(2002)[177]在一些城市调查发现,当家庭经济条件较好时,给儿童的零用钱随之增加,容易造成儿童对快餐、垃圾食品等的过量摄入,从而增加肥胖的风险,因此,尽管一些家庭中父母文化水平较高、营养认知充分、自身饮食习惯良好,孩子的肥胖率仍然较高,主要原因就在于家庭优越的经济条件对儿童零用钱和非健康食品摄入的显著正向影响。但是吴一凡等(2020)[179]研究发现，家庭经济条件较好时，对儿童的膳食摄入有积极影响，表现为家庭月收入较高时，能够显著促进儿童的健康饮食行为。然而，收入对于儿童饮食行为的影响还可能受到父亲文化水平的影响，当父亲文化水平较低时，家庭较高的收入反而可能引发儿童更多不良饮食行为的出现。(刘丽等，2012)[180]最后，纪颖等(2019)[99]专门针对农村留守儿童群体的饮食行为进行调查研究，发现家庭亲密度越高、照料人饮食行为越良好，留守儿童的饮食行为也就越好，但是由父亲单方照料的留守儿童的饮食行为相对较差，表明父亲单方照料行为对儿童的饮食行为具有消极影响，可见对于留守儿童群体来说，照料人的类型对其饮食行为的影响尤其重要。

综上所述，儿童饮食习惯对其营养健康状况具有直接的影响，可以通过干预父母的饮食行为、营养知识等促进儿童良好饮食习惯的培养，但对于不同收入水平和父母文化程度的家庭来说，要特别注意区分干预措施。对于留守儿童来说，还要额外关注家庭亲密度、照料人的类型等问题。

第六节　对于前人文献的评述

留守儿童是在中国经济社会转型的大背景下，由于农村剩余劳动力转移至城市而难以做到举家迁移产生的特殊弱势群体。在20世纪90年代的"民工潮"中，留守儿童逐渐成为一个数量可观的群体，但是直到2004年以后，学术界才开始真正关注"留守儿童"。关于"留守儿童"的概念界定，学术界的说法不一，但其核心内涵"父母外出造成亲子分离"是确定的，只是在特定的调查背景和实证研究中，限于数据获得、数据分析等方面的限制才对父母外出、留守地点、儿童年龄等情况做出限定。概念的不统一并不阻碍我们对"留守儿童"这一群体的了解，相反，正是因为概念的不确定才使得我们对留守儿童的了解更加深入。笼统地表述"父母一方或双方外出"，对于理解留守儿童是片面的，因为父母外出的时间点、外出务工的空间距离、外出的连续时长、回家探望的频率、日常联系的频率等这些信息是非常复杂的，比如，对于进入初中的学生与刚开始上幼儿园的儿童来说，父母此时外出务工对他们的影响是不同的;儿童对父母在隔壁县城务工与父母远在千里之外工作的心理感知也不同;日常频繁联系与一年才回家亲近父母一次的相处模式对于儿童的影响也不同等。此外,留守儿童往往经历流动儿童、普通儿童等身份之间的转变,在一次调查研究中,儿童"留守"身份的界定可能并不准确,因此,概念的界定只是为调查研究提供了方便,真正理解和辨析"留守儿童"需要全面了解其未来和现在的生活经历。当然,在调查和研究中,仍需要对留守儿童做出身份的鉴定,综合各学者的研究成果,本书认为留守儿童的界定需要围绕以下三个特点:父母单方或双方外出务工且较长时期不回家探望,在农村地区由父母单方或长辈、他人来抚养,独自生活、不满十八周岁的未成年人。

儿童的身心发展关系到社会未来人力资本的形成,留守儿童作为特殊的弱势群体,在健康、教育和心理等方面面临更多的风险与挑战,更应该受到关注和重视。关于留守儿童的教育、心理、社会支持等方面的研究非常丰富,相对来说,对于留守儿童的营养健康问题关注较少。人们往往更加关注的是贫困地区、农村地区的儿童营养健康状况,而不专门针对留守儿童这一特殊群体。

关注我国留守儿童的营养健康现状,首先要明晰儿童营养健康的相关概念。一是儿童营养不良,广义的营养不良不仅包括营养摄入不足、微量元素缺乏,还包括营养结构失衡问题,前者表现为生长迟缓、低体重、消瘦、贫血等,后者主要是营养过剩导致的肥胖/超重问题;二是患病情况,包括一些客观的生病指标如腹泻、感冒等;三是自评健康和有些学者构建的较为系统的健康指标。其次,要了解并选择合适的测量方法和指标。围绕儿童营养不良的测量方法和指标主要有体格测量、膳食调查、临床监测等,判断标准有国际标准和国内标准,国际标准的样本量更大,更有权威性,适用于国与国间的比较,而国内标准更能体现国内儿童的现实情况。

大量的调查和研究表明,我国留守儿童营养健康状况普遍差于普通农村非留守儿童。与流动儿童相比,留守儿童也更容易出现营养摄入不足、生长发育迟缓等状况,但是部分流动儿童也面临超重、肥胖等营养过剩问题。留守儿童内部营养健康状况的差异主要来自地区差异、父母外出不同类型、家庭收入水平等因素。同时,这些也是影响留守儿童营养健康状况的关键因素。

影响儿童营养健康的影响因素主要包括社会因素、家庭因素、社区因素、学校因素和个人因素。具体而言,社会因素主要包括社会政策、经济发展水平、社会文化观念等,家庭因素包括家庭收入、家庭规模和结构、父母文化教育水平、家长育儿知识和理念、家长就业方式等,社区因素包括社区(村居)饮用水设施、如厕条件、交通便利性、医疗卫生资源可及性等,个人因素包括性别、年龄、民族、出生体重、饮食习惯、膳食结构等。留守儿童作为儿童群体中的一员,其营养健康状况同样受到上述三个层面因素的影响,除此之外,他们还受到父母外出务工引起的陪伴减少、照料缺失,祖辈监护人不完善的养育知识和观念等问题的影响。

父母外出务工对留守儿童营养健康状况的影响包括正反两个效应:一是父母外出务工的收入效应,家庭收入增加提高了儿童饮食的数量和质量,增加了对医疗保险或其他商品的消费,降低了儿童患病率,使儿童健康状况改善;二是时间分配效应(或者称为忽视效应、分离效应等),因父母陪伴不足、留守成员对孩子照料时间减少而对儿童健康产生了不利影响。此外,父母外出工作,增长了见识和营养知识水平,也可能对提升留守儿童营养健康水平有促进作用。监护和照顾留守儿童的留守成员往往是祖辈,这种隔代照料方式会产生一系列的问题,包括时间精力有限、营养知识不足、养育观念落后或者溺爱心理对儿童营养健康造成的负面影响。上述这些影响还因留守儿童的性别、年龄、地区等的不同而不同,各种影响因素之间的增强或抵消作用使得对留守儿童营养健康的影响效应和机制并不明确。大量学者使用微观计量经济方法对上述效应和机制进行了分析,但往往忽视了内生效应,导致因果关系识别出错,得出错误的结论。近来的研究中,学者更加重视和处理内生性问题,主要是通过倾向匹配得分、差分模型(二重差分或三重差分)或者相结合的方法,也更加注重通过稳健性检验保证实证结果的有效性和可信度。

然而,在关于留守儿童营养健康影响机制的研究中,涉及留守成员对儿童监护类型的研究较少。对留守儿童的监护可分为三种类型:隔代监护(主要指祖辈)、单亲监护(指父母其中一方)、他人监护(除祖辈和单亲之外的其他亲属和朋友)和自我监护(留守儿童独自生活)。留守儿童的关键特征就是"亲子分离",由此留守儿童不得不选择其他的监护方式。除"亲子分离"效应外,对留守儿童影响最大的应该就是日常生活中密切接触的监护者,他们对儿童的关心、照料、监督和指导直接决定了儿童的生活状态。如果监护人对儿童的照料足够完善，甚至可以抵消"亲子分离"的负面效应；反之，只会加剧留守儿童的困难处境。现有研究中，仅有少数几篇涉及祖辈照料的溺爱问题、营养知识不足问题对留守儿童的影响，未来应该多加关注留守成员对儿童营养健康的影响效应和机制。

此外，除留守儿童的家庭收入水平、父母受教育水平等家庭因素外，家庭的规模和结构对留守儿童的营养健康状况也有一定的影响。如果家庭子女较多，部分子女跟随父母迁移到城市，其他人则留守在家，这是否会导致父母资源分配不均而对留守儿童的营养健康产生负面影响？如果家庭中存在"重男轻女"的观念，留守在家的孩子能否得到公平对待，是否会有一方承担更多的家务劳动，从而在生长发育方面产生显著的差异？有学者关注到了性别偏好、同胞数量与结构对儿童营养健康水平的影响，但是还未见家庭规模与结构因素对留守儿童群体影响的相关研究。

在留守儿童的相关研究中，以负面效应居多，学者的研究假设也往往是认为留守儿童的营养健康状况处于不利地位，但是在现实情况中，我们应该考虑到不同地域之间存在的巨大差异。在东部较为发达的省份，经济条件较好，儿童的认知发展更加全面，留守儿童可能更加能够享受到父母外出务工的"收入效应"，也可能更加能体谅父母、理解父母，个人性格比较积极乐观、自强自立，那么他们或许表现出优于同伴的营养健康状况。而在中西部欠发达地区，留守儿童可能确实面临更多的挑战和风险，处于不利地位。因此，在关于留守儿童的研究中，要充分考虑社会经济、文化观念等地域属性的影响，避免陷入"留守儿童一定是弱势儿童"的陷阱。

最后，在儿童营养干预方面，还未见有大型的、专门针对留守儿童群体营养健康干预的项目，现有的一些干预项目主要是膳食营养补充、营养包补充、营养知识教育等方面，多针对贫困地区、农村地区的儿童。现金转移支付项目在国外的低收入和发展中国家中得到广泛的应用，在我国还未广泛实施，部分学者将有条件的转移支付与营养知识培训结合起来的项目干预收到了良好的效果。未来在留守儿童的营养干预方面，应该多增加对其的膳食营养补充、监护人培训等方面，还可以尝试探索针对留守儿童的现金转移支付项目，以提高监护人对留守儿童的照料水平。

第三章

农村留守儿童基本情况

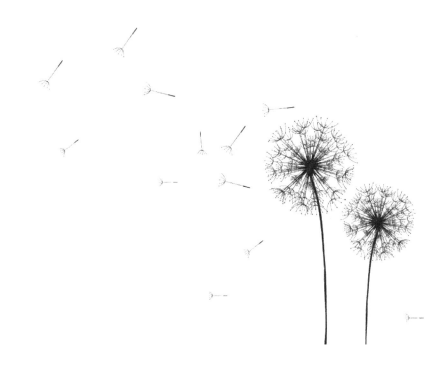

第一节 农村留守儿童的测量与规模

一、农村留守儿童的定义

本书第二章详细讨论了农村留守儿童的概念。通过严格梳理学术界的研究文献,并仔细对照政府工作报告和相关文件中对留守儿童这一概念的讨论与界定,发现不同研究论著根据研究对象和研究问题的不同,对于农村留守儿童的定义存在诸多分歧,很多关键性的界定细节也依然莫衷一是。

本书对于农村留守儿童的定义可以从以下三个方面来阐释。

首先,"农村"。

界定农村这一概念的重要性在于,我国同时存在"农村留守儿童"和"城市留守儿童"两类儿童群体,需要区分对待。农村留守儿童是指户籍所在地为农村,因其父母迁移至城市务工,而将子女留在农村并交由祖辈或其他亲友代为监护。而城市留守儿童是指户籍所在地为城市,因其父母出国留学或工作,或者被派往国内其他地区工作,而将子女留在原城市并交由祖辈或其他亲友代为监护。本书的研究对象为前者,所以需要严格界定儿童的户籍所在地以及现居住地为农村地区。

其次,"留守"。

留守这一概念相对较为复杂,学术界普遍认为留守是指父母外出,这里的外出主要目的是外出打工。随着城市化进程的发展,农村剩余劳动力逐渐迁移到城市务工已经成为不可扭转的趋势。起初主要是青壮年男性劳动力一方外出,由于受户籍制度的限制,外出男性劳动力将妻子、儿女留在农村,于是形成单亲外出型留守儿童。进一步地,随着城市化进程的深入,女性劳动力也逐渐迁移至城市务工,同样是受户籍制度以及小学入学等的限制,而将儿女留在农村生活,由祖辈监护人或其他亲友代为抚养照料,于是形成双亲外出型留守儿童。

"外出务工"以及"留守"的这一行为比较容易界定,但是关于外出的时间长度又成了学术界普遍争议的一个焦点。一年之中,父母外出多长时间,或者更准确地说几个月,是作为儿童留守与否的判断标准? 严格来讲,只要父母外出务工,不论时间长短,都可以认为其子女为留守儿童。但时间过短的外出并不会对子女营养健康或其他福祉带来严重影响,因此父母外出时间要达到一个最低的时限。多数学者对此定义模糊,常以"长期在外务工"笼统概括;另一些学者主张至少 4 个月以上或者半年以上。总的来看,时间界定不宜过短。因此,本书定义父母离家外出务工的时间至少在半年以上。当然"半年"也并非绝对标准,或 5 个月,或 7 个月,也均属正常。

最后,"儿童"。

关于儿童的定义的主要争议点在于儿童的年龄界定。《联合国儿童权利公约》对于儿童的年龄界定为 18 周岁以下。而学术界由于研究问题和研究目的的不同,也有将儿童年龄界定为 16 周岁以下,甚至 14 周岁以下。本书的研究问题围绕留守儿童的营养健康来展开,涉及儿童的身体生长发育,故认为 16 周岁以下为适宜的儿童年龄的界定标准。16 周岁以下正是儿童生长发育的高峰期,其身高体重等指标变化显著,而 16 周岁之后儿童生长发育逐渐放缓,身体指标也逐渐趋于平稳。

综上所述,本书对于农村留守儿童的定义可总结为:我国农村家庭中因其父母双方中的一方(或双方)离家外出务工半年以上,而被迫留守在农村且需要其他亲人或监护人照顾的 16 周岁以下的儿童。进一步地,根据父母双方哪一方外出务工又可将农村留守儿童区分为:父母双亲外出型留守儿童,父亲单独外出型留守儿童和母亲单独外出型留守儿童。

二、农村留守儿童的测量

正如第一章所述,本书所使用的分析数据源于 CHNS 数据库 2004 年至 2015 年的五个调查年份(2004 年、2006 年、2009 年、2011 年、2015 年),以及 CFPS 数据库 2012 年至 2018 年的四个调查年份(2012 年、2014 年、2016 年、2015 年)。根据前文对我国农村留守儿童的定义,首先将两组数据库的样本限定为农村儿童样本,即限定样本的现居住地为农村,且样本的年龄小于 16 周岁。由此,CHNS 数据库五个年份的总样本量为 7459 人,而 CFPS 数据库四个年份的总样本量为 19677 人。

在此基础上,这两个数据的调查问卷也各自包含父母外出务工及儿童留守的相关问题。CHNS数据库的相关问题为"你父亲住在家里吗"和"你母亲住在家里吗",答案皆为是与否的选择。除此之外,并没有提供更为详细的诸如"同住在家里的时长""离开家的时长"以及外出务工的其他细节等。因此,本书定义当儿童针对上述两条问题中的任意一条选择"否"时,即父母双方中的一方(或双方)不住在家里时,该儿童被视为留守儿童;相反,当儿童针对上述两条问题都选择"是"时,即父母双方都住在家里时,该儿童被视为非留守儿童。诚然,对比前面关于农村留守儿童的定义,这一界定无法准确判断父母离家外出务工的时间是否符合"半年以上"的标准,问卷问题也没有清晰阐释"不住在家里"是指一年中的多长时间,因此,有可能长于"半年",甚至完全不在家里住,也有可能短于"半年",而仅代表被调查的这段时间不在家里住。鉴于CHNS数据调查问卷的局限性,本书对于CHNS数据库中留守儿童的界定存在一定不严谨性,但由于偏差是双方向的,在大样本基础上仍然可以采用。

　　CFPS数据库的相关问题为"过去12个月与父亲同住多久"和"过去12个月与母亲同住多久",答案为"几乎全年""约11个月""8至10个月""5至7个月""2至4个月""约1个月"和"几乎没有"等七个选项。前文关于农村留守儿童的定义为父母双方中的一方(或双方)离家外出务工半年以上,而这七个选项中恰好没有"半年"或"6个月"这一选项。因此,本书定义当儿童针对上述两条问题中的任意一条选择"5至7个月""2至4个月""约1个月"和"几乎没有"这四个选项时,即父母双方中的一方(或双方)住在家里7个月以下时,也即离家外出5个月(接近半年)以上时,该儿童被视为留守儿童;相反,当儿童针对上述两条问题都选择"几乎全年""约11个月""8至10个月"这三个选项时,即父母双方都住在家里7个月以上时,也即离家外出5个月(接近半年)以下时,该儿童被视为非留守儿童。诚然,对比前文关于农村留守儿童的定义,这一界定有一个月左右的偏差,即有可能高估了留守儿童的人数。鉴于CFPS数据调查问卷的局限性,本书对于CFPS数据库中留守儿童的界定存在一定不严谨性,但由于农村留守儿童定义中关于父母离家时长本身存在一定争议,这一偏差也在可接受的范围之内。

　　可以看出,本书对于农村留守儿童的界定选取了数据库中父母双方的信息,并将二者等同视之。但是,父亲和母亲在儿童生长发育和饮食营养方面所扮演的角色以及所起的作用是截然不同的,那么,究竟是父亲外出务工还是母亲外出务工对留守儿童营养健康的影响也是不同的。因此,在留守儿童群体之中,本书又可根据父亲/母亲外出务工的状态,进一步区分双亲均外出、父亲单独外出和母亲单独外出等三种留守儿童类型。具体而言,在CHNS 数据库中,当父母双方都不住在家里时,该样本被界定为双亲外出型留守儿童;当父亲不住在家里而母亲住在家里时,该样本被界定为父亲单独外出型留守儿童;当母亲不住在家里而父亲住在家里时,该样本被界定为母亲单独外出型留守儿童。在 CFPS 数据库中,当父母双方离家外出 5 个月以上时,该样本被界定为双亲外出型留守儿童;当父亲离家外出 5 个月以上而母亲离家外出 5 个月以下时,该样本被界定为父亲单独外出型留守儿童;当母亲离家外出 5 个月以上而父亲离家外出 5 个月以下时,该样本被界定为母亲单独外出型留守儿童。

三、农村留守儿童的规模现状

根据本书上述对我国农村留守儿童的定义,结合 CHNS 数据库和CFPS 数据库的相关问题,本节内容对我国农村留守儿童的总体规模进行了测算,并进一步细分了各类留守儿童的占比情况以及全国各省份留守儿童的所占比例。

首先,CHNS 数据库通过询问"你父亲/母亲住在家里吗"来界定儿童是否留守,其中父母双方中的一方(或双方)不住在家里即被视为留守。据此,表 3-1 列出了 CHNS 数据库中农村留守儿童与非留守儿童在各调查年份的人数与所占比例。

表 3-1　CHNS 数据库留守儿童与非留守儿童占比情况

类型	2004 年	2006 年	2009 年	2011 年	2015 年
留守	317 21.22%	315 24.48%	357 27.78%	588 36.41%	277 16.07%
非留守	1177 78.78%	972 75.52%	928 72.22%	1027 63.59%	1447 83.93%
合计	1494 100.00%	1287 100.00%	1285 100.00%	1615 100.00%	1724 100.00%

由表3-1可知,总体来看,CHNS数据库所定义的农村留守儿童所占比例较小,在15%—40%之间。2004年,留守儿童所占比例为21.22%,此后不断增加,直到2011年达到36.41%。这反映了农村外出务工劳动力在逐年增加,而家中孩子因各种困难无法与父母一同迁移至城市,导致农村留守儿童比例不断上升。但2015年留守儿童所占比例又下降到16.07%,甚至低于最初的2004年。鉴于2004—2015年我国社会经济总的发展趋势没有明显转变,城市化进程也在不断加深,留守比例的突然且大幅下降有可能是2015年样本偏差所致。

在留守儿童群体之中,根据父母外出务工状态,可进一步区分双亲均外出、父亲单独外出和母亲单独外出等三种类型。据此,表3-2列出了CHNS数据库中农村留守儿童群体中各类留守儿童在各调查年份的人数与所占比例。

表3-2 CHNS数据库各类留守儿童占比情况

类型	2004年	2006年	2009年	2011年	2015年
双亲外出	113 35.65%	126 40.00%	137 38.38%	287 48.81%	138 49.82%
父亲单独外出	147 46.37%	140 44.44%	142 39.78%	226 38.44%	56 20.22%
母亲单独外出	57 17.98%	49 15.56%	78 21.85%	75 12.76%	83 29.96%
合计	317 100.00%	315 100.00%	357 100.00%	588 100.00%	277 100.00%

由表3-2可知,总体来看,CHNS数据库所定义的农村各类留守儿童的所占比例随时间经历了较大的变化。2004年,父亲单独外出的留守儿童所占比例为46.37%,为最主要群体;双亲均外出的留守儿童所占比例次之,为35.65%;母亲单独外出的留守儿童所占比例最小,为17.98%。这反映了最初农村外出务工劳动力主要以男性为主,母亲更多选择留在农村照顾孩子,较少会出现母亲外出务工而父亲留在农村照顾孩子。但随时间变化,父亲单独外出的留守儿童所占比例不断下降,至2015年下降到20.22%;双亲均外出的留守儿童所占比例不断增加,至2015年增加到

49.82%,母亲单独外出的留守儿童所占比例也在不断增加,至 2015 年增加
到 29.96%,并超过父亲单独外出的比例。这反映了随着城市化进程的不
断深入,性别差异逐渐减弱,更多农村女性选择外出务工,双亲均外出的情
况演变成为多数,甚至女性外出务工的优势增加,导致母亲外出务工而父亲
留在农村照顾孩子的比例跃居第二。

其次,CFPS 数据库通过询问"过去 12 个月与父亲/母亲同住多久"来
定义儿童是否留守,其中父母双方中的一方(或双方)不住在家里 5 个月以
上即被视为留守。据此,表 3-3 列出了 CFPS 数据库中农村留守儿童与非
留守儿童在各调查年份的人数与所占比例。

表 3-3　CFPS 数据库留守儿童与非留守儿童占比情况

类型	2012 年	2014 年	2016 年	2018 年
留守	2752 52.11%	2617 53.05%	2614 54.85%	2678 59.13%
非留守	2529 47.89%	2316 46.95%	2152 45.15%	1851 40.87%
合计	5281 100.00%	4933 100.00%	4766 100.00%	4529 100.00%

由表 3-3 可知,总体来看,CFPS 数据库所定义的农村留守儿童所占
比例较大,在 50%—60% 之间。2004 年,留守儿童所占比例为 52.11%,此
后不断增加,直到 2018 年达到 59.13%。这同样反映了随着我国城市化进
程的不断深入,农村外出务工人数也在逐年增加,导致农村留守儿童比例不
断上升。但对比表 3-1 与表 3-3 可以发现,CHNS 数据库所定义的留守
儿童所占比例明显比 CFPS 数据库所定义的留守儿童所占比例要小,主要
有以下三点原因。第一,CHNS 数据库的调查年份为 2004—2015 年,而
CFPS 数据库的调查年份为 2012—2018 年,前者较后者调查时间更早。而
随着时间的推移,留守儿童所占比例不断上升的大趋势是不变的,因此前者
比例较小。但这其中的 2015 年较为特殊,根据前述分析,2015 年有可能存
在样本偏差,导致留守儿童所占比例突然且大幅下降,因此不应拿 2015 年
数据与 CFPS 各年份数据直接进行比较。第二,CHNS 数据库的调查省份
为 12 个省、自治区、直辖市,而 CFPS 数据库的调查省份为 31 个省、自治

区、直辖市,由于不同省份社会经济发展状况不同,农村留守儿童问题也不同,因此由不同省份样本计算得出的留守儿童所占比例也无法直接比较。第三,也是最为重要的区别在于,CHNS 数据库的留守儿童是根据问卷问题"你父亲/母亲住在家里吗"来定义的,而 CHNS 数据库的留守儿童是根据问卷问题"过去 12 个月与父亲/母亲同住多久"以及"父母双方中的一方(或双方)不住在家里 5 个月以上即被视为留守"的标准来定义的。前者由于问卷问题的局限性,定义更为粗糙,而后者由于时间精确到月,定义更为准确,因此二者无法直接比较。具体而言,CHNS 数据库所定义的留守儿童所占比例较小,说明根据"你父亲/母亲住在家里吗"所作的定义更为严格,即有可能留守儿童的父亲/母亲常年(接近一整年)离家外出务工,而不是本书所建议使用的"离家外出务工半年以上"的这一标准,一定程度上低估了留守儿童所占的比例。而 CFPS 数据库所定义的留守儿童虽更为准确,但也正如前文所述,调查问卷问题选项的缘故导致这一定义在一定程度上高估了留守儿童所占的比例。鉴于目前问卷及数据质量等局限性,二者不宜进行直接比较。

在留守儿童群体之中,又可根据父亲/母亲外出务工状态,进一步区分双亲均外出、父亲单独外出和母亲单独外出等三种类型。据此,表 3-4 列出了 CFPS 数据库中农村留守儿童群体中各类留守儿童在各调查年份的人数与所占比例。

表 3-4　CFPS 数据库各类留守儿童占比情况

类型	2012 年	2014 年	2016 年	2018 年
双亲外出	1580 57.41%	1458 55.71%	1509 57.73%	1560 58.25%
父亲 单独外出	1016 36.92%	998 38.14%	959 36.69%	964 36.00%
母亲 单独外出	156 5.67%	161 6.15%	146 5.58%	154 5.75%
合计	2752 100.00%	2617 100.00%	2614 100.00%	2678 100.00%

　　由表3-4可知,总体来看,CFPS数据库所定义的农村各类留守儿童的所占比例较为固定。双亲均外出的留守儿童所占比例超过半数,为最主要群体,父亲单独外出的留守儿童所占比例次之,在35%—40%之间,而母亲单独外出的留守儿童所占比例最小,在5%—7%之间。随着时间的推移,三者的比例变化不大,均为小幅波动。这反映了在城市化进程中,农村外出务工的主要以男性为主,母亲更多选择留在农村照顾孩子,更少会出现母亲外出务工而父亲留在农村照顾孩子。

　　CHNS数据库的抽样省份各年略有变化,综合来看选取12个省、自治区、直辖市。表3-5列出了CHNS数据库中农村留守儿童与非留守儿童在这12个省、自治区、直辖市的人数与所占比例。

表3-5　CHNS数据库12个省、自治区、直辖市留守儿童与非留守儿童占比情况

省、自治区、直辖市		留守儿童	非留守儿童	合计
东部地区	北京市	28 17.61%	131 82.39%	159 100%
	上海市	13 9.77%	120 90.23%	133 100%
	江苏省	162 28.42%	408 71.58%	570 100%
	山东省	53 11.11%	424 88.89%	477 100%
东北地区	辽宁省	72 15.25%	400 84.75%	472 100%
	黑龙江省	34 7.13%	443 92.87%	477 100%
中部地区	河南省	205 21.62%	743 78.38%	948 100%
	湖北省	171 24.36%	531 75.64%	702 100%
	湖南省	251 32.47%	522 67.53%	773 100%

（续表）

省、自治区、直辖市		留守儿童	非留守儿童	合计
西部地区	广西壮族自治区	319 24.48%	984 75.52%	1303 100%
	贵州省	358 34.49%	680 65.51%	1038 100%
	重庆市	188 53.26%	165 46.74%	353 100%
合计		1854 25.04%	5551 74.96%	7405 100%

由表3-5可知，各省、自治区、直辖市农村留守儿童所占比例差异较大，波动范围在7%—55%之间。东部地区留守儿童所占比例普遍较低，除江苏省外，均在20%以下，其中黑龙江省农村儿童留守率最低，仅为7.13%。中部地区留守儿童所占比例居于中等水平，均在20%—30%之间，差异不大。西部地区留守儿童所占比例较高，均在30%以上，其中重庆市农村儿童留守率最高，高达53.26%。由此可见，我国农村留守儿童所占比例在全国范围内呈现出从东部省份到西部省份阶梯式上升分布，这与我国不同省份社会经济发展状况直接相关。东部沿海省份经济发展较为领先，农村地区较为富裕，农村外出务工人员则较少，农村留守儿童比例也因此较低；而西部内陆省份经济发展较为滞后，农村地区较为贫困，农村外出务工人员则较多，农村留守儿童比例也因此较高。

CFPS数据库的抽样省份选取31个省、自治区、直辖市，但由于部分省份农村人口样本不足，或部分省份16岁以下儿童人口样本不足，本书仅展示23个省、自治区、直辖市的留守儿童结果。表3-6列出了CFPS数据库中农村留守儿童与非留守儿童在这23个省、自治区、直辖市的人数与所占比例。

表3-6　CFPS数据库31个省、自治区、直辖市留守儿童与非留守儿童占比情况

省、自治区、直辖市		留守儿童	非留守儿童	合计
东部地区	河北省	750 56.69%	573 43.31%	1323 100%

（续表）

省、自治区、直辖市		留守儿童	非留守儿童	合计
东部地区	上海市	24 16.55%	121 83.45%	145 100%
	江苏省	57 37.25%	96 62.75%	153 100%
	浙江省	69 34.67%	130 65.33%	199 100%
	福建省	154 49.84%	155 50.16%	309 100%
	山东省	283 45.28%	342 54.72%	625 100%
	广东省	968 50.92%	933 49.08%	1901 100%
东北地区	辽宁省	409 43.28%	536 56.72%	945 100%
	吉林省	67 44.97%	82 55.03%	149 100%
	黑龙江省	52 40.94%	75 59.06%	127 100%
中部地区	山西省	449 53.39%	392 46.61%	841 100%
	安徽省	153 61.20%	97 38.80%	250 100%
	江西省	517 65.11%	277 34.89%	794 100%
	河南省	2058 64.31%	1142 35.69%	3200 100%
	湖北省	74 54.41%	62 45.59%	136 100%
	湖南省	352 70.54%	147 29.46%	499 100%

（续表）

省、自治区、直辖市		留守儿童	非留守儿童	合计
西部地区	广西壮族自治区	267 49.35%	274 50.65%	541 100%
	重庆市	138 75.82%	44 24.18%	182 100%
	四川省	476 38.20%	770 61.80%	1246 100%
	贵州省	646 59.00%	449 41.00%	1095 100%
	云南省	277 34.24%	532 65.76%	809 100%
	陕西省	255 66.06%	131 33.94%	386 100%
	甘肃省	2144 60.33%	1410 39.67%	3554 100%
合计		10639 54.81%	8770 45.19%	19409 100%

由表 3-6 可知，这里的省、自治区、直辖市农村留守儿童所占比例差异较大，波动范围在 15%—75% 之间。东部地区和东北地区留守儿童所占比例普遍较低，除河北省外，均在平均值 54.81% 以下，其中三长角三省市最低，分别仅为上海市 16.55%、江苏省 37.25% 和浙江省 34.67%。中部地区留守儿童所占比例较高，在 50%—70% 之间，其中安徽省、江西省、河南省和湖南省都达到了 60% 以上，高于其他大部分省份。西部地区留守儿童所占比例差异较大，部分省市如陕西省、甘肃省和重庆市达到了 60% 以上，高于其他大部分省份，而另一些省份如四川省、云南省等则为 40% 以下，低于其他大部分省份。由此可见，随着时间的推移，我国农村留守儿童所占比例在全国范围内的阶梯式分布发生了变化。东部沿海省份经济发展较为领先，农村留守儿童比例也依然较低；中部省份农村地区劳动力则大量迁移到城市务工，农村留守儿童比例大幅上升；而西部省份则呈现两极分化，农村地区劳动力或为大量外迁，或为留居原地，农村留守儿童比例也因此差异明显。

第二节　农村留守儿童的监护类型

上一节对我国农村留守儿童进行了界定,并结合 CHNS 数据库和 CFPS 数据库的相关问题,实证测量了我国农村留守儿童的总体规模和区域分布。本节在此基础上,进一步探究农村留守儿童的监护情况,包括监护人和监护地点等信息。因此,本节将两组数据的样本限定为全体农村留守儿童,不包括农村非留守儿童,也不再细分三种不同类型的留守儿童。

一、农村留守儿童的监护人情况

由于父亲或母亲外出,留守在家的儿童往往只能由父母一方或祖辈、其他亲属来照料。在 CHNS 数据库和 CFPS 数据库中均有关于儿童监护人的信息,在 CHNS 问卷调查中,针对 6 岁及以下儿童,通过询问"上周你是否被家里以外的人照看过",可以在一定程度上反映出留守儿童是否得到充分照料。不过,问卷对于"家里以外的人"这一概念并未清晰界定,本书认为这主要指的是家庭常住人口以外的人,例如家里以外的其他亲戚、朋友、保姆、幼儿园等等。数据统计结果如表 3－7 所示。

表 3－7　CHNS 数据库留守儿童家里以外监护人情况

家里以外监护人	2004 年	2006 年	2009 年	2011 年	2015 年
是	26 28.89%	30 22.56%	45 27.27%	72 23.15%	33 37.50%
否	64 71.11%	103 77.44%	120 72.73%	239 76.85%	55 62.50%
合计	90 100.00%	133 100.00%	165 100.00%	311 100.00%	88 100.00%

由表 3－7 可知,总体来看,上周被家里以外的人照料的留守儿童的占比较小,在 20%—40% 之间,大部分留守儿童上周未被家里以外的人照料过。这说明大部分农村留守儿童拥有常住监护人,或为孩子父母中的一方,或为祖辈父母,抑或为其他常住亲戚,这使得留守儿童的人身安全和心理健

康得到了保障。随着时间的推移,该比例也有所波动,2004—2011 年呈逐渐下降趋势,即留守儿童更多地被家庭常住亲人所照料;但 2015 年该比例突然增加至 37.5%,一方面有可能是数据抽样偏差,另一方面也有可能反映了社会结构发展过程中的核心家庭的演变。

　　在 CFPS 问卷调查中,各年关于询问儿童监护人的问题有所不同。2012 年,通过询问家长"孩子父母最近非假期的一个月,白天孩子最主要由谁照管""孩子父母最近非假期的一个月,晚上孩子最主要由谁照管"获得儿童白天和夜间主要照料人的信息。在 2014 年、2016 年和 2018 年,则直接询问"白天,孩子通常最主要由谁照管"和"晚上,孩子通常最主要由谁照管",而没有限制"孩子父母最近非假期的一个月"该条件。各年问题的答案选项均为"托儿所/幼儿园"、"孩子的爷爷/奶奶"、"孩子的外公/外婆"、"孩子的爸爸"、"孩子的妈妈"、"保姆"、"自己照顾自己"(该选项只针对 12 岁及以上儿童)、"其他"。数据统计结果如表 3-8 所示。

表 3-8　CFPS 数据库留守儿童监护人情况

	日间监护人				夜间监护人			
	2012 年	2014 年	2016 年	2018 年	2012 年	2014 年	2016 年	2018 年
托儿所/幼儿园	118 4.29%	156 5.96%	182 6.96%	118 4.41%	8 0.29%	16 0.61%	19 0.73%	9 0.34%
孩子爷爷/奶奶	902 32.78%	911 34.82%	854 32.67%	970 36.22%	932 33.87%	927 35.44%	939 35.92%	998 37.28%
孩子外公/外婆	81 2.94%	78 2.98%	73 2.79%	65 2.43%	86 3.13%	80 3.06%	80 3.06%	70 2.61%
孩子爸爸	56 2.03%	69 2.64%	51 1.95%	51 1.90%	77 2.80%	86 3.29%	80 3.06%	73 2.73%
孩子妈妈	862 31.32%	778 29.74%	839 32.10%	844 31.52%	995 36.16%	941 35.97%	1010 38.64%	1018 38.03%
保姆	0 0.00%	1 0.04%	0 0.00%	0 0.00%	0 0.00%	0 0.00%	0 0.00%	0 0.00%
自己照顾自己	471 17.11%	419 16.02%	364 13.93%	510 19.04%	456 16.57%	416 15.90%	341 13.05%	427 15.95%

(续表)

	日间监护人				夜间监护人			
	2012年	2014年	2016年	2018年	2012年	2014年	2016年	2018年
其他	262 9.52%	204 7.80%	251 9.60%	120 4.48%	198 7.19%	150 5.73%	145 5.55%	82 3.06%
合计	2752 100.00%	2616 100.00%	2614 100.00%	2678 100.00%	2752 100.00%	2616 100.00%	2614 100.00%	2677 100.00%

由表3-8可知,总体来看,大部分农村留守儿童由爷爷奶奶和妈妈来照料,这一比例高达60%—70%。具体而言,在白天,由爷爷奶奶照料的留守儿童比重略高于由妈妈照料的留守儿童;而在晚上,由妈妈照料的留守儿童的比重则略高于由爷爷奶奶照料的留守儿童。除了爷爷奶奶和妈妈,留守儿童自己照顾自己的比重也较高,在10%—20%之间。而由孩子的外公外婆或爸爸来照料的留守儿童比重相对较低。这与我国的社会传统是一致的,通常来说,母亲承担了更多照料子女的责任,而爷爷奶奶(外公外婆)更多照料自己的孙子/孙女,而非自己的外孙子/孙女。由托儿所/幼儿园和保姆照料的留守儿童的比重最低,一般来说农村家庭很少将儿童托付给托儿所/幼儿园,让他们作为孩子的主要监护人。限于经济条件,更是很少有农村家庭雇佣保姆来照料子女。

二、农村留守儿童的监护地点情况

在CHNS问卷调查中,针对6岁及以下儿童,通过询问"在哪里被照看"来获得儿童监护地点的信息,其答案选项包括:"在自己家里""在爷爷奶奶家里""在外公外婆家里""在其他亲戚家""在邻居家""在居委会或私人办的托儿所""在国家办的公共托儿所""在单位托儿所""在小学的附设学前班""在幼儿园""其他"。根据问卷的上一个问题,该问题"在哪里被照看"仅针对"上周被家里以外的人照看过"的情况来提问的,故在这里的监护地点是指上周被家里以外的人照看时所处的地点。数据统计结果如表3-9所示。

表 3 - 9　CHNS 数据库留守儿童监护地点情况

监护地点	2004 年	2006 年	2009 年	2011 年	2015 年
在自己家里	8 22.86%	13 34.21%	7 12.96%	17 17.71%	13 17.11%
在爷爷奶奶家里	7 20.00%	7 18.42%	9 16.67%	18 18.75%	14 18.42%
在外公外婆家里	2 5.71%	3 7.89%	4 7.41%	8 8.33%	6 7.89%
在其他亲戚家	3 8.57%	0 0.00%	3 5.56%	1 1.04%	0 0.00%
在邻居家	3 8.57%	3 7.89%	1 1.85%	3 3.13%	1 1.32%
在居委会或私人办的托儿所	0 0.00%	4 10.53%	8 14.81%	5 5.21%	16 21.05%
在国家办的公共托儿所	0 0.00%	0 0.00%	1 1.85%	3 3.13%	4 5.26%
在单位托儿所	0 0.00%	0 0.00%	0 0.00%	0 0.00%	0 0.00%
在小学的附设学前班	0 0.00%	4 10.53%	6 11.11%	1 1.04%	0 0.00%
在幼儿园	11 31.43%	4 10.53%	14 25.93%	40 41.67%	21 27.63%
其他	1 2.86%	0 0.00%	1 1.85%	0 0.00%	1 1.32%
合计	35 100.00%	38 100.00%	54 100.00%	96 100.00%	76 100.00%

　　由表 3-9 可知,总体来看,监护地点为自己家里、爷爷奶奶家里和幼儿园的留守儿童占比最高,其次是在居委会或私人办的托儿所。这是因为当父母一方外出时,孩子仍然居住在自己家里,即使被外人照看,其监护地点也多数是在自己家里。而当父母双方均外出时,爷爷奶奶相较于外公外婆则承担了更多照料儿童的责任。同时适龄儿童一般也会被送往托儿所和幼儿园,因此,被外人照料时也有很大比重是在各类托儿所和幼儿园。

　　在 CFPS 问卷调查中,关于儿童的日常居住场所是通过询问"孩子最主要住在哪里?"获得的。在2012年问卷中,相关问题是"孩子父母最近非假期的1个月,孩子最主要住在哪里",答案选项包括:"家里""学校宿舍""亲友家里""幼儿园/托儿所""其他"。在2014年、2016年和2018年的问卷中,问题是"一般情况下,孩子最主要住在哪里",这和2012年问卷的问题有所不同,在这里强调"一般情况下",而非限制"孩子父母最近非假期的1个月"。其中,2014年的答案选项与2012年相同,但在2016年和2018年的问卷中,答案选项仅保留了"家里""学校""其他"三个选项。数据统计结果如表3-10所示。

表3-10　CFPS数据库留守儿童监护地点情况

监护地点	2012年	2014年	2016年	2018年
家里	2150 78.13%	2037 77.84%	1900 72.69%	2019 75.39%
学校宿舍	419 15.23%	458 17.50%	665 25.44%	626 23.38%
亲友家里	51 1.85%	44 1.68%	/	/
幼儿园/托儿所	11 0.40%	21 0.80%	/	/
其他	121 4.40%	57 2.18%	49 1.87%	33 1.23%
合计	2752 100.00%	2617 100.00%	2614 100.00%	2678 100.00%

由表3-10可知,总体来看,大部分留守儿童通常是住在自己家里,其次是住在学校宿舍,而住在其他亲友家里和幼儿园/托儿所里的比重则微乎其微,这与CHNS数据结果相似。而随着时间的变化,住在学校宿舍的留守儿童的比例不断增加,这一方面说明了留守儿童生活的独立,另一方面更说明了我国农村寄宿学校的迅速发展为留守儿童提供了生活和住宿保障。

第三节　农村留守儿童的个人特征

本节依旧以两组数据的全体农村留守儿童为研究样本,进一步描绘农村留守儿童的个人特征,包括性别、年龄以及学校年级等基本人口学信息。

一、农村留守儿童的性别分布特征

作为调查问卷的基本人口学问题,CHNS 数据库和 CFPS 数据库均提供了样本的性别信息。通过对农村留守儿童的性别分布特征进行统计分析,表 3-11 列出了 2004—2015 年 CHNS 数据库中留守儿童的男女人数及所占比例,而表 3-12 则列出了 2012 年至 2018 年 CFPS 数据库中留守儿童的男女人数及所占比例。

表 3-11　CHNS 数据库留守儿童的性别分布

性别	2004 年	2006 年	2009 年	2011 年	2015 年
男	167 52.68%	167 53.02%	188 52.66%	319 54.25%	151 54.51%
女	150 47.32%	148 46.98%	169 47.34%	269 45.75%	126 45.49%
合计	317 100%	315 100%	357 100%	588 100%	277 100%

由表 3-11 可知,总体来看,CHNS 数据库中各个年份留守男童比例均高于留守女童。这一方面源自全体样本的男女性别比,在对 CHNS 数据库各年份儿童(16 岁以下)抽样样本的男女性别比例分析得到,抽样样本中男童比例均高于女童,因此,各年份留守儿童样本中留守男童比例偏高的原因可能部分来自总体抽样样本的非均衡性别比。另一方面,农村留守儿童中男童更令父母放心,自理能力和身心健康也强于女童,父母更倾向于外出务工。而且,随着时间的变化,这一男女性别比也在不断增加。

表 3-12　CFPS 数据库留守儿童的性别分布

性别	2012 年	2014 年	2016 年	2018 年
男	1464 53.20%	1407 53.76%	1392 53.25%	1393 52.02%
女	1288 46.80%	1210 46.24%	1222 46.75%	1285 47.98%
合计	2752 100%	2617 100%	2614 100%	2678 100%

由表 3-12 可知,总体来看,CFPS 数据库中各个年份留守男童比例也均高于留守女童。留守儿童中男童占比偏高这一特征与 CHNS 中的统计结果一致,同样可能是部分由于原始总体抽样样本中男童比例本就高于女童,同时男童的父母更放心于外出务工。不过,随着时间的变化,这一男女性别比却在不断降低。

二、农村留守儿童的年龄分布特征

留守儿童的年龄信息也是作为界定留守儿童的重要指标之一,限定为16 周岁以下。CHNS 数据库和 CFPS 数据库均提供了样本的年龄信息。通过对农村留守儿童的年龄分布特征进行统计分析,表 3-13 列出了 2004年至 2015 年 CHNS 数据库中留守儿童的各年龄段的人数及所占比例,而表 3-14 则列出了 2012 年至 2018 年 CFPS 数据库中留守儿童的各年龄段的人数及所占比例。

表 3-13　CHNS 数据库留守儿童年龄分布

年龄	2004 年	2006 年	2009 年	2011 年	2015 年
0	13 4.10%	7 2.22%	11 3.08%	26 4.42%	3 1.08%
1	18 5.68%	19 6.03%	23 6.44%	50 8.50%	13 4.69%
2	15 4.73%	21 6.67%	28 7.84%	46 7.82%	18 6.50%

(续表)

年龄	2004 年	2006 年	2009 年	2011 年	2015 年
3	18 5.68%	22 6.98%	23 6.44%	59 10.03%	19 6.86%
4	13 4.10%	22 6.98%	24 6.72%	52 8.84%	21 7.58%
5	16 5.05%	25 7.94%	31 8.68%	44 7.48%	15 5.42%
6	19 5.99%	22 6.98%	25 7.00%	40 6.80%	25 9.03%
7	26 8.20%	18 5.71%	25 7.00%	42 7.14%	31 11.19%
8	22 6.94%	21 6.67%	22 6.16%	32 5.44%	30 10.83%
9	23 7.26%	25 7.94%	23 6.44%	38 6.46%	14 5.05%
10	15 4.73%	25 7.94%	17 4.76%	40 6.80%	22 7.94%
11	24 7.57%	21 6.67%	21 5.88%	35 5.95%	21 7.58%
12	29 9.15%	21 6.67%	21 5.88%	22 3.74%	11 3.97%
13	26 8.20%	21 6.67%	22 6.16%	25 4.25%	17 6.14%
14	24 7.57%	11 3.49%	27 7.56%	22 3.74%	10 3.61%
15	16 5.05%	14 4.44%	14 3.92%	15 2.55%	7 2.53%
合计	317 100%	315 100%	357 100%	588 100%	277 100%

　　由表 3-13 可知,总体来看,农村留守儿童在各个年龄段的分布并不平均,其中,各年份的新出生儿童,即 0 岁儿童的留守比例最低,这反映了新生儿需要养育照顾的现实。1 岁之后,儿童留守率逐渐增高,可分为 1—6 岁

(学龄前)和7—15岁(学龄)两个年龄阶段来看。2004年,学龄前儿童的平均留守率低于学龄儿童;但从2006年开始,两阶段儿童的平均留守率相仿,且留守儿童的年龄层逐渐低龄化,2006年和2009年留守率最高的儿童年龄为5岁,而2011年留守率最高的儿童年龄仅为3岁。至2015年留守儿童的年龄层又逐渐上升,学龄前儿童的平均留守率又再次低于学龄儿童,最高值出现在7岁,即孩子刚刚入学。

表 3 - 14　CFPS 数据库留守儿童年龄分布

年龄	2012 年	2014 年	2016 年	2018 年
0	123 4.47%	133 5.08%	142 5.43%	122 4.56%
1	185 6.72%	142 5.43%	167 6.39%	154 5.75%
2	173 6.29%	191 7.30%	169 6.47%	152 5.68%
3	219 7.96%	184 7.03%	199 7.61%	176 6.57%
4	198 7.19%	159 6.08%	205 7.84%	170 6.35%
5	154 5.60%	202 7.72%	169 6.47%	163 6.09%
6	185 6.72%	178 6.80%	176 6.73%	186 6.95%
7	172 6.25%	153 5.85%	204 7.80%	182 6.80%
8	182 6.61%	169 6.46%	156 5.97%	190 7.09%
9	139 5.05%	138 5.27%	144 5.51%	188 7.02%
10	159 5.78%	161 6.15%	132 5.05%	161 6.01%
11	156 5.67%	138 5.27%	153 5.85%	152 5.68%

(续表)

年龄	2012 年	2014 年	2016 年	2018 年
12	136 4.94%	157 6.00%	147 5.62%	154 5.75%
13	186 6.76%	166 6.34%	140 5.36%	161 6.01%
14	183 6.65%	169 6.46%	152 5.81%	189 7.06%
15	202 7.34%	177 6.76%	159 6.08%	178 6.65%
合计	2752 100%	2617 100%	2614 100%	2678 100%

由表 3-14 可知,与 CHNS 数据库的统计结果相似,留守儿童在各个年龄段的分布并不平均,仍然是各年份的新出生儿童,即 0 岁儿童的留守比例最低。学龄前儿童与学龄儿童的平均留守率总体相仿,且留守儿童的低龄化明显。2012 年、2014 年、2016 年、2018 年各年份留守率最高的儿童年龄分别为 3 岁、5 岁、4 岁和 8 岁。

三、农村留守儿童的年级分布特征

留守儿童的年级分布特征主要针对已经上学的在校留守儿童,与分析年龄分布特征不同,年级的分布特征更侧重于描述不同教育阶段的留守儿童现状,且由于存在留级、早上学、晚上学、跳级等各种因素,使得留守儿童的年龄分布与年级分布并不一致。

在 CHNS 调查问卷中,针对 6 岁以上学龄儿童询问"你在正规学校里受过几年正规教育",之后再询问"你目前是否在上学",故本书首先根据对第二个问题的回答筛选出目前正在上学的 6 岁以上儿童,再对第一个问题的回答进行统计,所得结果可认为是目前在校儿童所处的年级。经过合并小学、初中和高中等年级的数据,统计结果如表 3-15 所示。

表 3 - 15　CHNS 数据库留守儿童各年级分布

年级	2004 年	2006 年	2009 年	2011 年	2015 年
小学	128 64.97%	133 76.86%	120 64.52%	200 76.34%	117 78.51%
初中	66 33.51%	39 22.54%	65 34.94%	60 22.90%	30 20.13%
高中/中专	3 1.52%	1 0.58%	1 0.01%	2 0.76%	2 1.34%
合计	197 100.00%	173 100.00%	186 100.00%	262 100.00%	149 100.00%

由表 3 - 15 结果可知,总体来看,处于小学阶段的留守儿童占比最高,其次是处于初中阶段,而高中/中专年级的留守儿童几乎可忽略不计。这主要是由于小学阶段学龄儿童为 7—12 岁,而初中阶段为 13—15 岁,从年龄数上来看,小学阶段学龄儿童人数应为初中阶段学龄儿童的两倍;而高中/中专阶段为 15 岁以上,本不在本书的儿童研究样本之中,但也存在早上学或跳级的个别案例。2004 年小学阶段留守儿童的人数约为初中阶段留过儿童的两倍,此后,该比例不断上升,至 2015 年,两阶段的人数比达到了 3.9 倍,这也同样反映了留守儿童的低龄化、低年级化的趋势。

在 CFPS 问卷调查中,10 岁以下儿童的部分信息由家长代答,使用家长代答问卷,而 10—15 岁少儿则使用少儿自答问卷。因此,关于 0—15 岁儿童上学年级的变量来自家长的代答,通过询问“现在上哪个阶段”,获得儿童目前(若处在假期,则上学期所处阶段)的上学阶段。2012—2018 年 CFPS 问卷的相关答案选项包括:“托儿所”“幼儿园/学前班”“小学”“初中”“高中/中专/技校/职高”“大专”“大学本科”“硕士”“博士”。数据统计结果如表 3 - 16 所示。

表 3 - 16　CFPS 数据库留守儿童各年级分布

年级	2012 年	2014 年	2016 年	2018 年
托儿所	30 1.57%	34 1.81%	9 0.49%	12 0.59%

（续表）

年级	2012 年	2014 年	2016 年	2018 年
幼儿园/学前班	426 22.35%	479 25.48%	553 30.04%	564 27.73%
小学	1022 53.62%	940 50.00%	924 50.19%	1024 50.34%
初中	396 20.78%	405 21.54%	347 18.85%	417 20.50%
高中/中专/技校/职高	31 1.63%	22 1.17%	8 0.43%	17 0.84%
大专	1 0.05%	0 0.00%	0 0.00%	0 0.00%
合计	1906 100.00%	1880 100.00%	1841 100.00%	2034 100.00%

由表 3-16 可知，与 CHNS 的调查问卷不同，这里的留守儿童样本年龄在 0—15 岁，而不是 CHNS 问卷中只针对 6 岁以上儿童询问受教育年限，因此有相当一部分留守儿童处于托儿所和幼儿园/学前班阶段。总体来看，处于小学阶段的留守儿童占比最大，处于幼儿园/学前班的留守儿童占比次之，处于初中阶段的留守儿童占比再次，而初中以上年级的留守儿童人数几乎可忽略不计。这同样与各阶段年级本身样本数量的多寡有关，小学阶段包含 6 年的儿童样本、幼儿园/学前班 3—4 年、初中阶段 3年，而初中以上年级不在本书的儿童研究样本之中，属于早上学或跳级的个别案例。

第四节　农村留守儿童的父母特征

本节继续沿用 CHNS 和 CFPS 两组数据库中的农村留守儿童作为研究样本，并通过儿童父母的数字 ID 匹配到留守儿童的父母特征，包括父母的身高体重指标、身体健康指标以及教育背景等基本信息。

一、农村留守儿童父母的身高体重指标

人的身高体重和身体形态除了与后天的饮食、运动相关外,还在一定程度上受先天遗传因素的影响。因此,要想了解留守儿童的生长发育情况,有必要关注他们父母的一些体格测量指标,比如身高、体重、BMI 指数等。

在 CHNS 数据库中,通过留守儿童父母的数字 ID 匹配到其父母的身高、体重等指标,并根据所有儿童父母的身高、体重的分布形态,将身高、体重分为三个档次,分别是较矮、中等身高、较高,和较轻、中等体重、较重。数据统计结果如表 3 - 17 和表 3 - 18 所示。

表 3 - 17　CHNS 数据库留守儿童父母身高情况

		2004 年	2006 年	2009 年	2011 年	2015 年
父亲身高	较矮	18 33.96%	9 25.00%	17 24.64%	19 27.14%	7 17.50%
	中等身高	21 39.62%	19 52.78%	34 49.28%	43 61.43%	14 35.00%
	较高	14 26.42%	8 22.22%	18 26.09%	8 11.43%	19 47.50%
	合计	53 100.00%	36 100.00%	69 100.00%	70 100.00%	40 100.00%
母亲身高	较矮	25 18.66%	36 27.07%	22 16.67%	43 19.63%	10 23.81%
	中等身高	70 52.24%	62 46.62%	54 40.91%	106 48.40%	17 40.48%
	较高	39 29.10%	35 26.32%	56 42.42%	70 31.96%	15 35.71%
	合计	134 100.00%	133 100.00%	132 100.00%	219 100.00%	42 100.00%

由表 3 - 17 可知,总体来看,中等身高的留守儿童父母所占比重最大,尤其是母亲为身高中等的所占比重为 40%—50%,较为稳定,而父亲为身高中等的所占比重波动较大,在 35%—60% 之间。父母较高或较矮的所占比重在每年的情况并不一致,在 2004 年、2006 年和 2011 年,留守儿童父亲

较矮的占比高于父亲较高的占比,其他年份中则是父亲较高的占比更大;从母亲的身高分布来看,大多数时候留守儿童母亲较高的占比高于母亲较矮的占比。因此,可以发现绝大多数留守儿童父亲和母亲的身高属于中等水平,其中父亲身高通常中等偏矮,而母亲身高则通常中等偏高。

表 3 - 18　CHNS 数据库留守儿童父母体重情况

		2004 年	2006 年	2009 年	2011 年	2015 年
父亲体重	较轻	20 37.74%	13 36.11%	21 30.43%	28 40.00%	5 12.50%
	中等体重	23 43.40%	18 50.00%	29 42.03%	31 44.29%	20 50.00%
	较重	10 18.87%	5 13.89%	19 27.54%	11 15.71%	15 37.50%
	合计	53 100.00%	36 100.00%	69 100.00%	70 100.00%	40 100.00%
母亲体重	较轻	22 16.54%	24 18.18%	21 15.91%	28 12.79%	8 19.05%
	中等体重	79 59.40%	88 66.67%	72 54.55%	118 53.88%	15 35.71%
	较重	32 24.06%	20 15.15%	39 29.55%	73 33.33%	19 45.24%
	合计	133 100.00%	132 100.00%	132 100.00%	219 100.00%	42 100.00%

由表 3 - 18 可知,除 2015 年外,绝大多数留守儿童的父亲或母亲是中等体重,而在 2015 年,留守儿童母亲体重较重的占比则是最大的,超过45%。此外,除 2015 年外,留守儿童父亲体重较轻的占比均超过父亲体重较重的占比,而除 2006 年外,母亲较轻的占比则相对较小。总体来看,父亲或母亲体重为中等的比重最高,同时,更多的留守儿童的父亲体重属于中等偏轻,而母亲体重则属于中等偏重,这一结论与父母身高一致,因为体重在一定程度上与身高成正比。整体来说,父亲相对偏矮偏轻,而母亲相对偏高偏重。

此外,从表 3 - 17 和表 3 - 18 所示的样本量来看,涉及母亲身高和体重的留守儿童样本量要多于父亲,这可能是因为通常父亲外出务工的情况要多于母亲外出务工,因此父亲外出的留守儿童占比相对更高,导致在调查时,更多留守儿童的父亲的数据不可得,而在家的母亲的数据相对较多。

在CFPS数据库中,同样可以将少儿库中父母的数字ID与成人库中的数字ID相匹配,获得留守儿童父母的身高和体重指标。在2012年、2014年和2016年,少儿库中给出了儿童父母的数字ID,可以直接与成人库数字ID匹配,但是在2018年数据库中,没有给出父母数字ID,只有为少儿代答问题的代答家长的数字ID,这些代答家长可能是儿童的父亲或母亲,也可能是祖辈监护人或其他亲戚朋友,因此2018年数据的分析只给出了代答家长的情况,而没有区分父亲或母亲。与对CHNS数据的处理方法和分档标准一样,将父母的身高、体重分为三档,统计结果如表3-19和表3-20所示。

表3-19　CFPS数据库留守儿童父母身高情况

		2012年	2014年	2016年	2018年
父亲身高 (2018年为代答 家长身高)	较矮	178 10.97%	167 10.27%	11 5.85%	441 17.95%
	中等身高	532 32.78%	507 31.18%	35 18.62%	812 33.05%
	较高	913 56.25%	952 58.55%	142 75.53%	1204 49.00%
	合计	1623 100.00%	1626 100.00%	188 100.00%	2457 100.00%
母亲身高	较矮	211 12.35%	160 9.22%	20 7.35%	
	中等身高	602 35.25%	595 34.27%	104 38.24%	
	较高	895 52.40%	981 56.51%	148 54.41%	
	合计	1708 100.00%	1736 100.00%	272 100.00%	

由表3-19可知,无论是父亲、母亲还是代答家长,在与CHNS一样的分档标准下,父亲、母亲和代答家长的身高较高的占比最大,其次是中等身高,最后是身高较矮的占比最小。之所以与CHNS数据结果存在显著差异,可能与二者调查的目标省份不同有关,CHNS调查面向的省份较少,而CFPS调查具有较高的全国代表性,在全国抽样的省份更多。由于气候和生活习惯差异,不同地域的平均身高有较大差异,从而导致CHNS数据的统计结果中大多数留守儿童父母为中等身高,而在相同的标准下,CFPS数据的统计结果则为留守儿童父母的身高普遍较高。另外,2018年代答家长的身高较此前父母的身高普遍偏矮,可能是由于代答家长中包含祖辈监护人。

表3-20 CFPS数据库留守儿童父母体重情况

		2012年	2014年	2016年	2018年
父亲体重 (2018年为 代答家长体重)	较轻	175 10.73%	149 9.15%	130 7.30%	367 14.70%
	中等体重	919 56.35%	829 50.89%	822 46.13%	1143 45.79%
	较重	537 32.92%	651 39.96%	830 46.58%	986 39.50%
	合计	1631 100.00%	1629 100.00%	1782 100.00%	2496 100.00%
母亲体重	较轻	362 20.51%	236 13.33%	247 13.40%	
	中等体重	834 47.25%	820 46.30%	796 43.19%	
	较重	569 32.24%	715 40.37%	800 43.41%	
	合计	1765 100.00%	1771 100.00%	1843 100.00%	

表3-20汇报了留守儿童父母和代答家长的体重情况,可以发现大多数留守儿童家长的体重为中等,这与CHNS的统计结果一致,均显示父母体重中等的占比最高。不同之处在于,在CFPS的调查中,留守儿童父母体

重较重的占比相较 CHNS 中父母体重较重的占比来说更高,这与 CFPS 调查中留守儿童父母身高偏高的结果一致,因为体重在一定程度上与身高成正比。整体来说,CFPS 的调查结果显示留守儿童的父母或代答家长的身高偏高、体重偏重。另外,2018 年代答家长的体重较此前尤其是父亲的体重普遍偏轻,可能是由于代答家长中包含祖辈监护人。

最后,根据留守儿童父母和代答家长的身高、体重指标,还可以计算身体质量指数(BMI)以衡量其身体形态,计算公式为 BMI=体重(kg)/身高(m)^2,即相对身高而言,体重是偏重、正常还是偏轻。定义 BMI 在 18.5—23.9 之间为正常范围,低于 18.5 为低 BMI,高于 23.9 为高 BMI,数据统计结果如表 3-21 所示。

表 3-21　CFPS 数据库留守儿童父母 BMI 指数情况

		2012 年	2014 年	2016 年	2018 年
父亲 BMI (2018 年为代答家长 BMI)	低 BMI	84 5.18%	74 4.56%	4 2.13%	184 7.50%
	正常范围	1222 75.39%	1155 71.16%	140 74.47%	1642 66.94%
	高 BMI	315 19.43%	394 24.28%	44 23.40%	627 25.56%
	合计	1621 100.00%	1623 100.00%	188 100.00%	2453 100.00%
母亲 BMI	低 BMI	228 13.53%	160 9.25%	34 12.50%	
	正常范围	1203 71.39%	1212 70.06%	196 72.06%	
	高 BMI	254 15.07%	358 20.69%	42 15.44%	
	合计	1685 100.00%	1730 100.00%	272 100.00%	

由表 3-21 可知,大多数留守儿童的父亲、母亲或代答家长的 BMI 处于正常范围,占比 70% 左右。留守儿童父亲 BMI 偏高的比例在 20%—25% 之间,与之相对应地,父亲 BMI 偏低的比例却低于 10%;而留守儿童

母亲 BMI 偏高的比例为 15%—20%，母亲 BMI 偏低的比例却低于 15%。因此，总体来看，父母和代答家长 BMI 处于正常范围的留守儿童占比最大，高于正常范围的占比次之，而低于正常范围的占比最小。

二、农村留守儿童父母的身体健康情况

父母的健康状况在一定程度上也会影响孩子的身体健康。一方面，父母体质较弱、健康状况较差可能在基因上就易导致孩子的体质比较弱；另一方面，父母身体健康状况较差，也会削减家庭的经济收入，且增大了医疗等方面的支出，从而损害儿童的生活质量、增加其家务负担等，不利于其营养健康。

在 CFPS 调查中，涉及父母身体健康的指标包括父母的自评健康，分为五个档次："非常健康""很健康""比较健康""一般"和"不健康"；通过询问"过去两周身体是否不适"，判断父母的近期健康情况；通过询问"过去一年是否因病住院"，衡量其长期健康情况。表 3-22 至表 3-24 分别汇报了留守儿童父母身体各项健康指标的情况。

表 3-22　CFPS 数据库留守儿童父母自评健康

		2012 年	2014 年	2016 年	2018 年
父亲自评健康（2018 年为代答家长健康情况）	非常健康	351 16.48%	432 21.34%	448 21.54%	426 17.02%
	很健康	550 25.82%	570 28.16%	531 25.53%	368 14.70%
	比较健康	694 32.58%	601 29.69%	715 34.38%	922 36.84%
	一般	354 16.62%	276 13.64%	254 12.21%	359 14.34%
	不健康	181 8.50%	145 7.16%	132 6.35%	428 17.10%
	合计	2130 100.00%	2024 100.00%	2080 100.00%	2503 100.00%

(续表)

		2012 年	2014 年	2016 年	2018 年
母亲自评健康	非常健康	235 10.87%	358 17.52%	307 14.85%	
	很健康	512 23.69%	476 23.30%	445 21.52%	
	比较健康	695 32.16%	677 33.14%	734 35.49%	
	一般	394 18.23%	309 15.12%	366 17.70%	
	不健康	325 15.04%	223 10.92%	216 10.44%	
	合计	2161 100.00%	2043 100.00%	2068 100.00%	

由表 3-22 可知，总的来看，留守儿童父母自评健康结论为比较健康的占比最大，而不健康的占比最小。比较父亲和母亲的自评健康状况，发现母亲自评为一般和不健康的占比要高于父亲；相反，母亲自评为很健康和非常健康的占比则低于父亲。而在 2018 年，可以发现留守儿童代答家长自评健康状况为不健康的占比均要高于以往年份中父亲或母亲自评不健康的占比，而自评为很健康和非常健康的占比则比较小，这可能是因为这些代答家长中会有相当一部分人是留守儿童的祖辈照料人，他们年纪更大，因此身体健康状况自然要差一些。总体来看，绝大多数留守儿童的父母自评健康结论为比较健康及以上，父亲总体自评健康程度要好于母亲，同时更好于 2018 年的代答家长。

表 3-23　CFPS 数据库留守儿童父母近期健康情况

		2012 年	2014 年	2016 年	2018 年
父亲过去两周身体是否不适（2018 年为代答家长身体情况）	是	277 19.62%	276 20.13%	327 18.34%	804 32.38%
	否	1135 80.38%	1095 79.87%	1456 81.66%	1679 67.62%
	合计	1412 100.00%	1371 100.00%	1783 100.00%	2483 100.00%

（续表）

		2012 年	2014 年	2016 年	2018 年
母亲过去两周身体是否不适	是	529 30.67%	470 28.55%	482 26.12%	
	否	1196 69.33%	1176 71.45%	1363 73.88%	
	合计	1725 100.00%	1646 100.00%	1845 100.00%	

由表 3-23 可知,绝大多数留守儿童的父亲或母亲在过去两周身体没有出现不适状况,其中,母亲在过去两周身体不适的占比要高于父亲身体不适的占比,这和表 3-22 的结果有相通之处,即相对于父亲,留守儿童的母亲的身体健康状况要差一些。同时,分析 2018 年代答家长的身体健康状况,可以发现,他们在过去两周身体不适的比例高于以往年份父亲或母亲,超过 30%,这同样可能是因为这些代答家长中会有一些照料留守儿童的祖辈监护人,他们的身体健康状况更差。

表 3-24　CFPS 数据库留守儿童父母长期健康情况

		2012 年	2014 年	2016 年	2018 年
父亲过去一年是否因病住院（2018 年为代答家长住院情况）	是	60 4.25%	87 6.35%	99 5.55%	340 13.58%
	否	1352 95.75%	1284 93.65%	1684 94.45%	2163 86.42%
	合计	1412 100.00%	1371 100.00%	1783 100.00%	2503 100.00%
母亲过去一年是否因病住院	是	188 10.90%	190 11.54%	161 8.73%	
	否	1537 89.10%	1456 88.46%	1684 91.27%	
	合计	1725 100.00%	1646 100.00%	1845 100.00%	

由表 3-24 可知,与表 3-23 的结果类似,从父母或代答家长的长期健康状况来看,留守儿童的父亲或母亲在过去一年中因病住院的占比很小,但

是母亲住院的占比要高于父亲住院的占比,这表明更多留守儿童母亲的长期身体健康状况要差于其父亲。相较于留守儿童的父亲或母亲,在 2018 年的数据中,留守儿童代答家长在过去一年中因病住院的比例有所提高,这表明这些代答家长包括祖辈监护人,他们的长期身体健康状况要差于留守儿童的父亲或母亲。

三、农村留守儿童父母的受教育程度

父母的教育背景在一定程度上也会影响孩子的营养健康。一方面,高学历的父母具有更多的营养健康知识,更懂得如何搭配孩子的膳食,这有助于孩子的生长发育;另一方面,高学历的父母自身行为习惯更为良好和自律,较少有不健康的饮食偏好,这样言传身教也有助于儿童的饮食习惯,促进其营养健康。

在 CHNS 调查问卷中,将父母的学历分为:"无学历""小学毕业""初中毕业""高中毕业""中等技术学校、职业学校毕业""大专或大学毕业"和"硕士及以上毕业",根据样本统计结果,在农村留守儿童的父母中,不存在硕士及以上毕业的样本,因此表格中未报告,具体统计结果如表 3 - 25 所示。

表 3 - 25　CHNS 数据库留守儿童父母受教育程度

		2004 年	2006 年	2009 年	2011 年	2015 年
父亲学历	无学历	1 1.85%	3 7.14%	11 14.86%	11 15.49%	0 0.00%
	小学毕业	11 20.37%	2 4.76%	14 18.92%	19 26.76%	5 11.36%
	初中毕业	34 62.96%	31 73.81%	38 51.35%	36 50.70%	26 59.09%
	高中毕业	5 9.26%	4 9.52%	5 6.76%	4 5.63%	9 20.45%
	中等技术学校、职业学校毕业	2 3.70%	1 2.38%	2 2.70%	1 1.41%	2 4.55%
	大专或大学毕业	1 1.85%	1 2.38%	4 5.41%	0 0.00%	2 4.55%
	合计	54 100.00%	42 100.00%	74 100.00%	71 100.00%	44 100.00%

(续表)

		2004 年	2006 年	2009 年	2011 年	2015 年
母亲学历	无学历	25 17.61%	28 20.29%	15 10.87%	25 11.21%	0 0.00%
	小学毕业	47 33.10%	41 29.71%	35 25.36%	48 21.52%	5 10.87%
	初中毕业	56 39.44%	54 39.13%	63 45.65%	103 46.19%	21 45.65%
	高中毕业	6 4.23%	5 3.62%	12 8.70%	12 5.38%	7 15.22%
	中等技术学校、职业学校毕业	5 3.52%	8 5.80%	8 5.80%	17 7.62%	8 17.39%
	大专或大学毕业	3 2.11%	2 1.45%	5 3.62%	18 8.07%	5 10.87%
	合计	142 100.00%	138 100.00%	138 100.00%	223 100.00%	46 100.00%

　　由表 3-25 可知,父亲和母亲初中毕业的留守儿童的占比最高,其中,父亲初中毕业的占比在 50%—75% 之间,而母亲初中毕业对的占比稍低,在 40%—45% 之间。其次,父母小学毕业的留守儿童占比也较高,而父母无学历、高中毕业及以上的占比较小。因此,可以发现绝大多数留守儿童的父亲或母亲是小学和初中学历,且留守儿童母亲的平均学历要低于其父亲。

　　在 CFPS 调查问卷中,关于学历的选项包括:"没有上过学""文盲/半文盲""小学""初中""高中/中专/技校/职高""大专""大学本科""硕士""博士"和"不必读书",在不同年份中,个别选项的样本数量较少或没有,为了各年指标的统一和统计分析的可靠性,将"没有上过学""文盲/半文盲""小学"和"不必读书"合并为"小学及以下"学历,将"大学本科""硕士""博士"合并为"大学本科及以上"学历,数据统计结果如表 3-26 所示。

表 3-26　CFPS 数据库留守儿童父母受教育程度

		2012 年	2014 年	2016 年	2018 年
父亲学历 （2018 年为 代答家长 学历）	小学及以下	358 38.17%	962 47.55%	935 47.32%	1327 53.02%
	初中	473 50.43%	814 40.24%	719 36.39%	815 32.56%
	高中/中专/技校/ 职高	77 8.21%	183 9.05%	226 11.44%	274 10.95%
	大专	20 2.13%	46 2.27%	67 3.39%	69 2.76%
	大学本科及以上	10 1.07%	18 0.89%	29 1.47%	18 0.72%
	合计	938 100.00%	2023 100.00%	1976 100.00%	2503 100.00%
母亲学历	小学及以下	268 49.63%	1207 59.25%	1054 54.67%	
	初中	228 42.22%	662 32.50%	671 34.80%	
	高中/中专/技校/ 职高	33 6.11%	131 6.43%	142 7.37%	
	大专	8 1.48%	30 1.47%	46 2.39%	
	大学本科及以上	3 0.56%	7 0.34%	15 0.78%	
	合计	540 100.00%	2037 100.00%	1928 100.00%	

　　由表 3-26 可知，绝大多数留守儿童的父母学历为小学及以下和初中，合计超过 80%，其中父亲学历为初中、高中及以上的占比要高于母亲，而母亲学历为小学及以下的占比则要稍高于父亲，这表明留守儿童母亲的受教育程度要低于其父亲，这与 CHNS 统计结果一致。而在 2018 年代答家长的受教育情况统计中，可以发现留守儿童的代答家长学历是小学及以下的占比最高，超过 50%，也超过父亲或母亲为小学及以下学历的占比，其次是初中毕业。同样的，代答家长为高中及以上学历的留守儿童占比最少，可能

是由于这部分代答家长中有一些是留守儿童的祖父母,他们年龄稍大,受教育程度明显要低于当今留守儿童的父母们。

第五节 农村留守儿童的家庭条件

家庭收入及物质条件有助于提高农村留守儿童的营养健康水平。一方面,家庭收入的增加可以提高儿童的膳食质量;另一方面,家庭基础设施等物质条件的改善也有助于儿童的卫生健康。本节继续聚焦于 CHNS 和 CFPS 数据库的农村留守儿童,全方位描绘留守儿童的家庭条件,包括家庭收入、卫生条件和家庭物质条件等。

一、农村留守儿童的家庭收入

农村留守儿童产生的最主要原因在于父母外出到其他地方务工,以挣取更多收入改善家庭生活条件。因此,一方面,留守儿童的家庭收入可能普遍较低,这是父母外出务工的原因和动力;另一方面,由于父母外出务工,留守儿童的家庭经济条件或许得到了改善,而有着更高的家庭人均收入。根据 CHNS 和 CFPS 数据库对家庭人均收入的调查,本书将这些收入划分为几个档次,分别是"1000 元以下""1000—3000 元""3000—5000 元""5000—10000 元"和"10000 元以上",以更好比较和分析留守儿童家庭的经济收入水平。CHNS 数据统计结果如表 3 - 27 所示。

表 3 - 27 CHNS 数据库留守儿童家庭人均收入

家庭人均收入	2004 年	2006 年	2009 年	2011 年	2015 年
1000 元以下	58 18.53%	85 27.60%	36 10.56%	59 10.39%	26 9.70%
1000—3000 元	143 45.69%	131 42.53%	85 24.93%	144 25.35%	39 14.55%
3000—5000 元	60 19.17%	43 13.96%	102 29.91%	103 18.13%	40 14.93%

（续表）

家庭人均收入	2004 年	2006 年	2009 年	2011 年	2015 年
5000—10000 元	39 12.46%	41 13.31%	83 24.34%	172 30.28%	55 20.52%
10000 元以上	13 4.15%	8 2.60%	35 10.26%	90 15.85%	108 40.30%
合计	313 100.00%	308 100.00%	341 100.00%	568 100.00%	268 100.00%

由表 3-27 可知，总体来看，农村留守儿童的家庭人均收入分布发生了较大的变化。2004 年和 2006 年 40% 以上的儿童家庭人均收入在 1000—3000 元之间，少部分家庭人均收入在 5000 元以上；至 2009 年，占比最高的留守儿童家庭人均收入提高至 3000—5000 元，同时 5000 元以上的家庭占比也有所提高，而 3000 元以下的家庭占比则逐渐减少；自 2011—2015 年，占比最高的家庭人均收入进一步提高至 5000—10000 元和 10000 元以上。这体现出随着经济社会的发展，2004 年以来留守儿童家庭经济条件不断提高。

与对 CHNS 数据的处理方法类似，将 CFPS 数据库中留守儿童家庭人均收入水平区分成五个档次，数据统计结果如表 3-28 所示。

表 3-28　CFPS 数据库留守儿童家庭人均收入

家庭人均收入	2012 年	2014 年	2016 年	2018 年
1000 元以下	259 9.83%	188 7.65%	209 8.32%	304 11.80%
1000—3000 元	402 15.26%	357 14.54%	310 12.34%	309 11.99%
3000—5000 元	410 15.56%	364 14.82%	353 14.05%	291 11.29%
5000—10000 元	917 34.80%	820 33.39%	806 32.09%	778 30.19%
10000 元以上	647 24.55%	727 29.60%	834 33.20%	895 34.73%
合计	2635 100.00%	2456 100.00%	2512 100.00%	2577 100.00%

由表 3-28 可知,总体来看,农村留守儿童的家庭人均收入分布相对稳定。2012 年和 2014 年占比最高的留守儿童家庭人均收入水平在 5000 元—10000 元之间,而在 2016 年和 2018 年,占比最高的家庭人均收入水平提高至 10000 元以上。这与 CHNS 的统计结果是一致的,即大部分留守儿童的家庭人均纯收入自 2015 年以来提高至 10000 元以上。但是值得注意的是,尽管 60% 左右的留守儿童家庭人均收入达到了 5000 元以上,但是仍有 10% 左右的留守儿童家庭人均收入在 1000 元以下,这一比例并没有显著减少,在 2018 年仍高达 11.8%。可见,尽管近些年来,留守儿童家庭经济收入得到改善,但是不同家庭之间的差距在增大,整体留守儿童家庭的收入水平仍较低。

二、农村留守儿童的家庭卫生条件

家庭的卫生条件直接关系到儿童的身体健康,根据 CHNS 和 CFPS 的调查结果,分别对留守儿童家庭的饮用水源、做饭燃料和卫生间类型进行统计分析。

(一)饮用水源

CHNS 数据库中关于饮用水源的问题有两个:一个是询问"你家的饮用水是通过什么方式来的",答案选项包括:"室内自来水""院内自来水""院内井水""瓶装水""其他";另一个问题是询问"饮用水是什么水源",答案选项包括:"地下水(>5 米)""敞开井水(≤5 米)""小溪、泉水、河、湖泊""冰雪水""水厂""其他"。对留守儿童家庭饮用水获取方式和来源的统计分析结果如表 3-29 和表 3-30 所示。

表 3-29　CHNS 数据库留守儿童家庭饮用水获取方式

饮用水获取	2004 年	2006 年	2009 年	2011 年	2015 年
室内自来水	142 44.94%	143 45.40%	194 54.49%	290 49.32%	162 58.48%
院内自来水	76 24.05%	82 26.03%	61 17.13%	108 18.37%	54 19.49%

（续表）

饮用水获取	2004 年	2006 年	2009 年	2011 年	2015 年
院内井水	80 25.32%	79 25.08%	98 27.53%	178 30.27%	55 19.86%
瓶装水	/	/	/	/	2 0.72%
其他	18 5.70%	11 3.49%	3 0.84%	12 2.04%	4 1.44%
合计	316 100.00%	315 100.00%	356 100.00%	588 100.00%	277 100.00%

由表 3 - 29 可知，总体来看，大部分留守儿童家庭饮用水的获取方式为室内自来水，其次是院内井水和院内自来水。室内自来水较院内自来水而言更为卫生、方便，院内的水源容易受到气候等的影响，取用也不如室内更为便捷。同时，可以发现仍有 20% 左右的留守儿童家庭从院内井水获得水源，相较于自来水，井水没有经过专门的过滤和处理，水质不够洁净，使得儿童更容易受到细菌、寄生虫等的威胁。随着时间的变化，使用室内自来水的留守儿童家庭比例逐渐增加，使用另外两类取水方式的家庭比例正逐年减少。当然，还有个别家庭使用桶装水或瓶装水作为饮用水，则更为干净卫生。

表 3 - 30　CHNS 数据库留守儿童家庭饮用水来源

饮用水源	2004 年	2006 年	2009 年	2011 年	2015 年
地下水（>5 米）	125 39.68%	96 30.67%	163 52.08%	258 43.88%	75 27.27%
敞开井水 （<=5 米）	8 2.54%	19 6.07%	16 5.11%	13 2.21%	16 5.82%
小溪、泉水、 河、湖泊	54 17.14%	83 26.52%	47 15.02%	58 9.86%	25 9.09%
冰雪水	0 0.00%	0 0.00%	0 0.00%	1 0.17%	0 0.00%
水厂	122 38.73%	111 35.46%	128 40.89%	258 43.88%	157 57.09%

（续表）

饮用水源	2004 年	2006 年	2009 年	2011 年	2015 年
瓶装水	/	/	/	/	2 0.73%
其他	6 1.90%	4 1.28%	1 0.32%	0 0.00%	0 0.00%
合计	315 100.00%	313 100.00%	313 100.00%	588 100.00%	275 100.00%

根据表 3-30 的饮用水源统计结果，大部分的留守儿童家庭饮用水来源来自地下水和水厂，这与大部分家庭的水源获取方式为自来水和井水有关，因为这些水源大部分来自地下水和水厂。家庭饮用水来自小溪、泉水、河、湖泊的留守儿童仍然占有较大的比重，在 10%—25%，这些水源卫生条件较差，容易对留守儿童的健康造成较大的威胁。不过，随着时间的变化，水厂水源的留守儿童家庭比例逐渐增加，还有个别家庭在 2015 年使用了桶装水或瓶装水作为饮用水源，则更为干净卫生。

CFPS 数据库中对家庭饮用水源的询问为："您家做饭用的水最主要是什么"，答案选项[①]包括："江河湖水""井水""自来水""桶装水/纯净水/过滤水""雨水""窖水""池塘水/山泉水""其他"。其中"窖水"指缺水地区存储于水窖里的水，水窖是指修建于地下的、用以蓄积雨水的罐状（缸状、瓶状等）容器。对 CFPS 数据的统计分析结果如表 3-31 所示。

表 3-31　CFPS 数据库留守儿童家庭饮用水来源

饮用水源	2012 年	2014 年	2016 年	2018 年
江河湖水	17 0.62%	19 0.74%	11 0.43%	12 0.45%

---

① 2012 年问卷中答案选项为"江河湖水""井水/山泉水""自来水""矿泉水/纯净水/过滤水""雨水""窖水""池塘水""其他"；2014 年、2016 年和 2018 年问卷中答案选项有所变动，其中，"井水/山泉水"更改为"井水"，将"山泉水"与"池塘水"并列，"矿泉水/纯净水/过滤水"更改为"桶装水/纯净水/过滤水"。桶装水在一定程度上可以等同于矿泉水，均是经过严格水质处理的洁净水源，而将池塘水并入山泉水，本书认为这也不影响整体的统计结果。因为根据统计结果可知，水源为池塘水/山泉水的比例是很小的。为简便起见，在表格中使用 2014 年（或 2016 年和 2018 年）问卷中的答案选项。

(续表)

饮用水源	2012 年	2014 年	2016 年	2018 年
井水	1409 51.73%	977 38.00%	810 31.44%	679 25.72%
自来水	1110 40.75%	1269 49.36%	1529 59.36%	1710 64.77%
桶装水/纯净水/过滤水	6 0.22%	3 0.12%	9 0.35%	19 0.72%
雨水	51 1.87%	8 0.31%	17 0.66%	19 0.72%
窖水	126 4.63%	139 5.41%	48 1.86%	20 0.76%
池塘水/山泉水	0 0.00%	154 5.99%	8 0.31%	176 6.67%
其他	5 0.18%	2 0.08%	2576 100.00%	5 0.19%
合计	2724 100.00%	2571 100.00%	2571 100.00%	2640 100.00%

由表 3-31 可知,总体来看,留守儿童中大多数家庭的饮用水源为自来水和井水,这与 CHNS 的统计结果一致。水源为桶装水/纯净水/过滤水的留守儿童家庭占比较小,这可能是由于该水源的成本较高,而井水和自来水的获取成本较低。此外,可以发现仍有一些留守儿童家庭饮用水源来自江河湖水、雨水、窖水、池塘水/山泉水,这部分的比例不大,2014 年的统计结果较高,超过 10%,其他年份调查数据显示在 10% 以下。这些水源相对来说,卫生条件更差,不利于留守儿童的健康。不过,随着时间的变化,自来水水源的留守儿童家庭比例逐渐增加,而井水水源的家庭比例显著减少,这也有助于儿童饮水安全与营养健康。

(二) 做饭燃料

做饭燃料也直接关系到儿童饮食的卫生条件,木柴、木炭等燃料相对煤气、天然气、液化气等来说,会产生更多的烟尘,在一定程度上会对食物造成污染。CHNS 问卷中关于做饭燃料的选项为"煤""电""煤油""液化气""天然气""木炭"和"木柴、柴草等",CFPS 问卷中关于做饭燃料的选项为"柴草""煤炭""煤气/液化气/天然气""太阳能""沼气"和"电"等。二者的统计口径不太一致,区别在于前者没有煤气、太阳能和沼气选项,而后者没有煤油、木炭选项。同时,在各年 CFPS 调查中,做饭燃料选项也有所调整,比如在 2012 年问卷中,选项中将"煤气""液化气"和"天然气"合并统计,"太阳能"和"沼气"能源分开统计,但在 2014—2018 年问卷中,"煤气"分为"罐装煤气"和"管道煤气",并将"灌装煤气/液化气"和"天然气/管道煤气"分开统计,"太阳能"与"沼气"合并为一类。简化起见,在 CFPS 统计中,将"灌装煤气/液化气"和"天然气/管道煤气"合并为"煤气/液化气/天然气",与 2012 年问卷一致,同时将"太阳能"和"沼气"归于其他类,使得 4 个年份的统计口径一致。太阳能、沼气的占比较小,合并到其他类并不影响总体特征。CHNS 和 CFPS 数据的统计结果如表 3 - 32 和表 3 - 33 所示。

表 3 - 32　CHNS 数据库留守儿童家庭做饭燃料

做饭燃料	2004 年	2006 年	2009 年	2011 年	2015 年
煤	169 54.17%	132 42.44%	108 30.34%	92 15.67%	38 13.72%
电	13 4.17%	53 17.04%	107 30.06%	238 40.55%	94 33.94%
煤油	0 0.00%	0 0.00%	0 0.00%	0 0.00%	1 0.36%
液化气	29 9.29%	34 10.93%	53 14.89%	90 15.33%	72 25.99%
天然气	0 0.00%	6 1.93%	2 0.56%	27 4.60%	28 10.11%
木柴、柴草等	94 30.13%	83 26.69%	78 21.91%	137 23.34%	44 15.88%
木炭	1 0.32%	0 0.00%	2 0.56%	1 0.17%	0 0.00%
其他	6 1.92%	3 0.96%	6 1.69%	2 0.34%	0 0.00%
合计	312 100.00%	311 100.00%	356 100.00%	587 100.00%	277 100.00%

由表 3-32 可知,2004 年,做饭燃料为煤的留守儿童家庭占比最大,超过 50%,其次是木柴、柴草等,占比超过 30%;2006 年,做饭燃料为煤和木柴、柴草等的留守儿童家庭占比仍是最高的,但是用电为主要做饭燃料的家庭比例大幅上升;2009 年,使用木柴、柴草的留守儿童家庭比例下降,使用煤和电的家庭比例最高;2011 年,使用煤的家庭比例下降,使用电的家庭占比最高,超过 40%;到了 2015 年,使用电和液化气的家庭成为主体,其次是使用煤、木柴、柴草等燃料。从使用做饭燃料的转变来看,留守儿童家庭逐渐从煤炭、木柴、柴草等对食物有较大污染的燃料转向使用电、液化气等更加方便和清洁的燃料,这一方面体现了家庭经济条件的改善,另一方面也反映了儿童饮食的卫生状况有所提高。

表 3-33　CFPS 数据库留守儿童家庭做饭燃料

做饭燃料	2012 年	2014 年	2016 年	2018 年
柴草	1469 53.93%	1352 52.59%	1189 46.16%	1096 41.52%
煤炭	192 7.05%	187 7.27%	204 7.92%	159 6.02%
煤气/液化气/天然气	506 18.58%	527 20.50%	633 24.57%	802 30.38%
电	508 18.65%	466 18.13%	517 20.07%	564 21.36%
其他	49 1.80%	39 1.52%	33 1.28%	19 0.72%
合计	2724 100.00%	2571 100.00%	2576 100.00%	2640 100.00%

由表 3-33 可知,留守儿童家庭中,做饭燃料为柴草的家庭占比最高,在 2012 年和 2014 年中超过 50%,2016 年和 2018 年才有所下降,但仍高达 40% 多。其次占比较高的是使用煤气/液化气/天然气和电的家庭。总体来看,2012、2014、2016、2018 年这四个年份中,各种做饭燃料的占比没有太大变化,基本维持着使用柴草的家庭最多,其次是煤气/液化气/天然气和电的顺序。这与 CHNS 的统计结果不一致,可能是因为这两个调查的抽样地区有较大差异,CHNS 数据库的抽样省份较少,而 CFPS 数据库的抽样省份较多。

根据 CFPS 数据的统计结果,可以发现使用柴草做饭的留守儿童家庭占比较高,这也就意味着较多的留守儿童面临着做饭燃料不够清洁、饮食卫生得不到保障的威胁。

(三)卫生间类型

卫生间类型反映了儿童生活居住环境的卫生状况。CHNS 和 CFPS 两项调查问卷对卫生间类型的问题选项有所不同。在 CHNS 问卷中,对厕所类型的定义分为:"没有""室内冲水马桶""室内无冲水马桶""室外冲水公厕""室外非冲水公厕""开放式水泥坑""开放式土坑"和"其他"。而在 CFPS 问卷中,对室外厕所又进一步区分了"室外公厕"和"室外非公厕",较 CHNS 问卷多了一个室外冲水厕所(非公厕)的选项,但是没有将室外非冲水厕所进一步区分,比如 CHNS 问卷对室外非冲水厕所就区分了开放式水泥坑和开放式土坑。对留守儿童家庭卫生间类型的统计分析结果如表 3 - 34 和表 3 - 35 所示。

表 3 - 34 CHNS 数据库留守儿童家庭卫生间类型

卫生间类型	2004 年	2006 年	2009 年	2011 年	2015 年
没有	4 1.27%	10 3.17%	0 0.00%	0 0.00%	0 0.00%
室内冲水马桶	52 16.46%	83 26.35%	123 34.55%	248 42.25%	176 63.54%
室内无冲水马桶	24 7.59%	9 2.86%	15 4.21%	15 2.56%	0 0.00%
室外冲水公厕	2 0.63%	2 0.63%	9 2.53%	21 3.58%	12 4.33%
室外非冲水公厕	20 6.33%	35 11.11%	39 10.96%	44 7.50%	14 5.05%
开放式水泥坑	164 51.90%	119 37.78%	136 38.20%	169 28.79%	37 13.36%
开放式土坑	49 15.51%	57 18.10%	28 7.87%	88 14.99%	38 13.72%
其他	1 0.32%	0 0.00%	3 0.84%	1 0.17%	0 0.00%
合计	316 100.00%	315 100.00%	356 100.00%	587 100.00%	277 100.00%

由表 3-34 可知,总体来看,卫生间类型为室内冲水马桶和开放式水泥坑的家庭占比最高,其次是开放式土坑。但从 2004—2015 年,可以发现,卫生间类型为室内冲水马桶的家庭比例不断提高,从 2004 年的 16.46% 显著提高到 2015 年的 63.54%;同时开放式水泥坑的家庭比例不断下降,自 2004 年的 51.90% 下降至 2015 年的 13.36%,这意味着越来越多的家庭将卫生间类型从开放式水泥坑改为室内冲水马桶,留守儿童的生活卫生环境得到了改善。但是直到 2015 年,卫生间类型为开放式水泥坑和开放式土坑的家庭占比总和仍接近 30%,这些留守儿童的生活卫生状况堪忧。

表 3-35　CFPS 数据库留守儿童家庭卫生间类型

卫生间类型	2012 年	2014 年
居室内冲水	394 14.46%	503 19.56%
居室外冲水厕所	180 6.61%	152 5.91%
居室外冲水公厕	26 0.95%	14 0.54%
居室内非冲水	122 4.48%	111 4.32%
居室外非冲水厕所	1712 62.85%	1585 61.65%
居室外非冲水公厕	200 7.34%	85 3.31%
其他	90 3.30%	121 4.71%
合计	2724 100.00%	2571 100.00%

CFPS 调查只在 2012 年和 2014 年的问卷调查中涉及了对家庭卫生间类型的询问。由表 3-35 可知,卫生间类型为居室外非冲水厕所的家庭占比最高,超过 60%,其次是居室内冲水厕所。与 2012 年相比,2014 年中卫生间类型为居室内冲水厕所的家庭占比有所提高,而居室外非冲水厕所的家庭比例稍微有所下降。这与 CHNS 统计结果显示的卫生间类型为室内

冲水马桶的家庭占比最高的情形不同,可能是由二者抽样地区的差异造成的,CFPS调查选取的省份包含了更多的西部贫困省份,卫生间条件也明显较差。

三、农村留守儿童的家庭物质条件

CHNS数据库对家庭拥有的家用电器情况进行了调查,包括收音机、录像机、电视机、洗衣机等,其中与儿童饮食相关的家用电器主要包括电冰箱、微波炉、电饭煲、高压锅等。电冰箱具有储藏、保鲜食物的功能,能在一定程度上保障食物的新鲜度,同时也能够促进家庭饮食的多样化,促进膳食水平的提高。而微波炉、电饭煲和高压锅这些电器提供了多样化的烹饪方法,同时节省了准备食物的时间,也能够促进儿童饮食的多样化。通过统计分析留守儿童的家庭是否拥有这些电器,可以一定程度上反映出儿童饮食的丰富程度和保鲜程度。数据统计结果如表3-36所示。

表3-36　CHNS数据库留守儿童家庭物质条件

	2004 年	2006 年	2009 年	2011 年	2015 年
是否有冰箱					
是	61 19.30%	93 29.52%	168 47.06%	391 66.50%	236 85.51%
否	255 80.70%	222 70.48%	189 52.94%	197 33.50%	40 14.49%
合计	316 100.00%	315 100.00%	357 100.00%	588 100.00%	276 100.00%
是否有微波炉					
是	18 5.73%	26 8.25%	47 13.17%	99 16.84%	45 16.36%
否	296 94.27%	289 91.75%	310 86.83%	489 83.16%	230 83.64%
合计	314 100.00%	315 100.00%	357 100.00%	588 100.00%	275 100.00%

(续表)

	2004 年	2006 年	2009 年	2011 年	2015 年
是否有电饭煲					
是	159 50.48%	215 68.25%	291 81.51%	494 84.01%	241 87.32%
否	156 49.52%	100 31.75%	66 18.49%	94 15.99%	35 12.68%
合计	315 100.00%	315 100.00%	357 100.00%	588 100.00%	276 100.00%
是否有高压锅					
是	101 32.06%	149 47.30%	169 47.34%	298 50.68%	137 49.82%
否	214 67.94%	166 52.70%	188 52.66%	290 49.32%	138 50.18%
合计	315 100.00%	315 100.00%	357 100.00%	588 100.00%	275 100.00%

由表 3-36 可知，拥有电冰箱的留守儿童家庭比例逐渐提高，在 2004 年，仅有不到 20% 的家庭拥有电冰箱，此后几年的统计结果显示，拥有电冰箱的家庭比例迅速提高至 85.51%，这反映出儿童家庭生活条件的改善，但是在 2015 年仍有 15% 左右的家庭没有电冰箱，这些留守儿童可能面临着食用不够新鲜的食物的风险，而且食物的多样化也受到了限制。

拥有微波炉的家庭比例较低，在 2004 年仅占 5.73%，此后几年拥有微波炉的家庭占比逐渐升高，但是增长比较缓慢，到 2015 年，仍有 83.64% 的留守儿童家庭没有微波炉。微波炉为加热食物提供了方便，但其可替代性较高，比如可以直接用煤气/天然气，甚至柴草等加热食物，因此相当多的农村留守儿童家庭中没有微波炉。

拥有电饭煲的家庭比例较高，在 2004 年就有超过一半的家庭使用电饭煲，此后这一占比逐渐提高，到 2015 年 87.25% 的家庭都有电饭煲。一方面，电饭煲的价格相对冰箱来说比较低，因此更多家庭可以支付得起；另一方面，电饭煲使用方便，大大节省了做饭的时间和精力，可替代性较弱，因此拥有电饭煲的家庭比例较高。

拥有高压锅的家庭相较拥有微波炉的家庭来说占比较高,但是低于拥有电饭煲的家庭比例,主要原因还是在于高压锅的使用频率低于电饭煲。在2004年,30%多的家庭拥有高压锅,到2015年,这一比例上升近50%。

综上所述,留守儿童的家庭物质条件逐渐提高,家用电器的拥有量也在逐年提高,其中拥有电冰箱、电饭煲和高压锅的家庭比例相对较高,但拥有微波炉的家庭占比相对较低。

第六节 农村留守儿童的学校条件

适龄的农村留守儿童进入小学或初中上学,有条件的学校为学生提供营养午餐,促进了学生的营养饮食健康;而针对留守儿童部分学校甚至可以为其提供寄宿条件,进一步保障了留守儿童的生长发育。本节依旧以CFPS数据的全体农村留守儿童为研究样本,分析了农村留守儿童的学校条件,包括是否为重点示范学校、是否为公立学校以及是否为寄宿学校等。

儿童所上学校的类型对儿童的身心发展也有一定影响。重点/示范学校基础设施更好、资源更为丰富、教学和管理也更加严格,因此有必要了解留守儿童所上学校的类型。CFPS调查问卷对代答家长询问了"孩子就读的是否示范学校(包括重点学校)",对留守儿童是否就读重点/示范学校的统计结果如表3-37所示。

表3-37 CFPS数据库留守儿童就读重点/示范学校情况

是否重点/示范学校	2012 年	2014 年	2016 年	2018 年
是	313 21.38%	271 19.97%	250 22.32%	352 27.39%
否	1151 78.62%	1086 80.03%	870 77.68%	933 72.61%
合计	1464 100.00%	1357 100.00%	1120 100.00%	1285 100.00%

由表3-37可知,在各年份的调查数据中,只有20%—30%的农村留守儿童进入重点/示范学校学习,而70%以上的农村留守儿童只能进入普

通学校学习。不过,随着时间的推移,进入重点/示范学校学习的留守儿童的比例也在不断增加,反映了重点/示范学校招生范围扩大的现实。

此外,在2016年和2018年的CFPS调查中,还询问了"孩子就读的是否公立学校",数据统计结果如表3-38所示。

表3-38 CFPS数据看留守儿童就读公立学校情况

是否公立学校	2016年	2018年
是	1132 88.92%	1303 89.74%
否	141 11.08%	149 10.26%
合计	1273 100.00%	1452 100.00%

由表3-38可知,大部分留守儿童就读于公立学校。这主要是由于我国九年义务教育的学校主体为公立学校,基础设施完备,师资条件较为优越;但同时也存在部分私立学校。此外,公立学校学费相对较低,私立学校的学费较为高昂,农村留守儿童多数无法负担私立学校的学费。

儿童在学校是否寄宿对其饮食、睡眠等状况有一定影响,此时学校对儿童营养健康的影响可能超过家庭因素的影响。在CFPS数据库中,通过询问代答家长"孩子在学校寄宿吗"来获取儿童在学校的寄宿情况。数据统计结果如表3-39所示。

表3-39 CFPS数据库留守儿童寄宿情况

是否寄宿	2012年	2014年	2016年	2018年
是	525 77.66%	544 70.93%	521 69.65%	598 68.50%
否	151 22.34%	223 29.07%	227 30.35%	275 31.50%
合计	676 100.00%	767 100.00%	748 100.00%	873 100.00%

由表3-39可知,总体来看,在学校寄宿的留守儿童的比例很高,在70%左右。农村留守儿童在家里没有监护人,或者家里照料儿童的其他人

精力不足,导致较多的留守儿童选择寄宿。这一较高的寄宿比例显然是有利于留守儿童获得更好的营养健康保障。当然,也可能是由于儿童在学校寄宿的原因,家长才有机会以及放心外出务工。不过,随着时间的推移,留守儿童选择寄宿学校的比例也在缓慢下降。

本章小结

本章首先从"农村""留守"和"儿童"三个角度对农村留守儿童的概念进行了界定,并进一步根据父母双方外出类型将农村留守儿童区分为父母双亲外出型留守儿童、父亲单独外出型留守儿童以及母亲单独外出型留守儿童三类。

结合 CHNS 和 CFPS 数据库的调查结果,本章对我国农村留守儿童的规模进行了测量,发现我国农村留守儿童所占比例正逐年上升。从留守儿童的省份分布情况来看,我国东部地区农村留守儿童所占比例最低,中部地区农村留守儿童占比较高且不断上升,而在西部地区出现了个别省份留守儿童占比较低、其他省份占比较高的两极分化情况。

在此基础上,本章进一步分析了农村留守儿童的基本情况,包括其监护类型、个人特征、父母特征、家庭条件和学校条件等。

在监护情况方面,农村留守儿童更多由家人进行照料,且监护地点也多为自己家里、爷爷奶奶家里和幼儿园;进一步区分监护时间之后,农村留守儿童在白天更多由爷爷奶奶照料,而在晚上是更多由妈妈照料;年龄较大的留守儿童自己照顾自己的情况也占有一定比重,但完全将孩子托付给托儿所/幼儿园和保姆的情况占比较少。

在个人特征方面,我国农村留守男童占比高于女童,这与总体样本男童比例较高有关;留守儿童在各个年龄段的分布并不平均,0 岁儿童的留守比例最低,且留守儿童的低龄化趋势明显;从上学年级来看,处于小学阶段的留守儿童占比高于幼儿园/学前班和初中阶段的留守儿童。

在父母特征方面,农村留守儿童父母的身高、体重以及 BMI 数值大部分处于正常范围;绝大多数留守儿童的父母自评健康结论为比较健康及很健康,并且总体上父亲的自评健康、短期和长期健康状况均要好于母亲;从父母受教育程度来看,绝大多数留守儿童的父母是小学或初中学历,文化层次不高。

在家庭条件方面,高收入家庭的农村留守儿童占比不断增加,但是仍有相当一部分人群的家庭人均年收入在 1000 元以下,可见不同家庭之间的收入差距在增大;从家庭的卫生条件来看,大部分留守儿童的饮用水来自室内自来水,做饭燃料正逐渐从煤炭、木柴、柴草等转向使用电、液化气等更加方便和清洁的燃料,而卫生间类型也逐渐从开放式水泥坑改为室内冲水马桶;另外,留守儿童家庭中家用电器的拥有量也在逐年提高。这表明农村留守儿童家庭物质条件以及卫生环境都得到了显著改善。

在学校条件方面,大部分农村留守儿童就读于普通公立学校,而进入重点/示范学校学习的留守儿童的比例正在不断增加;另外,选择在学校寄宿的农村留守儿童占比很高,不过随着时间的推移,这一比例也在缓慢下降。

第四章
农村留守儿童营养健康现状

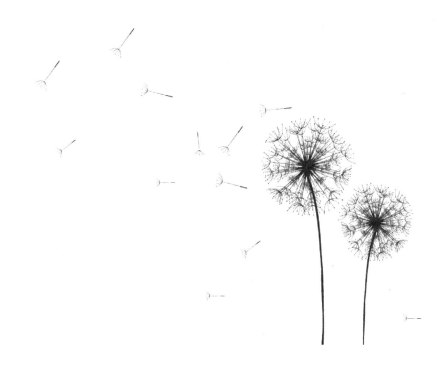

上一章对我国农村留守儿童群体进行了界定,并详细测算了留守儿童的规模现状。在此基础上,本章将选取儿童生长发育状况、营养物质摄入情况以及营养健康疾病等三类指标,实证测算我国农村留守儿童的营养健康现状,并通过比较不同监护类型、非留守儿童以及城市流动儿童的营养健康水平来全面描绘农村留守儿童在生长发育和营养健康方面所面临的挑战。

第一节　儿童营养健康的相关概念及测量指标

一、儿童营养健康的相关概念

根据第二章对儿童营养健康概念的讨论,其焦点主要集中在儿童营养不良问题方面,而儿童营养不良的定义既包含儿童因营养元素摄入不足所导致的营养缺乏,也包括营养过剩或失衡所导致的超重/肥胖问题。此外,世界卫生组织(WHO)也强调儿童的营养不良还应包括与饮食相关的非传染性疾病。因此,儿童营养健康问题至少应包含以下三个关键要素。

首先,营养元素摄入。营养元素主要包括碳水化合物、脂肪和蛋白质等宏量营养素和维生素、矿物质等微量营养素,由于维持人体正常活动所需要宏量营养素占膳食摄入的比重较高,而微量营养素的占比则较小,因此,能够影响儿童营养健康的营养元素主要为宏量营养素,而本书也将着重关注碳水化合物、脂肪和蛋白质的摄入水平对儿童营养健康的影响。同时,作为影响儿童肥胖的重要因素,饮食中能量的摄入水平也应加以关注。

其次,由营养元素摄入不足或摄入过多所导致的生长发育问题。作为营养元素摄入的直接影响结果,摄入不足将导致营养缺乏,在儿童身体生长发育阶段则会表现为身高矮小以及体重偏低,儿童整体身材呈现较为瘦小;而摄入过量则将导致营养过剩,在儿童身体生长发育阶段则会表现为体重超重,儿童整体身材呈现较为肥胖。看似截然相反的两种生长发育状态,却在当今社会经济快速发展的中国同时存在。而农村留守儿童一方面家庭收入较低、父母疏于照顾,容易出现营养缺乏;另一方面随着父母外出务工以及家庭收入的增加,也同样容易出现营养过剩。因此,合理的膳食搭配才最有助于儿童的身体生长发育。

最后，由营养元素摄入或饮食卫生问题所导致的营养健康疾病。前人研究中这一问题很容易被忽视，但其实由营养元素摄入不足或摄入过多所导致的儿童身材瘦小或肥胖本身也属于营养疾病。此外，营养元素摄入不足或摄入过多还有可能引发次生性疾病，如糖尿病、心脏病、中风甚至某些癌症，对儿童长期的身体健康来产生不可忽视的影响。同时，由于农村留守儿童家庭收入较低，饮食卫生条件也就相应较差，例如饮用水是否卫生，厕所是否干净，做饭燃料是否清洁，都与儿童营养和消化类疾病息息相关。因此，营养健康疾病也应作为儿童营养健康问题的重要组成部分。

综上，本书对于儿童营养健康问题的定义可总结为：儿童因营养元素摄入不足所导致的营养缺乏，或因营养元素摄入过多所导致的营养过剩，进而影响儿童正常的身体生长发育，甚至造成儿童身患营养和消化类疾病。在此定义之下，本书将选取适宜的营养健康类指标，来实证测量农村留守儿童的营养健康现状及发展规律。

二、儿童营养健康的测量指标

第二章详细梳理了儿童营养健康的测量指标，细致对比了国际与国内判断儿童营养不良标准的异同。具体而言，儿童营养健康的测量指标主要涉及儿童的体格测量、膳食调查和营养疾病等三个维度。首先，体格测量是描述儿童营养健康水平最为重要且准确的测量指标，调查人员通常采用测量仪器现场对儿童体格进行测量，能够保证数据结果的精确性，再参照相关标准，来具体评估儿童生长发育水平，主要包括年龄别身高与年龄别体重的Z评分、身体质量指数（BMI）等。其次，膳食调查是对儿童营养健康测量的有效补充，通常采用问卷询问过去1—3天的膳食构成，并依照食物成分表计算能量及各种宏量营养素的摄入情况，再参照相关标准，判断是否摄入不足或摄入过量。最后，营养疾病属于儿童营养不良甚至威胁到身体健康的结果，一方面源自儿童营养物质摄入不足所导致营养类疾病，另一方面源自儿童饮食不卫生所导致的消化系统类疾病。本节内容也将从儿童的体格测量、膳食调查和营养疾病这三个维度来构建本书对儿童营养健康的测量指标。

正如第一章所述,本书所使用的分析数据源于 CHNS 数据库 2004 年至 2015 年的五个调查年份(2004、2006、2009、2011、2015 年),以及 CFPS 数据库 2012 年至 2018 年(2012、2014、2016、2018 年)的四个调查年份,这两个数据库分别提供了关于儿童生长发育状况、营养膳食摄入情况以及营养健康状况的三类数据指标。

首先,针对儿童生长发育状况,CHNS 数据库提供了儿童体测的实地调查数据。不同于其他综合型微观家庭调查数据,CHNS 调查项目就是全面了解中国社会和经济的快速转型中的人口健康和营养状况。因此,该调查项目的专业性就体现在其涉及儿童身体健康状态的数据皆为实地人工测量。本书重点采用的实地测量数据为儿童的“身高”和“体重”,其数据分别精确到 0.1 厘米和 0.1 公斤。

然而,本书无法仅通过儿童的身高和体重信息就来评估儿童的生长发育是否达标,与此同时,还需要参照国际或国内的相关标准,来具体评估身高和体重达到何种水平的儿童属于生长发育良好的状况。本书选择世界卫生组织(WHO)提供的最新的儿童生长标准(2013)作为儿童营养健康指标的参考标准。具体而言,世界卫生组织测算了世界各国 0—18 岁儿童的平均年龄别身长(身高)、年龄别体重、年龄别 BMI 等数据,并据此绘制了不同年龄、不同性别儿童的各项生长指标的百分位数曲线和 Z 评分曲线。虽然 WHO 的儿童生长标准测算的是世界各国儿童的平均数值,但是我国儿童的生长发育水平也基本符合这一标准的分布规律,因此本书将依据这一标准中的身高和体重数据来确定中国农村留守儿童是否达标,以及相反地,中国农村留守儿童是否超标。

在获得了 CHNS 数据库所提供的儿童体测的实地调查数据基础上,并根据上述 WHO 最新的儿童生长标准,本书便可以计算出农村留守儿童的生长迟缓率、低体重率和肥胖率。

第一,生长迟缓率的计算涉及儿童身高,且根据 WHO 的儿童生长标准,该身高区分儿童的性别与年龄。具体而言,年龄别身高或身长的线性生长标准一部分以长度(年龄别身长,0—24 个月)为基础,另一部分以高度(年龄别身高,2—18 岁)为基础。WHO 在区分性别的同时,将身高数据精确到月份。本书将使用低于标准身高两个标准差的数值(即 Z 评分小于

—2)作为定义生长迟缓的标准。当儿童身高低于相应年龄和性别的身高标准时,便被界定为生长迟缓;相反,当儿童身高等于或高于相应年龄和性别的身高标准时,便被界定为正常。

第二,低体重率的计算涉及儿童体重,且根据 WHO 的儿童生长标准,该体重也区分儿童的性别与年龄。具体而言,年龄别体重的线性生长标准一部分以 0—5 岁儿童为基础,另一部分以 5—10 岁为基础。但由于 10 岁之后的儿童体重变化较大、不易控制,所以体重标准仅适用于 0—10 岁的儿童。WHO 在区分性别的同时,将体重数据精确到月份。本书将使用低于标准体重两个标准差的数值(即 Z 评分小于—2)作为定义低体重率的标准。当儿童体重低于相应年龄和性别的体重标准时,便被界定为低体重;相反,当儿童体重等于或高于相应年龄和性别的体重标准时,便被界定为正常。

第三,肥胖率的计算也涉及儿童体重,其标准同样仅适用于 0—10 岁的儿童。本书将使用高于标准体重两个标准差的数值(即 Z 评分大于 2)作为定义肥胖的标准。当儿童体重高于相应年龄和性别的肥胖体重标准时,便被界定为肥胖;相反,当儿童体重等于或低于相应年龄和性别的肥胖体重标准时,便被界定为正常。

三项指标界定清楚后,便可以针对某一人群,例如本书的研究对象为农村留守儿童,来计算他们的生长迟缓率、低体重率和肥胖率,即生长迟缓、低体重和肥胖的留守儿童各自占全体留守儿童样本的百分比,以此来描绘农村留守儿童的生长发育状况。

其次,针对儿童营养膳食的摄入情况,CHNS 数据库提供了儿童日常营养物质的摄入信息。不同于其他综合型微观家庭调查数据,CHNS 调查数据除了具有成人问卷、儿童问卷、家庭问卷和社区问卷这四个常规问卷之外,每个调查年份还另附一份膳食调查表。在这份膳食调查表中详细记录了家庭近三日内的膳食情况,包括近三日内的食物消费量、每餐用餐人数、正餐以外的小吃和饮料消费以及每日膳食情况等信息。本书重点采用近三日中平均每天营养物质摄入量这一信息来构建指标,不过在膳食调查表中并未直接询问家庭成员各种营养物质的具体摄入量(即使询问也无法保证数据准确),而是调查组通过家庭膳食食谱、消费量和用餐人数等信息推算出来的摄入量。具体来说,近三日中平均每天儿童摄入的营养物质包括能量(千卡)、碳水化合物(克)、脂肪(克)和蛋白质(克),其数据精确到3—5位小数,且适用于全体0—16岁农村留守儿童。

通常来看,能量和宏量营养素日均摄入量的数值越高,说明人民生活水平也就越高,这使得儿童饮食质量不断提高,而膳食结构也在逐渐丰富。不过需要注意的是,能量和宏量营养素日均摄入量的数值并非绝对的越高越好,例如能量和脂肪摄入过多反而有可能导致肥胖。但同时这四项指标也有相对应的最低值,即维持人体正常生命活动的最少摄入量,接近或低于这个最低值都需要引起警戒。国家卫生健康委员会发布的《中国营养膳食指南》为居民的各种膳食营养素的摄入量给出了详细参考值,如区分性别和年龄给出了居民每日膳食的能量需要量,1岁以下男、女儿童的能量需要量还要进一步根据其体重来确定,6岁以上儿童的能量需要量则是在轻体力活动情况下的推荐量;在总碳水化合物和总脂肪的摄入量上,则是根据不同年龄给出了供能比①的可接受范围,碳水化合物的供能比大概在50%—65%,3岁及以下儿童的脂肪供能比偏高,在35%—48%,4岁及以上儿童脂肪供能比维持在20%—30%;在蛋白质的摄入量上,根据性别和年龄的不同给出了参考摄入量(RNI),随着年龄的增长,蛋白质RNI不断增加,同时男童的蛋白质RNI逐渐高于女童。因此,根据该膳食指南,可以初步判断儿童这四项指标的日均摄入量处于何种水平,从而有针对性地调整膳食结构,保证儿童营养充足且均衡。

再次,针对儿童营养健康状况,CFPS数据库提供了儿童体检数据和与营养健康相关的信息。CFPS调查数据属于综合型微观家庭调查数据,不同于CHNS数据,其关于儿童身体健康的数据信息均通过调查问卷询问得知。因此,本书所重点关注的例如儿童的"身高"与"体重"这两组数据结果的精确程度便略低于CHNS数据结果,不过由此计算得来的BMI数值则

①　供能比是指每日摄入的某种营养素在体内产生的能量占全部能量的比重。具体来说,碳水化合物供能比是指每日膳食摄入的所有碳水化合物在体内氧化产生的能量占全部能量的比重,脂肪供能比是指每日膳食摄入的所有脂肪在体内氧化产生的能量占全部能量的比重。每克碳水化合物在体内氧化可产生约4千卡能量,故碳水化合物供能比的计算公式为:碳水化合物摄入量(克)*4/总能量摄入量(千卡)*100%。每克脂肪在体内氧化可产生约9千卡能量,故脂肪供能比的计算公式为:脂肪摄入量(克)*9/总能量摄入量(千卡)*100%。

较为精确,且近似符合正态分布。此外,CFPS 数据库中关于儿童疾病健康的问题里涉及疾病的分类,这其中便包括与儿童营养健康相关的营养类疾病与消化系统类疾病。根据前述 WHO 最新的儿童生长标准,以及 CFPS 问卷提供的疾病分类表便可以计算出农村留守儿童的低 BMI 率和营养及消化系统疾病患病率。

第一,低 BMI 率的计算涉及儿童身高与体重,具体而言,BMI 的计算公式为 BMI=体重(kg)/[身高(m)]²,即相对身高而言,体重是偏重、正常还是偏轻。但是,与成年人 BMI 指标的判断标准不同(即并非以 BMI 在18.5—23.9 为正常范围,低于 18.5 为低 BMI,高于 23.9 为高 BMI),儿童的 BMI 数值并不稳定。根据 WHO 的儿童生长标准,适用于儿童的 BMI 指标也是针对儿童的性别与年龄而有所区分。本书将使用低于标准 BMI 两个标准差的数值(即 Z 评分小于−2)作为定义低 BMI 率的标准。当儿童 BMI 低于相应年龄和性别的 BMI 标准时,便被界定为低 BMI;相反,当儿童 BMI 等于或高于相应年龄和性别的 BMI 标准时,便被界定为正常。

第二,营养及消化系统疾病患病率涉及儿童是否生病以及儿童生病的类型。CFPS 数据库的相关问题为"过去 12 个月最严重的疾病",且 CFPS 调查问卷提供了《CFPS 疾病分类编码表》。编码表中涉及 21 大类疾病,其中第 5 大类疾病为内分泌、营养和代谢疾病及免疫疾病,而第 13 大类疾病为消化系统疾病。本书将患有这两大类疾病的儿童定义为患有营养及消化系统疾病;相反将未患有这两大类疾病或者过去 12 个月未患有任何疾病的儿童定义为正常。

这两项指标界定清楚后,便可以针对某一人群,如本书的研究对象——农村留守儿童,来计算他们的低 BMI 率和营养及消化系统疾病患病率,即低 BMI 和患有营养及消化系统疾病的留守儿童各自占全体留守儿童样本的百分比,以此来描绘农村留守儿童的营养健康状况。

第二节　农村留守儿童营养健康现状与区域差异

　　上一节对儿童营养健康的相关概念进行了梳理,并结合 CHNS 数据库和 CFPS 数据库的相关问题,明确界定了测量我国农村留守儿童营养健康现状的具体指标。本节在此基础上,详细测量了农村留守儿童的营养健康现状,从留守儿童的生长发育状况到每日能量和宏量营养素摄入情况,再到营养健康状况等三个维度,共计 9 个具体指标。同时,本节将两组数据的样本限定为全体农村留守儿童,而并不包括农村非留守儿童。

一、农村留守儿童的营养健康现状

　　首先,CHNS 数据库实地测量了儿童的"身高"和"体重",本书根据 WHO 最新发布的儿童生长标准(2013)界定了儿童生长发育状况的三个指标:生长迟缓率、低体重率和肥胖率。表 4-1 列出了 CHNS 数据库中农村留守儿童在各调查年份的生长发育状况。

表 4-1　留守儿童的生长发育状况(CHNS)

	2004 年	2006 年	2009 年	2011 年	2015 年
生长迟缓率	19.03%	17.33%	10.23%	16.20%	9.65%
低体重率	13.10%	11.30%	7.96%	6.00%	3.85%
肥胖率	4.76%	3.39%	7.96%	8.87%	9.62%

　　由表 4-1 可知,总体来看,农村留守儿童的生长迟缓问题较为严重,在 10%—20%,低体重率次之,在 3%—13%,而农村留守儿童的肥胖率则并不突出,在 10% 以下。2004 年,农村留守儿童的生长迟缓率高达 19.03%,但该比例此后不断下降,直到 2015 年降至 9.65%。同样地,2004 年,农村留守儿童的低体重率高达 13.10%,在此后的 10 年间也不断下降,直到 2015 年降至仅为 3.85%。这两项指标反映了随着我国社会经济的发展,人民的生活水平不断提高,农村留守儿童的平均身高和平均体重也在不断增长,属于 WHO 儿童生长标准所定义的生长迟缓和低体重的儿童越来越

少,其生长发育状况也日趋良好。与此同时,农村留守儿童的肥胖率却在逐年增加,从2004年的4.76%,到2015年增加至9.62%。一方面随着人民生活水平的提高,高油脂、高热量的膳食逐渐进入农村留守儿童家庭;另一方面由于留守儿童父母的监护缺位,祖辈监护人营养膳食知识的缺乏,导致农村留守儿童食用过多快餐食品甚至垃圾食品。因此,肥胖问题逐渐成为农村留守儿童在生长发育时期所需要面对的新的营养健康难题,农村留守儿童的营养不良问题已逐渐转化成为营养失衡和营养过剩问题。

其次,CHNS数据库通过询问儿童"近三日的每日膳食及数量",测量了儿童近三日中平均每天的能量(千卡)、碳水化合物(克)、脂肪(克)和蛋白质(克)的摄入量。表4-2列出了CHNS数据库中农村留守儿童在各调查年份的能量和宏量营养素摄入情况。

表4-2　留守儿童的能量和宏量营养素摄入情况(CHNS)

	2004年	2006年	2009年	2011年
能量(千卡/天)	1623.67	1527.67	1510.97	1288.54
碳水化合物(克/天)	253.71	234.83	218.89	179.31
脂肪(克/天)	46.83	45.78	50.84	45.21
蛋白质(克/天)	46.60	43.90	44.30	40.88

由表4-2可知,总体来看,农村留守儿童近三日中平均每天能量、碳水化合物和蛋白质的摄入量随着时间的推移都在明显下降,而平均每天脂肪的摄入量随着时间的推移却在小幅波动,甚至在部分年份有上升的趋势。随着人民生活水平的不断提高,膳食结构的逐渐丰富,儿童平均每天能量和宏量营养素的摄入量理应有所上升。对比全体农村儿童在各调查年份的这四项指标的数值,其变化趋势与农村留守儿童一致,也是平均每天能量、碳水化合物和蛋白质的摄入量逐年下降,而平均每天脂肪的摄入量有小幅波动。这主要是由于CHNS数据库所测量的平均每天能量和宏量营养素摄入量是根据近三日的每日膳食食谱及数量计算出来的,仅涉及三餐正餐,因此,有可能忽略了三餐之外的零食、加餐等营养物质的摄入。而随着农民收入的不断提高以及现代生活方式的改变,农村留守儿童的零食、加餐也在逐渐增加,反而一定程度上影响了正餐的营养摄入。但这一下降和影响对全

体农村儿童均适用,也并不仅针对农村留守儿童这一群体,因此,CHNS 数据库对于儿童平均每天能量和宏量营养素摄入量有可能产生的低估也是可以接受的。

　　具体来看,第一,农村留守儿童平均每天能量的摄入量从 2004 年的 1623.67 千卡下降到 2011 年的 1288.54 千卡。根据膳食指南的参考值,1623.67 千卡和 1288.54 千卡的每日能量摄入量大概分别相当于儿童 10 岁和 4 岁的水平,从全体 0—15 岁儿童的每日能量摄入的平均值来看,2011 年相当于 4 岁儿童的 1288.54 千卡的能量摄入量也是明显偏低的,表明农村留守儿童的能量摄入量不断下降的趋势需要引起重视,如果继续下降,有可能会影响农村留守儿童的正常生活,但零食、加餐在一定程度上能够缓解此问题。第二,农村留守儿童平均每天碳水化合物的摄入量从 2004 年的 253.71 克下降到 2011 年的 179.31 克,进一步地,计算碳水化合物的供能比可以得到,2004 年留守儿童平均碳水化合物供能比约为 62.5%,2011 年的留守儿童平均碳水化合物供能比则下降至 55.7%,这反映出儿童膳食结构的变化,即主食的摄入量明显下降,但基本处于 50%—65% 的参考范围内。第三,农村留守儿童平均每天脂肪的摄入量在 45—50 克波动,并没有呈现出下降趋势,但是计算脂肪供能比可以发现,从 2004 年的 26% 逐渐增加至 2011 年的 31.6%,这说明即使农村留守儿童每天的正餐摄入量有所减少,但其膳食结构中高油脂、高热量的膳食却在逐渐增加,对于 4 岁及以上儿童来说,超过 30% 的脂肪供能比可能会带来肥胖的风险,有必要控制膳食结构种高脂肪食物的占比。第四,农村留守儿童平均每天蛋白质的摄入量从 2004 年的 46.60 克下降到 2011 年的 40.88 克。蛋白质是生长发育所需的重要营养物质,保证优质蛋白质的补给关系到儿童的身体健康,尤其是在儿童的生长发育阶段更为重要。根据膳食指南,七八岁儿童的每日蛋白质 RNI 为 40 克,从全体 0—15 岁留守儿童的每日蛋白质平均摄入量来看,基本满足这一标准,但是应该注意不能让儿童的蛋白质摄入量再继续下降,否则将可能影响到其正常的生长发育,可以通过高质量的零食、加餐在一定程度上缓解此问题。

　　再次,CFPS 数据库询问了儿童的"身高"和"体重",本书根据 WHO 的 BMI 计算公式以及最新发布的儿童生长标准(2013)界定了衡量儿童营养健康状况的指标:低 BMI 率。同时,CFPS 数据库询问了儿童"过去 12 个月最严重的疾病",本书根据 CFPS 疾病分类编码表确定了与营养健康相关的疾病,并构建了衡量儿童营养健康状况的指标:营养及消化系统疾病患病率。表 4-3 列出了 CFPS 数据库中农村留守儿童在各调查年份的营养健康状况。

表 4-3 留守儿童的营养健康状况(CFPS)

	2012 年	2014 年	2016 年	2018 年
低 BMI 率	16.89%	14.49%	13.92%	10.99%
营养及消化系统疾病患病率	5.28%	3.55%	4.99%	4.26%

由表 4-3 可知,总体来看,农村留守儿童的低 BMI 率较为严重,在 10%—17%,而农村留守儿童的营养及消化系统疾病患病率则并不突出,在 5%左右。首先,2012 年,农村留守儿童的低 BMI 率高达 16.89%,但该比例此后不断下降,直到 2018 年下降至 10.99%。虽然下降幅度明显,但对比同时期 CHNS 数据库中的低体重率可以发现,2011 年农村留守儿童的低体重率为 6.00%,到 2015 年则下降到了 3.85%,可见留守儿童的低 BMI 率显著高于低体重率。由于 BMI 指标衡量的是儿童的身体形态,即相对身高而言,体重是偏重、正常还是偏轻,因此二者的差异说明,随着人民生活水平的提高,农村留守儿童的绝对体重在不断增加,但相对于身高的相对体重依然较低,整体身体形态呈消瘦。其次,2012 年,农村留守儿童的营养及消化系统疾病患病率为 5.28%,在此后的几年间也不断下降,直到 2018 年下降至 4.26%。这两项指标的变化反映了随着我国社会经济的发展,农村留守儿童的营养健康状况也在不断改善,饮食卫生问题所引起的营养及消化系统疾病在逐渐减少。

二、各类农村留守儿童的营养健康现状

前面对我国农村留守儿童的整体样本进行了分析,描绘了留守儿童的营养健康现状及其发展趋势。在此基础上,本节根据父亲/母亲的外出务工状态,将留守儿童群体进一步区分为双亲均外出、父亲单独外出和母亲单独外出等三种类型,并针对这三类不同的留守儿童,详细测量了其营养健康现

状,包括生长发育状况、每日能量和宏量营养素摄入情况、以及营养健康状况等三个维度,共计 9 个具体指标。

首先,表 4-4 至表 4-6 列出了 CHNS 数据库中三种类型农村留守儿童在各调查年份的生长发育状况:生长迟缓率、低体重率和肥胖率。

表 4-4 各类留守儿童的生长迟缓率

类型	2004 年	2006 年	2009 年	2011 年	2015 年
双亲外出	19.00%	8.70%	13.71%	16.73%	7.69%
父亲单独外出	15.94%	19.83%	2.52%	12.79%	5.00%
母亲单独外出	27.45%	32.61%	18.33%	24.32%	15.49%

由表 4-4 可知,总体来看,母亲单独外出型农村留守儿童的生长迟缓问题最为严重,在 15%—30%,而双亲外出型和父亲单独外出型农村留守儿童的生长迟缓率较低,在 5%—20%。这反映了母亲作为儿童膳食营养监护照料人的作用显著,当母亲单独外出务工时,孩子通常由父亲抚养,而父亲做饭水平较差、营养知识较为缺乏,更容易导致孩子生长迟缓。相反,当父亲单独外出务工时,孩子通常由母亲抚养,或者当双亲均外出务工时,孩子通常由祖辈父母抚养,不论是母亲还是祖辈监护人,其做饭水平均较好,更有利于孩子身高生长。而随着时间的推移,三种类型农村留守儿童的生长迟缓率都经历波动,但总体趋势均为逐渐下降,与整体农村留守儿童的生长迟缓率发展趋势相似。

表 4-5 各类留守儿童的低体重率

类型	2004 年	2006 年	2009 年	2011 年	2015 年
双亲外出	9.86%	2.44%	5.38%	4.61%	3.90%
父亲单独外出	11.76%	18.06%	8.86%	4.40%	3.85%
母亲单独外出	24.14%	21.74%	13.79%	19.51%	3.77%

由表 4-5 可知,总体来看,母亲单独外出型农村留守儿童的低体重率最高,父亲单独外出型次之,而双亲外出型农村留守儿童的低体重率最低。和生长迟缓问题类似,三种类型留守儿童低体重率的区别也反映了母亲作为儿童膳食营养监护照料人的作用显著,当母亲单独外出务工时,孩子饮食

营养得不到保障,最容易引致低体重问题。而随着时间的推移,三种类型农村留守儿童的低体重率都经历波动,但总体趋势均为逐渐下降,与整体农村留守儿童的低体重率发展趋势相似。另外,在这一下降趋势中,原本三者的低体重率差异明显,但在2011年,双亲外出型与父亲单独外出型农村留守儿童的低体重率开始趋近,而在2015年三种类型留守儿童的低体重率也最终趋近。这说明随着人民生活水平的提高,三种类型留守儿童之间的差异性逐渐弥合,即使母亲监护缺位,对孩子体重的影响也减小了。

表4-6 各类留守儿童的肥胖率

类型	2004年	2006年	2009年	2011年	2015年
双亲外出	4.23%	3.66%	6.45%	7.37%	9.09%
父亲单独外出	5.88%	2.78%	7.59%	11.95%	3.85%
母亲单独外出	3.45%	4.35%	13.79%	4.88%	13.21%

由表4-6可知,总体来看,三种类型农村留守儿童的肥胖率都经历波动,但总体趋势均为逐渐上升。在2004年,留守儿童肥胖问题并不突出,三种类型留守儿童的肥胖率均在3%—5%,且差异并不明显。但随着时间的推移,母亲单独外出型留守儿童的肥胖率自2009年起有显著增加,达到13%以上;父亲单独外出型留守儿童的肥胖率虽也在2011年达到11.95%,但其后又显著下跌至3.85%;双亲外出型留守儿童的肥胖率增长最为稳定,并未超过10%。这同样反映了母亲作为儿童膳食营养监护照料人的作用显著,当母亲单独外出务工时,父亲无法对孩子膳食进行合理搭配,或者食用过多高热量的快餐食品甚至垃圾食品,使得留守儿童的肥胖率激增。而母亲和祖辈监护人能够在膳食中更好地搭配营养,较少食用过高热量的食品。不过,留守儿童肥胖率的增加也从侧面反映农村家庭生活条件的提高。此外,结合表4-4、表4-5和表4-6来看,在父母均外出的情况下,留守儿童肥胖率不断上升,生长迟缓和低体重率不断下降,二者呈现此消彼长的关系。这可能是因为家庭总体经济水平随时间的推移不断提高,保障儿童整体的营养摄入越来越充足且丰富,但由于父母均外出务工,其他监护人对儿童的饮食照料和习惯约束不够科学合理,使得儿童摄入过量且不均衡的营养,导致肥胖率增加。

其次,表4-7至表4-10列出了CHNS数据库中三种类型农村留守儿童在各调查年份的日均能量(千卡)、碳水化合物(克)、脂肪(克)和蛋白质(克)的摄入量。

表4-7 各类留守儿童的日均能量摄入量 （单位:千卡）

类型	2004年	2006年	2009年	2011年
双亲外出	1490.96	1443.56	1381.02	1222.39
父亲单独外出	1640.62	1607.66	1519.31	1335.11
母亲单独外出	1827.39	1519.62	1724.60	1395.04

表4-8 各类留守儿童的日均碳水化合物摄入量 （单位:克）

类型	2004年	2006年	2009年	2011年
双亲外出	241.62	223.42	200.43	170.51
父亲单独外出	253.74	245.54	220.38	185.27
母亲单独外出	275.79	234.21	248.74	194.05

表4-9 各类留守儿童的日均脂肪摄入量 （单位:克）

类型	2004年	2006年	2009年	2011年
双亲外出	38.68	42.29	47.14	43.07
父亲单独外出	48.49	49.04	50.29	46.11
母亲单独外出	57.90	45.63	58.23	50.11

表4-10 各类留守儿童的日均蛋白质摄入量 （单位:克）

类型	2004年	2006年	2009年	2011年
双亲外出	43.88	42.18	38.64	38.03
父亲单独外出	47.05	45.82	46.11	44.55
母亲单独外出	50.52	42.84	51.22	41.55

由表4-7至表4-10可知,总体来看,双亲外出型农村留守儿童的日均能量和宏量营养素的摄入量均较低,而母亲单独外出型和父亲单独外出型农村留守儿童的日均能量和宏量营养素的摄入量则较高,且二者在不同类型营养物质间互有高低。当父母双方均外出务工时,留守儿童主要由祖辈监护人或者其他亲友照顾,他们在儿童饮食的量和营养搭配比例等问题

上经验不足,儿童正餐所摄入的各种能量和营养素可能会不足,或者有可能通过加餐和零食等方式来补充。而父母单独一方外出务工时,另一方负责儿童膳食,相对了解儿童的营养摄入量。更进一步地,母亲单独外出型留守儿童的日均能量、碳水化合物和脂肪的摄入量通常较父亲单独外出型留守儿童更高,而蛋白质摄入量则差异不明显,这说明父亲在照顾儿童饮食时,更倾向于提供高热量的食物和主食,缺少对于高蛋白质食物的搭配补充。

从变化趋势上来看,随着时间的推移,三种类型农村留守儿童的日均能量和宏量营养素的摄入量均逐年下降,这与总体农村留守儿童在这四个指标上的表现一致,主要是由于 CHNS 数据库所测量的平均每天能量和宏量营养素摄入量是根据近三日的每日膳食食谱及数量计算出来的,仅涉及三餐正餐,因此,有可能忽略了三餐之外的零食、加餐等营养物质的摄入。而随着农民收入的不断提高以及现代生活方式的改变,农村留守儿童的零食、加餐也在逐渐增加,反而在一定程度上影响了正餐的营养摄入。但在这之中有一项例外,即父母双亲外出型留守儿童的日均脂肪摄入量随着时间的推移在逐渐增加,与其他两类留守儿童的发展趋势相反。这说明祖辈监护人越来越多地在留守儿童的膳食中提供高油脂、高热量的食物,营养结构逐渐失衡。这当然也与祖辈监护人缺乏营养膳食知识有关。

再次,表 4-11 和表 4-12 列出了 CFPS 数据库中三种类型农村留守儿童在各调查年份的营养健康状况:低 BMI 率和营养及消化系统疾病患病率。

表 4-11　各类留守儿童的低 BMI 率

类型	2012 年	2014 年	2016 年	2018 年
双亲外出	16.98%	15.01%	14.63%	10.28%
父亲单独外出	16.80%	14.18%	12.82%	11.76%
母亲单独外出	16.54%	11.84%	13.79%	13.16%

由表 4-11 可知,总体来看,三种类型农村留守儿童的低 BMI 率相差不大,尤其在 2012 年,三者比率几乎相同;而随着时间的推移,三种类型农村留守儿童的低 BMI 率均逐渐下降,但下降的程度不同。双亲外出型农村留守儿童的低 BMI 率下降最为明显,父亲单独外出型次之,而母亲单独外

出型下降最少。至 2018 年,三者比率逐渐拉开差距,母亲单独外出型农村留守儿童的低 BMI 率最高,父亲单独外出型次之,而双亲外出型最低。这一变化反映了母亲作为儿童膳食营养监护照料人的作用显著,当母亲单独外出务工时,孩子饮食营养得不到保障,既容易引致绝对的低体重问题,也容易引致相对的低体重问题,即低 BMI 率。

表 4-12 各类留守儿童的营养及消化系统疾病患病率

类型	2012 年	2014 年	2016 年	2018 年
双亲外出	4.99%	3.16%	4.63%	3.71%
父亲单独外出	5.39%	4.46%	5.47%	5.59%
母亲单独外出	7.32%	2.07%	5.80%	2.17%

由表 4-12 可知,总体来看,三种类型农村留守儿童的营养及消化系统疾病患病率都经历波动,且变化趋势存在一定异质性。在 2004 年,双亲外出型农村留守儿童的营养及消化系统疾病患病率最低,父亲单独外出型次之,而母亲单独外出型患病率最高。但随着时间的推移,母亲单独外出型留守儿童的营养及消化系统疾病患病率显著下降,双亲外出型患病率稳中有降,而父亲单独外出型不降反而略有上升。这反映了母亲单独外出务工时,父亲作为儿童的主要监护人,虽然在膳食营养方面经验不足,但对儿童的饮食卫生与食品安全较有保障。而母亲作为儿童的主要监护人时,却无法显著降低儿童的患病率,这同样也会威胁着儿童的正常生长发育与营养健康。

三、各省份农村留守儿童的营养健康现状

前面分析了我国农村留守儿童的营养健康现状及其发展趋势。下面将根据 CHNS 和 CFPS 两组数据库的抽样省份,来对不同省份农村留守儿童的营养健康现状进行测量,包括生长发育状况、每日能量和宏量营养素摄入情况以及营养健康状况等三个维度,共计 9 个具体指标。

CHNS 数据库的抽样省份各年略有变化,综合来看共计 12 个省、自治区、直辖市。表 4-13 列出了 CHNS 数据库中农村留守儿童在这 12 个省、自治区、直辖市的生长迟缓率、低体重率和肥胖率。

表 4-13　各省、自治区、直辖市留守儿童的生长发育状况（CHNS）

省、自治区、直辖市		生长迟缓率	低体重率	肥胖率
东部地区	北京市	3.85%	0.00%	28.57%
	上海市	0.00%	0.00%	11.11%
	江苏省	8.00%	5.83%	6.80%
	山东省	13.33%	3.33%	20.00%
东北地区	辽宁省	7.14%	4.65%	18.60%
	黑龙江省	9.09%	0.00%	28.57%
中部地区	河南省	13.64%	1.61%	5.65%
	湖北省	15.83%	6.67%	4.00%
	湖南省	15.56%	4.67%	10.00%
西部地区	广西壮族自治区	13.82%	13.64%	2.53%
	贵州省	21.64%	17.13%	4.17%
	重庆市	16.29%	1.47%	8.09%

　　由表 4-13 可知,本书将这 12 个省、自治区、直辖市依据地理位置划分成四大区域:东部地区、东北地区、中部地区和西部地区,这四大区域间农村留守儿童的三个生长发育指标差异较大。首先,从生长迟缓率来看,东部地区和东北地区留守儿童的生长迟缓率较低,除山东省外均低于 10%,而其中上海市甚至无一例留守儿童身高属于生长迟缓;中部地区留守儿童的生长迟缓率居中,在 13%—16%;而西部地区留守儿童的生长迟缓率较高,贵州省最高达到 21.64%。其次,从低体重率来看,东部地区、东北地区和中部地区留守儿童的低体重率较低,均低于 7%,其中北京市、上海市、黑龙江省甚至无一例留守儿童属于低体重;而西部地区留守儿童的低体重率较高,除重庆市外均高于 13%。再次,从肥胖率来看,东部地区和东北地区留守儿童的肥胖率较高,除江苏省外均高于 10%,而其中北京市和黑龙江省都达到了最高的 28.57%;相反,中部地区和西部地区留守儿童的肥胖率较低,均低于 10%。这三项生长发育指标在各地区之间的明显差异,一方面源自各地区之间的社会经济发展水平的不同,收入越高留守儿童的膳食营养越有保障,生长发育指标也就越健康,因此东中西部收入水平的阶梯型下降也与生长迟缓率和低体重率的阶梯型上升有显著关联,与此相反,收入越

高反而有可能造成留守儿童营养过剩而提高肥胖率;另一方面源自不同地区的基因差异,东北地区人民普遍身材高大,因此留守儿童的基因优势就相对明显,生长迟缓率和低体重率均较低,相反肥胖率较高。

表4-14列出了CHNS数据库中12个省份农村留守儿童近三日内平均每天能量、碳水化合物、脂肪和蛋白质的摄入量。

表4-14　各省、自治区、直辖市留守儿童的能量和宏量营养素摄入情况(CHNS)

省、自治区、直辖市		能量 (千卡/天)	碳水化合物 (克/天)	脂肪 (克/天)	蛋白质 (克/天)
北方地区	北京市	1049.74	135.99	38.48	39.57
	山东省	1395.74	210.53	42.08	43.63
	辽宁省	1302.03	185.49	43.79	41.26
	黑龙江省	1545.75	227.80	50.56	44.09
	河南省	1313.24	217.51	31.60	39.54
南方地区	上海市	1548.53	194.57	60.09	57.47
	江苏省	1727.50	241.91	58.87	57.53
	湖北省	1787.36	265.98	56.89	52.63
	湖南省	1594.13	211.98	61.49	48.00
	广西壮族自治区	1443.23	208.59	48.83	42.11
	贵州省	1386.54	217.55	40.39	37.97
	重庆市	991.93	138.68	34.92	30.56

由表4-14可知,本书将这12个省、自治区、直辖市依据地理位置划分成北方地区和南方地区,总体来看,除重庆市外,南方地区留守儿童的能量和宏量营养素摄入量较北方地区留守儿童均较多。首先,从能量摄入量来看,北方五个省份的留守儿童能量摄入量平均在1000—1500千卡,而南方七个省份中除重庆市外都平均在1400—1800千卡。其次,从碳水化合物摄入量来看,北方五个省份的留守儿童碳水化合物摄入量平均在130—230克,而南方七个省份中除重庆市外都平均在190—270克,不过这一差异并不明显,除北京市的碳水化合物摄入量较低外,其他北方省份的碳水化合物摄入量与南方省份相近。再次,从脂肪摄入量来看,北方五个省份的留守儿

童脂肪摄入量平均在 30—50 克,而南方七个省份中除重庆市外都平均在 40—60 克。最后,从蛋白质摄入量来看,北方五个省份的留守儿童蛋白质摄入量平均在 40 克左右,而南方七个省份中除重庆市外都平均在 40—60 克。这四项营养物质摄入量指标在南北方之间的明显差异,主要源自南北方饮食习惯和膳食结构的不同,南方饮食中高热量、高脂肪以及高蛋白的食物较北方更多,但南北方省份在主食(即碳水化合物)的摄入量上相近。同时,留守儿童能量和宏量营养素的摄入量也与各地区之间的社会经济发展水平有一定关联,收入较低的贵州省其留守儿童的能量、脂肪和蛋白质摄入量也较低。

CFPS 数据库的抽样省份共计 31 个省、自治区、直辖市,但由于部分省份农村人口样本不足,或部分省份 16 岁以下儿童人口样本不足,本书仅展示 23 个省、自治区、直辖市的留守儿童结果。表 4-15 列出了 CFPS 数据库中农村留守儿童在这 23 个省、自治区、直辖市的低 BMI 率和营养及消化系统疾病患病率。

表 4-15 各省、自治区、直辖市留守儿童的营养健康状况(CFPS)

省、自治区、直辖市		低 BMI 率	营养及消化系统疾病患病率
北方地区	河北省	10.60%	5.26%
	山东省	9.54%	4.26%
	辽宁省	8.03%	3.89%
	吉林省	10.56%	5.26%
	黑龙江省	7.09%	2.30%
	山西省	12.08%	4.49%
	河南省	11.54%	5.32%
	陕西省	12.23%	5.43%
	甘肃省	12.79%	5.16%

（续表）

省、自治区、直辖市		低 BMI 率	营养及消化系统疾病患病率
南方地区	上海市	13.67%	9.80%
	江苏省	11.49%	1.10%
	浙江省	11.70%	7.35%
	福建省	18.82%	3.70%
	广东省	20.92%	2.30%
	安徽省	15.42%	2.79%
	江西省	16.82%	3.16%
	湖北省	14.40%	3.92%
	湖南省	15.72%	1.98%
	广西壮族自治区	26.02%	2.53%
	重庆市	21.01%	5.74%
	四川省	10.48%	5.10%
	贵州省	15.18%	2.80%
	云南省	12.47%	6.07%

　　由表 4-15 可知,本书将这 23 个省、自治区、直辖市依据地理位置划分成北方地区和南方地区。总体来看,北方地区留守儿童的低 BMI 率较南方地区更低,同时,东部地区留守儿童的低 BMI 率又较中西部地区更低。首先,北方东北部和东部地区省份的留守儿童低 BMI 率平均在 10% 及以下,为全国最低;而北方中部和西部地区省份其低 BMI 率则平均在 12% 左右。其次,南方东部地区省份呈两极分化趋势,长三角三省市的低 BMI 率较低,在 11%—14%,而更为南方的福建省和广东省的低 BMI 率则明显偏高,在 20% 左右;南方中部地区省份的低 BMI 率居中,在 14%—17%;而南方西部地区省份的低 BMI 率也呈两极分化趋势,重庆市和广西壮族自治区的低 BMI 率超过 20%,为全国最高,而四川省、贵州省和云南省的低 BMI 率则较低。农村留守儿童低 BMI 率这一营养健康指标在南北方和东西部之间的明显差异,一方面源自不同地区的基因差异,北方地区尤其是东北地区人民普遍身材高大,因此留守儿童的基因优势就相对明显,低 BMI 率较低,相反南方地区尤其是福建及两广地区人民普遍身材瘦小,因此留守儿童的低

BMI率便较高;另一方面源自各地区之间的社会经济发展水平的不同,收入越高留守儿童的膳食营养越有保障,低BMI率也因此呈现东、中、西部的差异。

而表4-15所列出的农村留守儿童营养及消化系统疾病患病率在南、北方地区也呈现出不同的规律。总体来看,北方地区留守儿童的患病率相对比较接近,在4%至5%分布,其中东北地区患病率更低;南方地区留守儿童的患病率则差异明显,最低为江苏省的1.10%,最高为上海市的9.80%。农村留守儿童营养及消化系统疾病患病率这一营养健康指标在南北方分布不同规律,可主要归因于南北方的膳食结构和地理环境,一方面北方食物结构较为单一,能够引起营养及消化系统疾病的食物不多,而南方食物结构中则拥有更多海鲜野味,能够引起营养及消化系统疾病的食物较多;另一方面北方环境寒冷干燥,食物容易保鲜,儿童患营养及消化系统疾病较少,而南方环境温暖湿润,食物容易变质,儿童患营养及消化系统疾病较多。同时,这一患病率指标不因东、中、西部不同地区收入不同而有所区别。

第三节　不同监护类型下农村留守儿童营养健康现状的比较

农村留守儿童的父母外出务工,将其子女托付给在家的一方或交由其他监护人照顾,由于监护人在文化程度、教养方式、思想观念、身体状况等方面存在差异,必然会造成不同监护类型的留守儿童在生活照料、日常饮食方面存在差异,从而对生长发育和营养健康状况产生不同影响。

目前,学者对留守儿童监护类型的研究包括对监护类型的划分、现状和特点等方面。曹加平(2005)[181]将留守儿童的监护类型分为单亲监护、亲戚监护、祖辈监护和自我监护四种类型。根据全国第五次全国人口普查数据,由祖辈监护的留守儿童占总数的20.6%。而刘允明(2005)[182]、叶敬忠、潘璐(2014)[183]调查结果也表明,农村留守儿童中由祖辈监护的情况非常普遍。在CHNS的调查中,没有涉及儿童平时主要由谁进行照料的相关变量,仅对6岁及以下儿童询问"上周你是否被家里以外的人照料",这可以在一定程度上反映出留守儿童是否得到了充分照料。据此,表 4 - 16 列出了 CHNS 数据库中 6 岁以下农村留守儿童被外人照料和没有被外人照料过这两种不同情况下的生长迟缓率、低体重率和肥胖率。

表 4 - 16　家里以外照料人情况下留守儿童的生长发育状况(CHNS)

		2004 年	2006 年	2009 年	2011 年	2015 年
生长迟缓率	是	26.09%	25.93%	5.71%	14.08%	10.34%
	否	27.27%	19.51%	18.28%	23.04%	21.43%
低体重率	是	26.09%	10.71%	8.33%	0.00%	3.45%
	否	14.04%	8.05%	11.00%	9.57%	4.76%
肥胖率	是	4.35%	3.57%	5.56%	4.23%	6.90%
	否	3.51%	4.60%	8.00%	11.74%	16.67%

由表 4 - 16 可知,总体来看,通过比较上周是否被外人照料过的留守儿童的生长发育情况,可以发现上周被外人照料过的留守儿童的生长发育情况较好一些,表现为生长迟缓率、低体重率和肥胖率在多数年份下更低。当然,由于 CHNS 的问卷调查中,并没有对"外人"进行具体定义,同时只限定了时间为"上周",而未具体限定更稳定的"照料"时间、方式等问题,因此,该指标的统计分析结果需要保持谨慎。被外人照料过的留守儿童的生长发育情况较好,这说明一方面这些照料留守儿童的"外人"可能是长期的、专业监护人,例如保姆或者托儿所、幼儿园的监护人,他们因其身份和职责对留守儿童负有更强烈的责任感,因此对留守儿童的照料更加全面细致,有利于儿童的生长发育;另一方面,这些照料留守儿童的"外人"很可能仅是偶尔一次帮忙,因此也会表现得更为负责、不负所托。当然,反过来讲,还有可能本身体质较好的儿童才会被父母放心交由"外人"照料,因此也就显示出被外人照料过的留守儿童的生长发育状况更好。随着时间的推移,两类留守儿童的生长迟缓率和低体重率均有所下降,但是肥胖率有所上升。这与上一节分析总体农村留守儿童的生长发育指标现状及趋势结论相似,即农村留守儿童的生长发育问题从营养不良逐渐转化为营养过剩。不过,从表 4 - 16 也可以发现,上周被外人照料过的留守儿童的各项指标在五个调查年份间波动较大,这可能是由于 6 岁以下农村留守儿童的样本量太少所致。

表 4-17 列出了 CHNS 数据库中 6 岁以下农村留守儿童被外人照料和没有被外人照料过这两种不同情况下的留守儿童的能量和宏量营养素摄入情况。

表 4-17　家里以外照料人情况下留守儿童能量和宏量营养素摄入情况（CHNS）

		2004 年	2006 年	2009 年	2011 年
能量（千卡/天）	是	1182.48	1124.35	1225.87	1105.27
	否	946.04	1134.78	1136.37	1013.44
碳水化合物（克/天）	是	176.93	163.37	168.81	151.23
	否	150.62	172.69	161.79	141.71
脂肪（克/天）	是	36.72	37.44	44.12	39.40
	否	26.02	35.01	39.73	35.51
蛋白质（克/天）	是	35.99	33.42	38.23	36.25
	否	27.24	32.15	32.85	31.65

由表 4-17 可知，上周被外人照料过的留守儿童对能量和各项宏量营养素的日均摄入量均高于上周未被外人照料过的儿童。与表 4-16 关于生长发育指标的结论相似，这主要可能源于"外人"照料的专业性、责任心等。同时，结合该部分留守儿童样本的年龄分布来看，上周被外人照料过的留守儿童的平均年龄也更大，因此也就导致其能量和宏量营养素摄入水平更高。

在 CFPS 的调查中，各年关于询问儿童监护人的问题有所不同。2012年，通过询问家长"孩子父母最近非假期的一个月，白天孩子最主要由谁照管"和"孩子父母最近非假期的一个月，晚上孩子最主要由谁照管"两个问题来获得儿童白天和夜间主要监护人的信息。而后 2014 年、2016 年和 2018年，则直接询问"白天，孩子通常最主要由谁照管"和"晚上，孩子通常最主要由谁照管"，而没有限制"孩子父母最近非假期的一个月"该条件。各年问题的答案选项均为："托儿所/幼儿园""孩子的爷爷/奶奶""孩子的外公/外婆""孩子的爸爸""孩子的妈妈""保姆""自己照顾自己（该选项只针对 12 岁及以上儿童）"以及"其他"。由于每个答案选项的样本量太少，计算生长发育指标时会产生较大偏差，故进行合并处理，以增加样本量和结果的准确性。具体来说，将孩子的爷爷/奶奶和孩子的外公/外婆合并为孩子的祖父母或外祖父母,将孩子的爸爸和孩子的妈妈合并为孩子的爸爸或妈妈,其他选项不变。数据统计结果如表4-18所示。

表4-18　不同监护人情况下留守儿童的营养健康状况(CFPS)

			2012 年	2014 年	2016 年	2018 年
日间监护人	低BMI率	托儿所/幼儿园	17.92%	4.76%	12.57%	11.93%
		孩子的祖父母或外祖父母	14.34%	14.17%	12.47%	9.88%
		孩子的爸爸或妈妈	18.52%	15.93%	14.41%	11.95%
		自己照顾自己	19.22%	15.99%	15.34%	11.69%
		其他	15.98%	14.81%	16.39%	9.48%
	营养及消化系统疾病患病率	托儿所/幼儿园	5.26%	3.29%	2.55%	0.97%
		孩子的祖父母或外祖父母	4.62%	3.07%	4.23%	4.22%
		孩子的爸爸或妈妈	6.16%	4.84%	6.86%	4.30%
		自己照顾自己	3.92%	3.23%	5.35%	5.56%
		其他	7.35%	2.63%	4.13%	1.83%
晚间监护人	低BMI率	托儿所/幼儿园	33.33%	6.25%	10.53%	0.00%
		孩子的祖父母或外祖父母	14.08%	13.86%	13.83%	9.38%
		孩子的爸爸或妈妈	18.52%	14.73%	14.09%	12.54%
		自己照顾自己	19.45%	15.86%	14.50%	11.94%
		其他	16.07%	14.29%	12.32%	7.50%
	营养及消化系统疾病患病率	托儿所/幼儿园	0.00%	6.67%	15.79%	0.00%
		孩子的祖父母或外祖父母	4.16%	2.94%	3.85%	4.07%
		孩子的爸爸或妈妈	6.70%	4.50%	5.99%	4.61%
		自己照顾自己	4.17%	3.01%	5.37%	4.39%
		其他	7.00%	3.57%	4.23%	2.67%

由表4-18可知,总体来看,不论农村留守儿童白天和晚上通常由谁进行监护,其低BMI率均随着时间的变化有所下降。其中,在留守儿童的日间和晚间监护中,由孩子的祖父母或外祖父母进行监护的留守儿童的低BMI率均是相对低的,由孩子的爸爸或妈妈监护的儿童的低BMI率却相对较高。这可能是因为祖父母或外祖父母通常没有工作任务,有较充足

的时间和精力去照料子孙,由于"隔辈亲"也会对儿童的照料更加用心;相比之下,爸爸或妈妈由于其他家务、工作的分担,可能并不如上一辈老人照料得当。另外,托儿所或幼儿园是白天监护留守儿童的更好的选择,这部分留守儿童的低 BMI 率也相对较低;但是少有托儿所或幼儿园在晚上也对留守儿童进行监护,这部分留守儿童的低 BMI 率的波动幅度便较为剧烈了。最后,尽管自己照顾自己的留守儿童的低 BMI 率也随时间而逐渐下降,但是在 2018 年的调查统计结果中仍然有近 12% 的低 BMI 率,相较于由祖辈进行监护的留守儿童来说,这些留守儿童面临更多的营养健康风险。

在农村留守儿童营养及消化系统疾病患病率方面,几类不同的日间或晚间监护人之间的差异并不明显,相对而言,爸爸或妈妈作为留守儿童的日间或晚间监护人时,孩子的患病率更高,与低 BMI 率相似,爸爸或妈妈由于其他家务、工作的分担,可能并不如上一辈老人照料得当。而随着时间的推移,祖父母或外祖父母以及爸爸或妈妈作为留守儿童的日间或晚间监护人时,留守儿童的患病率自 2012 年以来均逐渐下降,但是自己照顾自己的留守儿童的患病率有所上升。具体而言,2012 年白天通常自己照顾自己的留守儿童患病率为 3.92%,到 2018 年上升至 5.56%;夜间通常自己照顾自己的留守儿童 2012 年患病率为 4.17%,到 2018 年上升至 4.39%。尽管这一患病比率并不高,但相对由父母或祖辈进行监护的留守儿童来说,孩子自己的卫生知识不足、自理能力较弱,该部分群体的患病率有不断增加的趋势。可见自己照顾自己的留守儿童不管是在低 BMI 率还是在患病率上,均有更差的表现。

在 CHNS 的调查中,针对上周被外人监护过的 6 岁及以下儿童,进一步询问他们的监护地点,选项包括:"在自己家里""在爷爷奶奶家里""在外公外婆家里""在其他亲戚家""在邻居家""在居委会或私人办的托儿所""在国家办的公共托儿所""在单位托儿所""在小学的附设学前班""在幼儿园""其他"。由于每个选项的样本量太少且相关选项含义十分相近,合并一些选项有助于增加样本量而获得更准确的结果,又不会影响整体的分析结论。具体而言,本书将"在自己家里""在爷爷奶奶家里""在外公外婆家里""在其他亲戚家""在邻居家",合并为"自己家或亲戚家",将"在居委会或私人办的托儿所""在国家办的公共托儿所""在单位托儿所""在小学的附设学前班""在幼儿园",合并为"托儿所/幼儿园/学前班"。由于其他类样本太少,没有报告该结果,不同监护地点下留守儿童生长发育和能量及宏量营养素摄入情况分别如表4-19和表4-20所示。

表4-19　不同监护地点下留守儿童的生长发育状况(CHNS)

	监护地点	2004年	2006年	2009年	2011年	2015年
生长迟缓率	自己家或亲戚家	36.36%	43.75%	0.00%	26.09%	20.00%
	托儿所/幼儿园/学前班	18.18%	0.00%	6.67%	6.82%	9.52%
低体重率	自己家或亲戚家	18.18%	12.50%	7.14%	0.00%	0.00%
	托儿所/幼儿园/学前班	9.09%	12.50%	13.33%	0.00%	4.76%
肥胖率	自己家或亲戚家	9.09%	6.25%	7.14%	0.00%	20.00%
	托儿所/幼儿园/学前班	0.00%	0.00%	0.00%	4.55%	0.00%

由表4-19可知,首先,在自己家或亲戚家监护的留守儿童的生长迟缓率要显著高于在托儿所/幼儿园/学前班监护的儿童,但是自2004年以来这两部分留守儿童群体的生长迟缓率均有所下降,表明营养健康状况改善的趋势。根据这部分留守儿童群体的年龄分布特征,可以发现在自己家或亲戚家监护的留守儿童的年龄集中在0—3岁,而在托儿所/幼儿园/学前班监护的留守儿童集中在4—6岁,这也基本符合现实情况,一般而言,儿童在3岁之后会被送进托儿所/幼儿园/学前班,而3岁之前往往在家里被照料,但同时这也可能是导致前者生长迟缓率较高的原因之一,因为相对来说,低年龄留守儿童的生长发育受日常饮食和生活照料的影响更大,尤其当低年龄留守儿童被外人照料时,发生营养不良的风险会更高。

其次,在自己家或亲戚家监护的留守儿童的低体重率在2004年高于在托儿所/幼儿园/学前班的留守儿童,但之后在自己家或亲戚家监护的留守儿童的低体重率下降显著,在2011年和2015年均为0%,低于2015年在托儿所/幼儿园/学前班监护的留守儿童的低体重率。与之相对应的是,在自己家或亲戚家监护的留守儿童的肥胖率自2004年以来不断上升,在2015年高达20%,但是在托儿所/幼儿园/学前班监护的留守儿童的肥胖率基本为0%。这表明,不同于生长迟缓率表现出来的特点,在自己家或亲戚家被照料的留守儿童的体重指标更高一些。因此,留守儿童家长关注儿童身高的同时要注意防范营养过剩风险。

表4-20　不同监护地点下留守儿童能量和宏量营养素摄入情况(CHNS)

	监护地点	2004 年	2006 年	2009 年	2011 年
能量 (千卡/天)	自己家或亲戚家	1118.45	1138.94	1205.36	1227.54
	托儿所/幼儿园/学前班	1234.28	1149.67	1087.99	1074.38
碳水化合物 (克/天)	自己家或亲戚家	188.25	173.69	171.81	169.18
	托儿所/幼儿园/学前班	172.34	156.92	144.62	144.80
脂肪 (克/天)	自己家或亲戚家	27.36	34.54	42.09	43.69
	托儿所/幼儿园/学前班	43.01	41.99	39.80	39.12
蛋白质 (克/天)	自己家或亲戚家	29.60	33.19	34.60	39.33
	托儿所/幼儿园/学前班	39.43	36.18	37.69	35.56

　　由表4-20可知,总体来看,在自己家或亲戚家监护的留守儿童平均每日能量、脂肪和蛋白质的摄入量随着时间的推移均呈现逐渐增加的趋势,碳水化合物的摄入量则逐年下降;相反,在托儿所/幼儿园/学前班监护的留守儿童的平均每日能量和宏量营养素摄入量则随着时间的推移均呈现逐渐下降的趋势。2004年,在自己家或亲戚家监护的留守儿童平均每日能量、脂肪和蛋白质的摄入量低于在托儿所/幼儿园/学前班监护的留守儿童,但在二者此消彼长的趋势下,2009年,两类儿童的三项指标的摄入量大小出现反转;而在自己家或亲戚家监护的留守儿童平均每日碳水化合物的摄入量则一直高于在托儿所/幼儿园/学前班监护的留守儿童。这表明,随着居民生活水平的提高,在自己家或亲戚家做饭时提供给孩子的营养元素逐年增加,营养结构日趋均衡;相反,在托儿所/幼儿园/学前班等地为孩子做饭时在正餐三餐中提供给孩子的营养元素有所减少,但也有可能通过加餐、零食的方式补充营养元素,甚至少吃多餐。不过,由于该问题只是询问"在上周是否被照料过"以及"在哪里被照料",所以更加具体的监护时长和监护人等问题无法讨论。

　　此外,这两类留守儿童群体的平均每日蛋白质摄入量也不足,以3岁儿童平均每日蛋白质摄入RNI来看,要达到45克,而在自己家或亲戚家监护和在托儿所/幼儿园/学前班监护的留守儿童的平均每日蛋白质摄入量均在30—40克,远低于推荐标准。从脂肪供能比来看,0—6岁儿童脂肪供能比的RNI至少为30%,对于0—1岁儿童来说,甚至要达到40%左右,而数据分析显示,在自己家或亲戚家监护的留守儿童的脂肪供能比从22%上升至32%,而在托儿所/幼儿园/学前班监护的留守儿童的脂肪供能比在31%—33%,因此,与0—6岁儿童脂肪供能比的平均值相比较,两类留守儿童的脂肪供能比偏低。

在CFPS的调查中,没有直接询问儿童的监护地点,只是询问"孩子最主要住在哪里",答案选项包括:"家里""学校宿舍""亲友家里""幼儿园/托儿所""其他"。但是在2016年和2018年的问卷中去掉了"亲友家里"和"幼儿园/托儿所"这两个选项,因此该部分的数据统计结果缺失。尽管问卷并不是直接询问监护地点,但是日常居住场所基本可以等同于儿童的监护地点,因此根据该指标,对农村留守儿童的低BMI率和营养及消化系统疾病患病率进行统计分析,结果如表4-21所示。

表4-21 不同监护地点下留守儿童的营养健康状况(CFPS)

	监护地点	2012年	2014年	2016年	2018年
低BMI率	家里	16.45%	14.80%	14.12%	11.76%
	学校宿舍	15.59%	13.89%	13.48%	8.85%
	亲友家里	26.67%	21.95%	/	/
	幼儿园/托儿所	10.00%	4.76%	/	/
	其他	25.71%	7.14%	12.24%	6.06%
营养及消化系统疾病患病率	家里	4.86%	3.32%	4.60%	4.77%
	学校宿舍	5.88%	3.45%	5.85%	2.98%
	亲友家里	11.11%	7.69%	/	/
	幼儿园/托儿所	12.50%	4.76%	/	/
	其他	7.84%	7.84%	4.55%	3.33%

由表4-21可知,从农村留守儿童的低BMI率来看,在2012年和2014年,日常居住在幼儿园/托儿所和学校宿舍的留守儿童的低BMI率最低,其次是住在家里的留守儿童,低BMI率最高的是住在亲友家里的留守儿童。

这反映了幼儿园/托儿所和学校对于留守儿童的营养健康保障是最有力的，不但能够提供充足饮食营养，更有机会和场地进行体育锻炼；相反，在亲友家里的留守儿童可能疏于照顾，饮食营养不足，更多留守儿童 BMI 偏低。合并选项之后的 2016 年和 2018 年，依然是住在学校宿舍的留守儿童的低 BMI 率要低于住在家里的留守儿童，不过"其他"这一选项的留守儿童的低 BMI 率却是最低的。由于"其他"指代不详，也无法具体分析。同时，随着时间的推移，各类留守儿童的低 BMI 率均有所下降。

从农村留守儿童的营养及消化系统疾病患病率来看，2012 年和 2014 年，住在亲友家里和幼儿园/托儿所的留守儿童的患病率更高，而住在家里和学校宿舍的留守儿童的患病率更低。与低 BMI 率相似，在亲友家里的留守儿童可能疏于照顾，容易食用变质食物；而在幼儿园/托儿所的留守儿童不同于在学校宿舍的留守儿童，他们年龄更小，更容易患有消化系统疾病。合并选项之后的 2016 年和 2018 年，住在家里、住在学校宿舍以及住在其他地方的农村留守儿童的营养及消化系统疾病患病率则稳定在较低的比率上。同时，随着时间的推移，各类留守儿童的患病率均有所下降。

第四节　农村留守儿童与非留守儿童营养健康现状的比较

农村非留守儿童常常被用来与农村留守儿童进行比较，因为二者均生活在农村地区，家庭条件相近，而他们之间最显著的差别就在于是否"留守"。因此，通过比较二者在营养健康状况方面的差异，可以在一定程度上了解"留守"因素对儿童营养健康的影响效应。

在 CHNS 调查中，相关问题为"你父亲住在家里吗"和"你母亲住在家里吗"，答案皆为是与否的选择。本书将生活在农村地区，对上述两条问题都选择"是"（即父母双方都住在家里）的 0—16 周岁儿童定义为非留守儿童。而在 CFPS 调查中，相关问题为"过去 12 个月与父亲同住多久"和"过去 12 个月与母亲同住多久"，答案为不同时段的选择。本书将生活在农村地区，父母双方都住在家里 7 个月以上（即离家外出 5 个月以下）的 0—16

周岁儿童定义为非留守儿童。

　　根据 CHNS 的调查数据,农村留守儿童与非留守儿童在生长发育状况的差异可以从生长迟缓率、低体重率和肥胖率这三个指标来进行对比,其对比结果如表 4-22 所示。

表 4-22　农村留守儿童与非留守儿童生长迟缓率的对比

	2004 年	2006 年	2009 年	2011 年	2015 年
农村留守儿童	19.03%	17.33%	10.23%	16.20%	9.65%
农村非留守儿童	16.11%	16.29%	11.54%	11.57%	10.71%

　　由表 4-22 可知,除 2011 年农村留守儿童的生长迟缓率较 2009 年有较大上升外,总体来看,不论是农村留守儿童还是非留守儿童,其生长迟缓率均呈下降的趋势,尤其是农村留守儿童的生长迟缓率较非留守儿童来说下降更多。这表明农村儿童整体的生长发育状况自 2004 年以来不断改善,且留守儿童的改善程度更大。通过对比各年两类儿童群体的生长迟缓率,农村留守儿童的生长迟缓率在 2009 年之前均高于非留守儿童,2009 年之后逐渐接近并逆转趋势,除 2011 年外,2009 年之后的农村留守儿童的生长迟缓率均略低于非留守儿童。因此,农村儿童整体的生长迟缓状况得到明显改善,留守儿童与非留守儿童的生长迟缓率有显著的差异,但是相对来说,农村留守儿童身高增长的改善程度较大,尽管在个别年份其生长迟缓率仍要高于非留守儿童。

表 4-23　农村留守儿童与非留守儿童低体重率的对比

	2004 年	2006 年	2009 年	2011 年	2015 年
农村留守儿童	13.10%	11.30%	7.96%	6.00%	3.85%
农村非留守儿童	10.72%	10.45%	8.65%	5.56%	5.58%

　　由表 4-23 可知,农村留守儿童和非留守儿童的低体重率自 2004 年以来均大幅下降。具体而言,留守儿童低体重率从 2004 年的 13.10% 下降到 2015 年的 3.85%,非留守儿童低体重率从 2004 年的 10.72% 下降至 2015 年的 5.85%,因此,相对来说,留守儿童的低体重率下降幅度更大。通过对比各年两类儿童群体的低体重率,农村留守儿童的低体重率在 2009 年之前均高于非留守儿童,2009 年之后逐渐接近并逆转趋势,除 2011 年外,2009

年之后的农村留守儿童的低体重率均略低于非留守儿童。这也同样说明了留守儿童生长发育状况的改善程度大于非留守儿童。

留守儿童与非留守儿童在生长迟缓率和低体重率方面的差异与变化相似,都体现出早期留守儿童生长发育状况较差,后期大幅改善,甚至生长发育情况好于非留守儿童的特点。但是对比儿童群体生长迟缓率和低体重率,可以发现农村留守儿童整体的身高增长状况要差于其体重增长状况,而且体重改善的程度也要大于身高改善的程度。通常情况下,身高的增长确实难于体重的增长,身高增长不仅受到固有的遗传因素的影响,而且需要补充和合理搭配更多的营养,以及增加适量的体育运动,因此也就导致儿童体重的改善更容易、幅度也更大。

表 4-24　农村留守儿童与非留守儿童肥胖率的对比

	2004 年	2006 年	2009 年	2011 年	2015 年
农村留守儿童	4.76%	3.39%	7.96%	8.87%	9.62%
农村非留守儿童	3.51%	4.73%	6.54%	12.70%	13.40%

表 4-24 汇报了农村留守儿童与非留守儿童肥胖率的变化情况,与表 4-23 儿童整体低体重率下降的情况相对应的是,不论是留守儿童还是非留守儿童,肥胖率自 2004 年以来都在不断上升。留守儿童肥胖率从 2004 年的 4.76% 上升至 2015 年的 9.62%,非留守儿童的肥胖率上升幅度更大,从 2004 年的 3.51% 上升至 2015 年的 13.40%。当然,儿童肥胖率的发生主要是营养过剩导致,而肥胖率的不断上升也就表明越来越多的农村儿童所患的营养不良问题已经逐渐转化成为营养过剩问题,表 4-22 和表 4-23 中生长迟缓率和低体重率的不断下降也印证了这一点。

而通过比较留守与非留守儿童的肥胖率,可以发现在 2004 年和 2009 年留守儿童肥胖率略高于非留守儿童,在其他年份均低于非留守儿童。这表明非留守儿童中有更多营养过剩问题的出现,而且自 2004 年以来肥胖率上升较快。结合表 4-22 和表 4-23 可知,尽管留守儿童的生长迟缓率和低体重率下降幅度较大,但是其肥胖率的上升幅度小于非留守儿童,这说明留守儿童营养状况得到改善更多的是帮助他们从营养缺乏性的营养不良逐渐转向营养水平相当,而对于非留守儿童来说,其营养状况的改善则是更多地让他们转向营养过剩和肥胖,这与非留守儿童的家庭生活条件有着密切关联。

根据 CHNS 的调查数据,农村留守儿童与非留守儿童在营养摄入方面的差异可以从儿童近三日平均每天对能量、碳水化合物、脂肪和蛋白质的摄入量这四个指标来进行对比,其对比结果如表 4-25 至表 4-28 所示。

表 4-25　农村留守儿童与非留守儿童能量日均摄入量的对比

(单位:千卡/天)

	2004 年	2006 年	2009 年	2011 年
农村留守儿童	1623.67	1527.67	1510.97	1288.54
农村非留守儿童	1573.78	1526.32	1482.28	1448.22

首先,由表 4-25 可知,总体来看,农村留守儿童近三日内平均每天的能量摄入量要高于非留守儿童。但随着时间的推移,不论是留守儿童还是非留守儿童,其对能量的日均摄入量均呈下降趋势,且在 2011 年二者的对比情况发生了逆转,留守儿童近三日内平均每天的能量摄入量下降剧烈,首次低于非留守儿童。与前述分析一致,随着人民生活水平的不断提高,儿童平均每天能量的摄入量理应有所上升,但是由于 CHNS 数据库所测量的平均每天能量和宏量营养素摄入量是根据近三日的每日膳食食谱及数量计算出来的,仅涉及三餐正餐,因此,有可能忽略了三餐之外的零食、加餐等营养物质的摄入。而农村留守儿童的日均能量摄入量在 2011 年已经下降到接近 1200 千卡的警戒线,如果此下降趋势持续下去,有可能会影响农村留守儿童的正常生活。

表 4-26　农村留守儿童与非留守儿童碳水化合物日均摄入量的对比

(单位:克/天)

	2004 年	2006 年	2009 年	2011 年
农村留守儿童	253.71	234.83	218.89	179.31
农村非留守儿童	238.88	229.99	211.14	198.38

其次,由表 4-26 可知,总体来看,农村留守儿童与非留守儿童近三日内平均每天的碳水化合物摄入量与能量摄入量的变化趋势完全一致,二者

均呈下降趋势,且留守儿童碳水化合物日均摄入量的下降程度更为剧烈。
2009年及之前,留守儿童碳水化合物的日均摄入量高于非留守儿童,但在
2011年,对比情况发生了逆转。这说明儿童膳食结构中主食所占的比例正
在逐渐下降,当然,三餐之外的零食、加餐也在一定程度上补充了碳水化合
物的摄入。

表 4-27　农村留守儿童与非留守儿童脂肪日均摄入量的对比

（单位:克/天）

	2004 年	2006 年	2009 年	2011 年
农村留守儿童	46.83	45.78	50.84	45.21
农村非留守儿童	47.35	46.85	50.51	51.57

再次,由表4-27可知,总体来看,农村留守儿童和非留守儿童近三日
内平均每天的脂肪摄入量在各个年份间有一定的波动,但是自2004年至
2011年间变化不大。非留守儿童的脂肪摄入量有小幅增加,而留守儿童的
脂肪摄入量小幅降低。除2009年留守儿童脂肪摄入量略高于非留守儿童,
其他年份中留守儿童的脂肪摄入量均低于非留守儿童。这说明儿童脂肪
摄入量并没有像其他营养素一样呈现出下降趋势,即使农村留守儿童每
天的正餐摄入量有所减少,但其膳食结构中高油脂膳食仍在逐渐增加。
而非留守儿童家庭收入较高,饮食结构中高油脂的食物也相对留守儿童
家庭更多。

表 4-28　农村留守儿童与非留守儿童蛋白质日均摄入量的对比

（单位:克/天）

	2004 年	2006 年	2009 年	2011 年
农村留守儿童	46.60	43.90	44.30	40.88
农村非留守儿童	47.81	45.91	45.65	47.40

最后,由表4-28可知,总体来看,农村留守儿童的蛋白质摄入量始终
低于非留守儿童,且自2004年以来对蛋白质的摄入量有所下降,而非留守
儿童的蛋白质摄入量则变化不大。相对碳水化合物,脂肪和蛋白质的成本
更高,对儿童生长发育的影响也更为重要,而通过表4-27和表4-28的对

比,可以发现留守儿童的脂肪和蛋白质摄入量均要低于非留守儿童。这一方面是由于留守儿童家庭收入相对较低,饮食结构中高脂肪和高蛋白质的食物较少;另一方面是由于留守儿童父母在饮食方面的监护缺位,祖辈监护人的营养知识又较缺乏,导致留守儿童的高质量、高成本的营养摄入情况要差于非留守儿童。恰恰是因为农村留守儿童脂肪和蛋白质摄入量较非留守儿童更少,农村留守儿童相应增加了对碳水化合物的摄入量,以作补充。

　　根据 CFPS 的调查数据,农村留守儿童与非留守儿童在营养健康方面的差异可以从低 BMI 率和营养及消化系统疾病患病率这两个指标来进行对比,其对比结果如表 4 - 29 和表 4 - 30 所示。

表 4 - 29　农村留守儿童与非留守儿童低 BMI 率的对比

	2012 年	2014 年	2016 年	2018 年
农村留守儿童	16.89%	14.49%	13.92%	10.99%
农村非留守儿童	13.16%	13.64%	12.76%	11.19%

　　由表 4 - 29 可知,总体来看,除 2018 年,农村留守儿童的低 BMI 率均高于非留守儿童,在 2018 年,留守儿童的低 BMI 率也仅是稍低于非留守儿童,因此可以发现留守儿童的生长发育状况要差于非留守儿童。根据前文 CHNS 的调查数据,留守儿童的生长迟缓率和低体重率总体上高于非留守儿童,因此 CHNS 和 CFPS 的统计结果基本一致。同时,自 2012 年以来,留守儿童和非留守儿童的低 BMI 率都在下降,但是留守儿童低 BMI 率下降幅度更大一些,表明他们的营养健康状况改善较大,这和 CHNS 调查结果也是一致的。

表 4 - 30　农村留守儿童与非留守儿童营养及消化系统疾病患病率的对比

	2012 年	2014 年	2016 年	2018 年
农村留守儿童	5.28%	3.55%	4.99%	4.26%
农村非留守儿童	5.45%	3.51%	5.31%	3.36%

　　由表 4 - 30 可知,总体来看,农村留守儿童和非留守儿童的患病率比较接近,在 2012 年和 2016 年留守儿童患病率稍低于非留守儿童,而在 2014 年和 2018 年则稍高于非留守儿童,因此可以认为留守儿童和非留守儿童的

患病率没有显著的差异,且因调查年份的不同,二者具有不同的比较关系。此外,留守儿童与非留守儿童的患病率自 2012 年以来均有小幅的下降,可能是由于生活水平提高、营养健康意识增强或者环境卫生状况提高等减少了儿童的患病。

综上所述,农村留守儿童在生长迟缓率、低体重率和低 BMI 率方面的表现均差于非留守儿童,但是时间变化趋势表明留守儿童与非留守儿童的生长发育状况都得到了改善,而且留守儿童生长发育状况的改善幅度更大。同时,留守儿童与非留守儿童在肥胖率方面的差异也在一定程度上表明留守儿童出现营养过剩的比例要更低,相对非留守儿童来说,其营养健康状况的改善主要是帮助他们减少了营养缺乏性的营养不良情况的发生。在能量和宏量营养素的摄入量上,留守儿童的能量和碳水化合物日均摄入量要高于非留守儿童,但是脂肪和蛋白质的摄入量较低,脂肪和蛋白质对生长发育具有更重要的影响,而且成本更高,留守儿童群体限于经济和膳食照料条件,可能面临比非留守儿童更差的营养摄入情况。在营养及消化系统疾病患病率方面,留守儿童与非留守儿童的患病率没有显示出明确的大小关系,可能是由于儿童群体在营养及消化系统疾病方面的患病率本来就比较低,因此留守与非留守儿童群体也就未显示出明显差异。

第五节　农村留守儿童与城市流动儿童营养健康现状的比较

除农村非留守儿童,还有另一类特殊儿童群体与农村留守儿童相关,那就是"城市流动儿童",这些儿童的户口在农村地区,但是跟随外出务工的父亲或母亲在城市生活,虽然他们并没有取得城市居民的身份,但是与被留守在农村老家的非留守儿童相比,他们能够享受到更便利的交通、更丰富的食物、更优质的医疗和教育资源,以及更清洁卫生的环境,这些都对儿童的身心发展有一定的积极影响。此外,留守儿童与流动儿童最大的区别还在于是否与父母生活在一起,父母的陪伴和照料是无法替代的,这也可能是导致留守与流动儿童存在显著营养健康差异的原因。

在 CHNS 和 CFPS 这两个数据库中，由于没有涉及具体的城市流动儿童的问题，因此本书将生活在城市地区但为农村户口的 0—16 周岁儿童定义为"城市流动儿童"。根据 CHNS 的调查数据，农村留守儿童与城市流动儿童在生长发育状况的差异可以从生长迟缓率、低体重率和肥胖率这三个指标来进行对比，其对比结果如表 4‐31、表 4‐32 和表 4‐33 所示。

表 4‐31　农村留守儿童与城市流动儿童生长迟缓率的对比

	2004 年	2006 年	2009 年	2011 年	2015 年
农村留守儿童	19.03％	17.33％	10.23％	16.20％	9.65％
城市流动儿童	19.35％	18.45％	8.72％	15.31％	10.71％

由表 4‐31 可知，总体来看，自 2004 年以来，农村留守儿童与城市流动儿童的生长迟缓率均在下降，但是相对城市流动儿童来说，农村留守儿童生长迟缓率的下降幅度稍大一些。具体地说，农村留守儿童的生长迟缓率从 2004 年的 19.03％下降至 2015 年的 9.65％，城市流动儿童的生长迟缓率从 2004 年的 19.35％下降至 2015 年的 10.71％。对比农村留守儿童和城市流动儿童的生长迟缓率，可以发现在 2009 年和 2011 年农村留守儿童的生长迟缓率更高，而在其他年份，其生长迟缓率要低于城市流动儿童。可见，尽管城市流动儿童享受到比农村留守儿童更丰富和便利的生活条件，但是其生长发育情况并非一定好于留守儿童。这可能是因为尽管流动儿童跟随在父母身边，但是在外务工的父母可能无暇照料自己的孩子，导致流动儿童面临比农村留守儿童更差的生活境况；而且由于城市生活成本较高，流动儿童并不一定能够完全享受到城市里丰富的食物和资源，甚至生活水平差于农村留守儿童。

表 4‐32　农村留守儿童与城市流动儿童低体重率的对比

	2004 年	2006 年	2009 年	2011 年	2015 年
农村留守儿童	13.10％	11.30％	7.96％	6.00％	3.85％
城市流动儿童	13.33％	10.00％	9.90％	8.96％	1.79％

由表 4‐32 可知，总体来看，自 2004 年以来，农村留守儿童与城市流动儿童的低体重率均呈下降趋势，尤其是城市流动儿童低体重率的下降幅度

更大。具体地说,农村留守儿童的低体重率从 2004 年的 13.10% 下降至 2015 年的 3.85%,城市流动儿童的低体重率从 2004 年的 13.33% 下降至 2015 年的 1.79%。对比农村留守儿童和城市流动儿童的低体重率,可以发现在 2006 年和 2015 年,农村留守儿童的低体重率要高于城市流动儿童,而在其他年份,流动儿童的低体重率更高。与生长迟缓率的比较结果相似,农村留守儿童与城市留守儿童低体重率的比较关系并不固定。

表 4-33 农村留守儿童与城市流动儿童肥胖率的对比

	2004 年	2006 年	2009 年	2011 年	2015 年
农村留守儿童	4.76%	3.39%	7.96%	8.87%	9.62%
城市流动儿童	4.76%	6.00%	6.93%	14.93%	17.86%

由表 4-33 可知,总体来看,自 2004 年以来,农村留守儿童与城市流动儿童的肥胖率均在不断上升,尤其是城市流动儿童肥胖率的上升幅度较大。除 2009 年城市流动儿童的肥胖率略低于农村留守儿童,流动儿童的肥胖率普遍高于留守儿童。而且,自 2011 年以来,流动儿童的肥胖率要远远高于留守儿童。尽管城市流动儿童与农村留守儿童在生长迟缓率和低体重率方面的差异不够明显,但是二者在肥胖率上具有比较显著的差异。这一差异一方面表明了流动儿童由于生活在城市,能够享受更多的便利和资源,生活水平得到提高,家长的科学喂养知识不断完善,促进城市流动儿童的生长发育,甚至出现营养过剩,导致肥胖率的大幅上升;另一方面,对于某些城市流动儿童来说,尽管生活在城市,有父母陪伴在身边,但可能并不能得到父母充分的照料和陪伴,饮食结构中更多食用高热量、高脂肪的快餐食品,因此在肥胖率上远超留守在农村的儿童,甚至威胁到流动儿童的整体营养健康状况。

根据 CHNS 的调查数据,农村留守儿童与城市流动儿童在营养摄入方面的差异可以从儿童近三日平均每天对能量、碳水化合物、脂肪和蛋白质的摄入量这四个指标来进行对比,其对比结果如表 4-34 及表 4-35 所示。

表 4-34　农村留守儿童与城市流动儿童能量日均摄入量的对比

（单位：千卡/天）

	2004 年	2006 年	2009 年	2011 年
农村留守儿童	1623.67	1527.67	1510.97	1288.54
城市流动儿童	1658.61	1526.30	1451.59	1228.19

首先，由表 4-34 可知，总体来看，除 2004 年外农村留守儿童近三日内平均每天的能量摄入量要高于城市流动儿童。但随着时间的推移，留守儿童和流动儿童对能量的日均摄入量均呈下降趋势。与前述分析一致，CHNS 数据库所测量的平均每天能量和宏量营养素摄入量是根据近三日的每日膳食食谱及数量计算出来的，仅涉及三餐正餐，有可能忽略了三餐之外的零食、加餐等营养物质的摄入。因此，城市流动儿童的日均能量摄入量低于农村留守儿童也很有可能是因为他们拥有更多的零食和加餐可以对能量进行补充。不过二者在 2011 年已经下降到接近 1200 千卡的警戒线，如果此下降趋势持续下去，有可能会影响农村留守儿童和城市流动儿童的正常生活。

表 4-35　农村留守儿童与城市流动儿童碳水化合物日均摄入量的对比

（单位：克/天）

	2004 年	2006 年	2009 年	2011 年
农村留守儿童	253.71	234.83	218.89	179.31
城市流动儿童	244.05	223.13	190.37	153.64

其次，由表 4-35 可知，总体来看，农村留守儿童近三日内平均每天的碳水化合物摄入量在各调查年份都比城市流动儿童明显较高，且随着时间的变化，二者均呈显著下降趋势。这说明儿童膳食结构中主食所占的比例正在逐渐下降，而且城市流动儿童膳食结构更为丰富，因此三餐中的主食比例则更少。当然，三餐之外的零食、加餐也在一定程度上补充了两类儿童碳水化合物的摄入。

表 4-36　农村留守儿童与城市流动儿童脂肪日均摄入量的对比

（单位：克/天）

	2004 年	2006 年	2009 年	2011 年
农村留守儿童	46.83	45.78	50.84	45.21
城市流动儿童	52.47	49.90	55.37	49.37

再次，由表 4-36 可知，总体来看，城市流动儿童近三日内平均每天的脂肪摄入量在各调查年份均显著高于农村留守儿童，与能量和碳水化合物的摄入量不同，城市流动儿童对脂肪的摄入量明显更高。这可能是因为相对于农村地区，在城市地区获得富含脂肪的食物更加便利，而父母可能也更有经济条件为流动儿童负担更多的食物支出。结合城市流动儿童与留守儿童在肥胖率方面的表现，也可以认为城市儿童相对较多的脂肪摄入是导致肥胖率较高的原因之一。但是不论是留守儿童还是流动儿童，自 2004 年以来脂肪的日均摄入量均经历波动，且有小幅下降。

表 4-37　农村留守儿童与城市流动儿童蛋白质日均摄入量的对比

（单位：克/天）

	2004 年	2006 年	2009 年	2011 年
农村留守儿童	46.60	43.90	44.30	40.88
城市流动儿童	52.36	45.75	47.75	42.15

最后，由表 4-37 可知，总体来看，城市流动儿童近三日内平均每天的蛋白质摄入量在各调查年份均显著高于农村留守儿童，与对脂肪的摄入类似，城市地区交通便利，食物种类更加丰富，因此便于流动儿童的家庭采购富含蛋白质的食物，同时也可能因为在城市生活的父母更加注重对儿童的营养补充，尤其是蛋白质这类对儿童的生长发育有重要作用的营养素，使得城市流动儿童的蛋白质摄入量要显著高于农村留守儿童。同样地，不论是留守儿童还是流动儿童，自 2004 年以来蛋白质的日均摄入量均经历波动，且有一定程度的下降，需要提醒注意。

根据 CFPS 的调查数据，农村留守儿童与城市流动儿童在营养健康方面的差异可以从低 BMI 率和营养及消化系统疾病患病率这两个指标来进行对比，其对比结果如表 4-38 和表 4-39 所示。

表 4－38　农村留守儿童与城市流动儿童低 BMI 率的对比

	2012 年	2014 年	2016 年	2018 年
农村留守儿童	16.89%	14.49%	13.92%	10.99%
城市流动儿童	16.58%	14.02%	12.70%	10.94%

由表 4－38 可知,总体来看,农村留守儿童的低 BMI 率在各调查年份均稍高于城市流动儿童,但是二者的低 BMI 率自 2012 年来均不断下降,留守儿童和流动儿童的低 BMI 率分别从 2012 年的 16.89% 和 16.58% 下降至 2018 年的 10.99% 和 10.94%。前文根据 CHNS 数据库比较儿童身高、体重方面的生长发育状况,结果并没有显示出农村留守儿童和城市流动儿童的绝对差异,但根据 CFPS 数据库,将儿童的身高、体重指标结合起来的 BMI 指标的比较结果显示城市流动儿童比农村留守儿童的生长发育状况稍好一些,相同身高下,城市流动儿童的体重略高,但是二者的差距始终较小。

表 4－39　农村留守儿童与城市流动儿童营养及消化系统疾病患病率的对比

	2012 年	2014 年	2016 年	2018 年
农村留守儿童	5.28%	3.55%	4.99%	4.26%
城市流动儿童	4.52%	3.90%	4.83%	4.28%

由表 4－39 可知,总体来看,农村留守儿童和城市流动儿童的患病率比较接近,在 2012 年和 2016 年农村留守儿童的患病率略高于城市流动儿童,而在 2014 年和 2018 年,留守儿童的患病率较低。两类儿童的患病率在这几年间略有波动,并都呈小幅下降趋势,可能因为两类儿童的患病率本身就比较低的原因,所以没有太大的下降空间,而越来越高的生活水平、越来越完善的医疗保障和逐渐加强的营养意识也使得儿童的患病率不会出现大幅的上升。总体来看,农村留守儿童与城市流动儿童在营养及消化系统疾病方面的患病率没有显著的差异,大小比较关系在各年间并不固定。

综上所述,农村留守儿童与城市流动儿童在生长迟缓率、低体重率和低 BMI 率方面差异较小,不同年份的调查数据显示出不同的大小比较关系,但在肥胖率方面,城市流动儿童的肥胖率上升较快,尤其在 2011 年和 2015 年的肥胖率要显著高于农村留守儿童的肥胖率。此外,二者的营养及消化系统疾病患病率也不具有显著的差异。可见城市流动儿童虽然生活在条件更为优越的城市，且与父亲或母亲共同生活，但并不一定表现出比农村留守儿童更好的生长发育状况，尤其当父母无暇照料子女、城市生活压力太大的情况下，城市流动儿童可能并不能很好地融入城市生活而享受到各方面的便利。最后，在能量和各宏量营养素的摄入方面，得益于城市居民收入较高、城市地区交通便利、食物种类更加丰富等因素，城市流动儿童对脂肪和蛋白质的日均摄入量要普遍高于农村留守儿童，但相应地，其对能量和碳水化合物的摄入量也更低。

本章小结

本章首先界定了儿童营养健康的相关概念，并在此基础上从体格测量、膳食调查和营养疾病这三个维度构建儿童营养健康的测量指标，主要包括：生长发育状况（生长迟缓率、低体重率、肥胖率）、每日能量和宏量营养素摄入情况（能量、碳水化合物、脂肪和蛋白质的日均摄入量）以及营养健康状况（低 BMI 率、营养及消化系统疾病患病率）等 9 个指标。

总体来看，在生长发育方面，我国农村留守儿童的生长迟缓问题较为严重，低体重率次之，而肥胖率则并不突出；但是，随着时间的推移，农村留守儿童的生长迟缓和低体重问题均得到了改善，而肥胖问题却开始突显，可见留守儿童的营养不良问题正逐渐转化成为营养失衡和营养过剩问题。在膳食摄入方面，留守儿童每日能量和宏量营养素的摄入量整体呈下降趋势，但其膳食结构中高油脂、高热量的膳食在逐渐增加。在营养健康方面，留守儿童的低 BMI 率较高，但其营养及消化系统疾病患病率则并不突出，且二者均在不断下降。

对比不同类型的农村留守儿童可以发现，母亲单独外出型留守儿童的生长迟缓和低体重问题最为严重，反映出母亲作为儿童膳食营养监护人的作用十分显著；双亲均外出的留守儿童对能量和宏量营养素的摄入量较低，可能是由于祖辈监护人或其他亲友在儿童膳食搭配方面经验不足；母亲单独外出型留守儿童的低 BMI 率最高，但是营养及消化系统疾病的患病率最低,这反映了母亲单独外出务工时,父亲作为儿童的主要监护人,虽然在膳食营养方面经验不足,但对儿童的饮食卫生与食品安全较有保障。

对比不同省份的农村留守儿童可以发现,随着东中西部地区经济发展水平的阶梯式下降,留守儿童的生长迟缓率和低体重率均呈阶梯式上升,而肥胖率却呈阶梯式下降;南方地区留守儿童对高热量、高脂肪以及高蛋白食物的摄入高于北方,而南北方省份在主食的摄入量上比较相近;北方地区留守儿童的低 BMI 率要普遍低于南方地区,东部地区留守儿童的低 BMI 率又较中西部地区更低;北方各省份留守儿童的营养及消化系统疾病患病率相对比较接近,而南方地区内部则存在显著差异。这与各地的饮食习惯、气候环境和经济发展水平存在一定关联。

对比不同监护类型下的农村留守儿童可以发现,不同监护人照料过的留守儿童在生长发育和营养摄入方面均有较大差异,总体来看,祖辈监护人略优于外人;同时,留守儿童在自家被照料抑或是住在学校宿舍,其营养健康状况也各不相同,幼儿园/托儿所以及学校宿舍更有益于留守儿童的生长发育。

对比农村留守儿童与农村非留守儿童的营养健康状况可以发现,在生长发育方面,留守儿童与非留守儿童的生长迟缓率和低体重率均在不断下降,但留守儿童的改善程度更大,相反,留守与非留守儿童的肥胖率均在不断上升,且非留守儿童肥胖率上升幅度更大;在能量和宏量营养素摄入方面,留守儿童日均能量、碳水化合物摄入量要高于非留守儿童,但脂肪和蛋白质摄入量低于非留守儿童;在营养健康方面,留守儿童的低 BMI 率总体上高于非留守儿童,而二者的营养及消化系统疾病患病率却比较接近,且都呈下降趋势。

对比农村留守儿童和城市流动儿童的营养健康状况可以发现,在生长发育方面,留守儿童与流动儿童的生长迟缓率和低体重率均呈下降趋势,而肥胖率却在逐年上升,尤其是流动儿童的上升幅度更大;在膳食摄入方面,留守儿童日均能量和碳水化合物摄入量要高于城市流动儿童,但脂肪和蛋白质摄入量要显著低于城市流动儿童,农村留守儿童的主食占比更高,不如城市流动儿童的膳食结构更加丰富;在营养健康方面,留守儿童的低 BMI率稍高于城市流动儿童,但二者的患病率比较接近。

第五章

农村留守儿童营养健康的影响因素

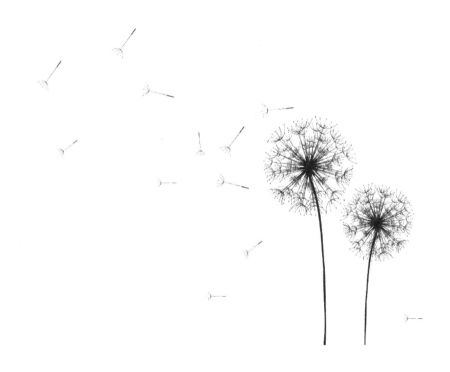

　　上一章选取了儿童生长发育状况、营养物质摄入情况以及营养健康疾病等三类指标,对我国农村留守儿童的营养健康现状进行了实证测量,并详细对比了不同监护类型的留守儿童,以及农村留守儿童、农村非留守儿童和城市流动儿童等几类人群的营养健康差异。在此基础之上,本章将进一步探寻农村留守儿童营养健康状况的影响因素,并从留守儿童的个人层面、父母层面、家庭层面以及学校层面等四个角度实证检验这些因素所引起的具体影响机制。

第一节　农村留守儿童营养健康
的留守层面影响因素

　　农村留守儿童父母的监护缺位,祖辈监护人营养膳食知识的缺乏,使得留守儿童的营养健康状况受到了严重的威胁:一方面由于营养元素摄入不足有可能导致营养缺乏,另一方面由于营养元素摄入过多也有可能导致营养过剩,这二者都进而影响儿童正常的身体生长发育,甚至造成儿童身患营养和消化类疾病。正如上一章对农村留守儿童营养健康现状所做的实证测量,相较于农村非留守儿童,农村留守儿童的生长发育状况较差,能量与宏量营养素的日均摄入量不够均衡,营养健康疾病也常有发生。不过,这些差异究竟多大,在统计学意义上是否显著,农村儿童留守与否是否真正是影响其营养健康的关键,尚未可知。

　　因此,在考察其他可能影响农村留守儿童营养健康现状的因素和机制之前,首先应对儿童是否留守以及具体为何种留守类型进行检验。换言之,儿童的留守层面的影响因素应是本书首先关注的重点,也是其他层面影响因素的基础。为了更加严谨地检验留守与否对儿童营养健康所产生的影响,本书将使用多元线性回归的分析方法,具体模型形式如公式(5-1)所示:

$$Y_i = \alpha + \beta * X_i + \mu_s + \lambda_t + \varepsilon \tag{5-1}$$

　　其中,Y_i表示回归模型的因变量,即儿童营养健康的各类指标;X_i表示回归模型的主要自变量,即儿童是否处于留守状态;μ_s 和 λ_t 则表示面板数据回归模型中的省份和调查年份的固定效应。β 系数是回归模型的主要关注结果,该系数的符号方向以及是否在统计意义上显著能够判断儿童的留守状态对其营养健康的实际影响。据此,表 5-1 至表 5-3 分别汇报了儿童是否处于留守状态对其生长发育状况、能量与宏量营养素摄入量以及营养健康情况所带来的影响。

表 5-1　留守状态对儿童生长发育状况的影响回归结果(CHNS)

	生长迟缓率	低体重率	肥胖率
留守儿童	0.0177* (0.00972)	0.00110 (0.00945)	−0.0153 (0.00978)
常数项	0.131*** (0.00492)	0.0784*** (0.00495)	0.0888*** (0.00512)
样本量	6516	4077	4068
拟合优度	0.001	0.000	0.001

注:(1) 括号内为估计量的标准误差;
　　(2) ***,** 和* 分别表示 $p<0.01$,$p<0.05$ 和 $p<0.1$。

由表 5-1 可知,总体来看,农村留守儿童的生长发育状况比非留守儿童更差。具体而言,留守儿童的生长迟缓率显著高于非留守儿童 1.77%,低体重率高于非留守儿童 0.11%,但并不显著,而肥胖率却低于非留守儿童,同样也并不显著。父母一方或双方外出务工,孩子留守农村并被其他监护人照料,一方面他们的营养膳食知识较为缺乏,无法为留守儿童提供均衡营养,另一方面他们的照料精力毕竟有限,无法像亲生父母一般关注孩子的成长细节,最终导致留守儿童的生长发育状况堪忧,平均身高和体重都较非留守儿童更低。

表 5-2　留守状态对儿童能量与宏量营养素摄入量的影响回归结果(CHNS)

	能量	碳水化合物	脂肪	蛋白质
留守儿童	−53.07*** (19.47)	−5.417* (3.102)	−2.015** (0.950)	−3.304*** (0.653)

（续表）

	能量	碳水化合物	脂肪	蛋白质
常数项	1511*** (10.30)	220.6*** (1.641)	48.99*** (0.503)	46.77*** (0.346)
样本量	4865	4865	4865	4865
拟合优度	0.002	0.001	0.001	0.005

注:(1) 括号内为估计量的标准误差;

　　(2) ***,** 和* 分别表示 p<0.01,p<0.05 和 p<0.1。

由表 5 - 2 可知,总体来看,农村留守儿童近三日平均每天的能量和宏量营养素摄入量均比非留守儿童显著更低。具体而言,留守儿童的能量摄入量显著低于非留守儿童 53.07 千卡,碳水化合物摄入量显著低于非留守儿童 5.417 克,脂肪摄入量显著低于非留守儿童 2.015 克,蛋白质摄入量显著低于非留守儿童 3.304 克。同样地,父母一方或双方外出务工,照料留守儿童饮食营养的责任便多数落在祖辈监护人身上,但是他们的营养膳食知识较为缺乏,不知如何搭配不同营养元素,同时也可能低估了留守儿童在生长发育期间的营养需求,最终导致留守儿童在各项营养物质的摄入量上均显著低于非留守儿童,这对其生长发育将会造成严重阻滞。

表 5 - 3　留守状态对儿童营养健康状况的影响回归结果(CFPS)

	低 BMI 率	患病率
留守儿童	0.0135*** (0.00511)	0.000756 (0.00355)
常数项	0.128*** (0.00376)	0.0435*** (0.00264)
样本量	18047	13484
拟合优度	0.000	0.000

注:(1) 括号内为估计量的标准误差;

　　(2) ***,** 和* 分别表示 p<0.01,p<0.05 和 p<0.1。

由表 5 - 3 可知,总体来看,农村留守儿童的营养健康状况比非留守儿童更差。具体而言,留守儿童的低 BMI 率显著高于非留守儿童 1.35%,营养及消化系统类疾病的患病率高于非留守儿童 0.08%,但并不显著。同时,结合表 5 - 1 中的低体重率结果来看,农村留守儿童绝对体重偏低的人数较多,而其相对体重偏低的人数更显著较多,两个结果相互印证,一方面说明留守儿童的体重指标确实偏低,另一方面也反映了留守儿童的整体身形倾向于消瘦,在其生长发育的关键时间存在营养不良的现象。

当然,父亲和母亲在儿童生长发育和饮食营养方面所扮演的角色以及所起的作用是截然不同的,那么,究竟是父亲外出务工还是母亲外出务工对留守儿童营养健康的影响也是不同的。因此,在留守儿童群体之中,又可根据父亲/母亲外出务工的状态,进一步将其区分为双亲均外出、父亲单独外出和母亲单独外出等三种类型。为了实证检验不同类型留守儿童的营养健康现状是否有显著区别,本章所使用的回归模型需要调整为公式(5-2):

$$Y_i = \alpha + \beta_1 * X_{1i} + \beta_2 * X_{2i} + \beta_3 * X_{3i} + \mu_s + \lambda_t + \varepsilon \qquad (5-2)$$

与公式(5-1)相同,Y_i 表示回归模型的因变量,即儿童营养健康的各类指标;但 X_{1i}、X_{2i} 和 X_{3i} 作为主要自变量,在此处反映了留守儿童的不同类型,包括双亲外出型、父母单独外出型和母亲单独外出型三种;μ_s 和 λ_t 同样代表了面板数据回归模型中的省份和调查年份的固定效应。三个 β 系数是回归模型的主要关注结果,该系数的符号方向以及是否在统计意义上显著能够判断留守儿童的不同类型对其营养健康的实际影响。据此,表5-4至表5-6分别汇报了不同留守类型对儿童生长发育状况、能量与宏量营养素摄入量以及营养健康情况的影响。

表5-4　不同留守类型对儿童生长发育状况的影响回归结果(CHNS)

	生长迟缓率	低体重率	肥胖率
双亲外出	0.00713 (0.0135)	−0.0284** (0.0126)	−0.0238* (0.0130)
父亲外出	−0.00785 (0.0145)	0.0107 (0.0143)	−0.00915 (0.0148)
母亲外出	0.0972*** (0.0203)	0.0701*** (0.0209)	−0.00304 (0.0216)
常数项	0.131*** (0.00491)	0.0784*** (0.00494)	0.0888*** (0.00512)
样本量	6516	4077	4068
拟合优度	0.004	0.005	0.001

注:(1) 括号内为估计量的标准误差;
　　(2) ***,** 和 * 分别表示 $p < 0.01$,$p < 0.05$ 和 $p < 0.1$。

由表 5-4 可知,总体来看,不同父母外出类型对留守儿童生长发育状况的影响表现差异较大。首先,双亲外出型留守儿童的生长迟缓率没有显著变化,但其低体重率显著下降 2.84%,而肥胖率也显著下降 2.38%,这可能是由于双亲外出使得家庭收入有了更大幅度的提高,能够为儿童提供更为均衡的营养膳食,既降低了留守儿童低体重的风险,也同时减少了他们过于肥胖的倾向。其次,父亲单独外出型留守儿童的生长发育状况没有显著变化,这可能是因为父亲主要是家庭收入的挣取者,较少参与到儿童的起居照料之中,因此回归系数均不显著。再次,母亲单独外出型留守儿童的生长迟缓率和低体重率都显著上升。具体来看,母亲单独外出使得留守儿童的生长迟缓率上升 9.72%,低体重率上升 7.01%。母亲往往承担了更多照料监护儿童的责任,当母亲外出时,通常为父亲照料孩子的饮食,这对儿童生长发育的影响更大,导致生长迟缓率和低体重率显著上升。

表 5-5 不同留守类型对儿童能量与宏量营养素摄入量的影响回归结果(CHNS)

	能量	碳水化合物	脂肪	蛋白质
双亲外出	−164.6*** (27.25)	−20.96*** (4.345)	−5.933*** (1.332)	−6.792*** (0.915)
父亲外出	−2.401 (28.02)	2.062 (4.467)	−0.738 (1.369)	−1.008 (0.941)
母亲外出	101.5** (40.54)	15.16** (6.463)	4.545** (1.981)	−0.0815 (1.361)
常数项	1511*** (10.26)	220.6*** (1.637)	48.99*** (0.502)	46.77*** (0.345)
样本量	4865	4865	4865	4865
拟合优度	0.009	0.007	0.006	0.011

注:(1) 括号内为估计量的标准误差;
(2) ***,** 和 * 分别表示 $p < 0.01$,$p < 0.05$ 和 $p < 0.1$。

由表 5-5 可知,总体来看,不同父母外出类型对留守儿童能量与宏量营养素摄入量的影响同样也很不一致。首先,双亲外出型留守儿童的各项营养物质的摄入量均显著降低。具体来看,能量摄入量下降 164.6 千卡,碳水化合物摄入量下降 20.96 克,脂肪摄入量下降 5.93 克,而蛋白质摄入量下降 6.79 克。这一系列营养摄入的不足主要源自父母照料的缺失,同时其他监护人的膳食营养知识又不足,因此无法为留守儿童提供足量且均衡的营养膳食。其次,父亲单独外出型留守儿童的各项营养物质的摄入量没有显著变化,这与前文分析一致,主要是由于父亲较少参与到儿童的起居照料之中。再次,母亲单独外出型留守儿童除蛋白质外,其他营养物质的摄入量均显著增加。具体来看,能量摄入量增加 101.5 千卡,碳水化合物摄入量增加 15.16 克,而脂肪摄入量增加 4.55 克。这样的反差结果一方面是由于母亲外出增加了家庭收入,有助于丰富儿童的饮食;另一方面由于只是母亲一方外出,留守在家的父亲比祖辈监护人具有更多的膳食营养知识,了解如何合理地搭配营养膳食,因此仍然可以较好地照料到儿童的营养摄入。

表 5-6　不同留守类型对儿童营养健康状况的影响回归结果(CHNS)

	低 BMI 率	患病率
双亲外出	0.0153*** (0.00592)	−0.00331 (0.00407)
父亲外出	0.0109 (0.00683)	0.00844* (0.00481)
母亲外出	0.0125 (0.0146)	−0.00372 (0.00951)
常数项	0.128*** (0.00376)	0.0435*** (0.00264)
样本量	18047	13484
拟合优度	0.000	0.000

注:(1) 括号内为估计量的标准误差;
　　(2) ***,** 和 * 分别表示 $p < 0.01$,$p < 0.05$ 和 $p < 0.1$。

由表 5-6 可知,总体来看,不同父母外出类型对留守儿童营养健康状况的影响有所不同。首先,双亲外出型留守儿童的低 BMI 率显著升高 1.53%,这同样是由于父母照料的缺失,以及其他看护人对留守儿童营养膳食的搭配不够科学所致。但是,对比表 5-4 的结果来看,双亲外出型留守儿童的低体重率显著下降,而反映相对体重的低 BMI 率却显著升高,这说明这类留守儿童的整体身形较为瘦弱,依然存在营养不良的风险。其次,父亲单独外出型留守儿童的营养与消化系统类疾病的患病率显著上升0.84%,这可能是因为母亲单独照料孩子饮食,难免会出现卫生问题,儿童发生消化类疾病时母亲独自又无法及时为其治疗所致。再次,母亲单独外出型留守儿童的两项营养健康指标并没有显著变化。

至此,本节使用回归分析工具实证检验了留守与否以及不同留守类型对儿童营养健康现状的影响。但能够影响儿童营养健康水平的因素还不止于此,接下来的章节将会从农村留守儿童的个人层面、父母层面、家庭层面以及学校层面等四个角度来分析有可能影响儿童营养健康的因素和机制,并同样使用回归分析工具来进行实证检验。因此,之后章节的回归模型也需要进一步调整为公式(5-3):

$$Y_i = \alpha + \beta_1 * X_{1i} + \beta_2 * X_{2i} + \beta_3 * X_{3i} + \gamma * Z_i + \mu_s + \lambda_t + \varepsilon \quad (5-3)$$

与公式(5-1)和公式(5-2)相同,Y_i 表示回归模型的因变量,即儿童营养健康的各类指标;X_{1i}、X_{2i} 和 X_{3i} 作为主要自变量,在此处反映了农村留守儿童的三种不同类型;μ_s 和 λ_t 同样代表了面板数据回归模型中的省份和调查年份的固定效应。与公式(5-1)和公式(5-2)不同的地方在于,公式(5-3)增加了 Z_i 这一组控制变量,在留守儿童的个人层面、父母层面、家庭层面以及学校层面分别反映了不同的影响因素。三个 β 系数仍然是回归模型的主要关注结果,因为在控制了一系列影响因素之后,该系数的符号方向以及是否在统计意义上显著更能准确判断儿童的不同留守类型对其营养健康的实际影响。同样,每一个控制变量影响因素所对应的 γ 系数也是回归模型的主要关注结果,该系数的符号方向以及是否在统计意义上显著反映出了这一影响因素对儿童营养健康的实际影响。

第二节　农村留守儿童营养健康
的个人层面影响因素

一、农村留守儿童营养健康的个人层面影响因素的描述性统计

(一) 分性别农村留守儿童营养健康现状

性别作为人的一个重要特征,直接决定了儿童生理、心理等方面的差异。对于不同性别的留守儿童来说,饮食习惯、生长发育等方面的差异会在一定程度上影响其营养健康状况,因此有必要分性别了解留守儿童群体的营养健康现状。根据 CHNS 数据库提供的身高、体重、营养摄入等数据,以 WHO 儿童生长标准为参照,可计算得到留守儿童群体的生长迟缓率、低体重率和肥胖率,以及近三日平均每天能量、碳水化合物、脂肪和蛋白质的摄入量,表 5-7 和表 5-8 报告了农村留守儿童群体在 2004 年至 2015 年分性别的生长发育情况和能量与宏量营养素摄入情况。根据 2012 年—2018 年 CFPS 数据,又可计算得到农村留守儿童分性别的低 BMI 率和营养及消化系统疾病患病率,统计结果如表 5-9 所示。

表 5-7　CHNS 数据库留守儿童分性别生长发育状况

		2004 年	2006 年	2009 年	2011 年	2015 年
生长迟缓率	男	19.73%	15.97%	7.01%	16.13%	11.48%
	女	18.31%	18.80%	13.70%	16.29%	7.55%
低体重率	男	10.23%	9.18%	5.88%	6.44%	3.61%
	女	16.25%	13.92%	10.10%	5.43%	4.11%
肥胖率	男	7.95%	3.06%	11.76%	9.01%	10.84%
	女	1.25%	3.80%	4.04%	8.70%	8.22%

由表 5-7 可知,从 2004 年到 2015 年,不论是对于留守男童还是留守女童来说,生长迟缓率和低体重率都有所下降。这表明伴随着人民生活水平的提高,农村留守儿童的身高和体重在近年来也在不断增加,营养缺乏状

态得到了缓解。另一方面,农村留守儿童营养不良情况改善的同时,却导致越来越多的儿童营养过剩,甚至出现超重或肥胖,从2004年到2015年,留守男童和留守女童的肥胖率均有显著提高。

此外,通过比较不同性别的留守儿童的生长发育情况,可以发现:在生长迟缓率方面,除了2004年和2015年留守男童的生长迟缓率高于留守女童,在其他年份均低于留守女童,这反映出留守男童身高总体发育较留守女童更好,一方面可能与男童经常参加户外活动有关,另一方面也可能与各调查年份的样本中留守儿童的性别比例和年龄分布不均有关;在体重方面,留守女童的低体重率普遍高于留守男童,这表明留守女童体重总体发育较留守男童更慢;相应地,在肥胖率方面,留守女童的肥胖率则普遍低于留守男童,这与前述的结论是一致的,即当更多的女童表现为低体重时,更少的女童则表现为肥胖。

表5-8　CHNS数据库留守儿童分性别能量和宏量营养素摄入情况

		2004年	2006年	2009年	2011年
能量(千卡/天)	男	1707.95	1556.66	1566.24	1361.39
	女	1532.46	1495.84	1447.06	1207.81
碳水化合物(克/天)	男	270.64	240.07	224.63	190.60
	女	235.39	229.09	212.26	166.80
脂肪(克/天)	男	47.26	46.27	53.65	47.09
	女	46.37	45.24	47.60	43.13
蛋白质(克/天)	男	49.78	44.87	46.10	43.54
	女	43.15	42.83	42.22	37.94

由表5-8可知,自2004年至2011年,不论是留守男童还是留守女童,其能量、碳水化合物和蛋白质的日平均摄入量都呈现下降趋势,脂肪的每日摄入量则变化不大。与前文分析一致,这主要是由于CHNS数据库所测量的平均每天能量和宏量营养素摄入量是根据近三日的每日膳食食谱及数量计算出来的,仅涉及三餐正餐,因此,有可能忽略了三餐之外的零食、加餐等营养物质的摄入。而随着农民生活水平的不断提高以及现代生活方式的改变,农村留守儿童的零食、加餐也在逐渐增加,反而一定程度上影响了正餐

的营养摄入。

此外,通过比较不同性别的留守儿童的每日营养摄入量,可以发现,留守男童的能量和各种宏量营养素的日均摄入量均高于女童,这是符合常理的。由于性别导致的生理差异,留守男童更愿意参加户外活动,因此同年龄的男童一般来说会比女童摄入和消耗更多的能量和营养素。而且,在《中国居民膳食营养素参考摄入量表》的能量和蛋白质推荐摄入量(RNI)中,同年龄男性的 RNI 一般也是高于女性的。当然,表 5-8 所体现的男女留守儿童的膳食摄入差异在某种程度上也反映了留守女童处于更加弱势的地位,重男轻女的传统思想可能使监护人将更多膳食营养提供给男童,这还需进一步结合年龄、体重等指标,通过与 RNI 比较才能得出更加准确的结论。

表 5-9　CFPS 数据库留守儿童分性别营养健康状况

		2012 年	2014 年	2016 年	2018 年
低 BMI 率	男	16.27%	16.01%	14.24%	11.29%
	女	17.44%	13.19%	13.64%	10.71%
营养及消化系统疾病患病率	男	4.80%	2.94%	4.73%	4.46%
	女	5.71%	4.07%	5.22%	4.08%

由表 5-9 可知,从 2012 年至 2018 年留守男童和留守女童的低 BMI 率均呈现逐年下降的趋势。通过比较不同性别的留守儿童的低 BMI 率,可以发现,2012 年留守女童的低 BMI 率高于留守男童,但 2014 年及以后,留守女童低 BMI 率下降幅度超过留守男童,而且低 BMI 率均低于同时期留守男童的水平。上述趋势表明农村留守儿童的生长发育情况得到了改善,并且留守女童的改善程度大于留守男童。对比表 5-7 可知,留守女童绝对的低体重率高于留守男童,但代表相对体重的低 BMI 率低于留守男童,这说明留守女童总体身高偏矮,尽管体重较轻,但整体身材体形并不显得消瘦。

从营养及消化系统疾病患病率来看,留守男童和留守女童的患病率自 2012—2018 年也有所下降。通过比较不同性别的留守儿童的患病率,可以发现,与低 BMI 率的变化趋势一致,2012 年至 2016 年留守男童的营养及消化系统疾病患病率均低于留守女童,但到了 2018 年,留守女童的患病率则下降了更多,低于此时留守男童的患病率。营养及消化系统疾病会直接影响儿童的膳食摄入和营养吸收,进而影响儿童的生长发育和营养健康状况。因此,患病率的下降,一方面体现出儿童身体素质和抵抗力的增强;另一方面可能也是因为得到了更细心的照料,膳食营养水平得到提高,从而减少了相关疾病的发生。2012年至2018年留守儿童患病率的下降,表明留守儿童的营养健康状况得到了改善和更多的保障,而男女童性别的差异也反映了生活条件的改善对二者身体素质影响的异质性。

(二) 不同年龄下农村留守儿童营养健康现状

不同年龄儿童的生长发育情况表现出不同的特点,尤其对于留守儿童来说,处于不同年龄的留守儿童受到父母外出的影响也必然不同,年龄较小的儿童如果缺少父母陪伴,可能在生活照料方面会受到更大的负面影响,进而影响其生长发育,导致生长迟缓、低体重等营养不良情况的发生,或者由于监护人的照料不够科学合理,儿童的饮食习惯没有受到约束和教导,导致不健康的饮食,从而增加了肥胖和患病的风险。因此,有必要分年龄阶段了解留守儿童的生长发育、营养摄入等营养健康状况。根据 CHNS 和 CFPS 的调查数据,统计分析结果如表 5-10 至表 5-12 所示。

表 5-10　CHNS 数据库留守儿童分年龄生长发育状况

		2004 年	2006 年	2009 年	2011 年	2015 年
生长迟缓率	0—5 岁	27.50%	21.28%	15.38%	20.15%	16.90%
	6—10 岁	10.20%	15.38%	6.67%	11.70%	5.77%
	10 岁以上	20.72%	15.19%	8.51%	14.41%	7.55%
低体重率	0—5 岁	14.46%	8.00%	9.01%	7.09%	4.23%
	6—9 岁	11.76%	15.58%	6.67%	4.03%	3.53%
肥胖率	0—5 岁	3.61%	5.00%	8.11%	10.45%	12.68%
	6—9 岁	5.88%	1.30%	7.78%	6.04%	7.06%

由于每个年龄段的留守儿童样本太少,统计分析结果会产生较大偏差,故将 0—15 岁留守儿童样本分成三个年龄区间,分别是:0—5 岁,6—10 岁和 10 岁以上,但是由于 WHO 的体重标准只给出了 10 岁以下儿童的参考值,故涉及体重指标的低体重率和肥胖率均只包括了 0—9 岁儿童的样本,

分为 0—5 岁和 6—9 岁两个年龄段。

由表 5 - 10 可知,自 2004 年至 2015 年,各个年龄段的农村留守儿童生长迟缓率均呈现下降趋势。通过比较不同年龄段的农村留守儿童,可以发现,0—5 岁儿童的生长迟缓率最高,其次是 10 岁以上的儿童,而 6—10 岁留守儿童的生长迟缓率相对最低,这一排序在 2004—2015 年基本没有变化。生长迟缓率的下降表明 2004 年以来留守儿童的平均身高有了显著增加,生长发育状况得到改善,而不同年龄阶段留守儿童生长迟缓率的差异则表明,低年龄的 0—5 岁留守儿童的生长发育状况最差,如前所述,低年龄的留守儿童由于年纪较小,更需要成人的照料,父亲或母亲外出会导致他们缺少了父母一方甚至双方的照料,或照料质量下降,因此更容易发生生长迟缓的状况;10 岁以上儿童正处于身高迅速增长的青春期阶段,此时父母的照料不足会对其生长发育产生更为明显和重要的影响,因此这一阶段的留守儿童生长迟缓率也较高;而对于 6—10 岁留守儿童来说,由于他们年龄稍大一些,具备了一定的生活自理能力,又尚未处在身高迅速增长的关键阶段,因此生长迟缓率反而会低一些。

从低体重率来看,0—5 岁和 6—9 岁农村留守儿童的低体重率均有所下降。通过比较不同年龄段的农村留守儿童,可以发现,除 2006 年,0—5 岁留守儿童的低体重率均要高于 6—9 岁的留守儿童,这与生长迟缓率表现出相同的特点,即低年龄的留守儿童由于年纪较小,更需要成人的照料,父亲或母亲外出会导致他们缺少父母一方甚至双方的照料,或照料质量下降,因此更容易导致低体重。

从肥胖率来看,各年龄段农村留守儿童的肥胖率均不断上升。通过比较不同年龄段的农村留守儿童,可以发现,0—5 岁留守儿童的肥胖率上升幅度尤其明显,在 2004 年其肥胖率还低于 6—9 岁儿童,但到了 2006 年就实现了反超。结合各年龄段留守儿童低体重率的情况,可以发现 0—5 岁留守儿童的生长发育状况不容乐观,表现出低体重儿童比例高的同时肥胖儿童的比例也更高。这说明,对于 0—5 岁的留守儿童来说,受到父母外出的影响更大,一方面是照料缺失、质量下降引起的低体重,另一方面是照料不科学、不合理导致的营养过剩和肥胖问题,因此要特别关注该年龄段留守儿童的生长发育情况。相对来说,6—9 岁儿童的营养健康状况则较好。

表 5-11 CHNS 数据库留守儿童分年龄能量和宏量营养素摄入情况

		2004 年	2006 年	2009 年	2011 年
能量（千卡/天）	0—5 岁	1031.44	1102.02	1106.27	1014.37
	6—10 岁	1569.48	1518.07	1510.36	1319.42
	10 岁以上	1999.43	1990.76	1904.66	1699.92
碳水化合物（克/天）	0—5 岁	159.86	162.45	154.20	139.93
	6—10 岁	248.65	235.05	213.54	181.17
	10 岁以上	310.10	311.26	287.49	242.66
脂肪（克/天）	0—5 岁	29.98	36.29	39.75	36.22
	6—10 岁	43.71	44.16	53.53	47.36
	10 岁以上	58.94	57.88	58.72	56.81
蛋白质（克/天）	0—5 岁	30.44	31.34	32.84	32.05
	6—10 岁	45.09	44.90	43.48	41.90
	10 岁以上	56.87	55.93	56.32	54.10

由表 5-11 可知，随着年龄的增长，农村留守儿童日均能量和三大宏量营养素的摄入量依次递增，这与现实相符，随着年龄的增长，身高、体重的增加，身体所需的能量和营养元素会随之增长，儿童的日常膳食量也在不断增大。但是，从时间趋势来看，对大部分年龄段的留守儿童来说，自 2004 年以来，能量、碳水化合物和蛋白质的日均摄入量却在下降，仅有脂肪的日均摄入量或变化不大或有所增加。

通过比较不同年龄段的农村留守儿童，可以发现，首先，0—5 岁农村留守儿童的平均每日能量摄入自 2004 年以来有所波动，但变化幅度不大，而 5 岁以上留守儿童的日均能量摄入则表现出明显的下降。其次，0—5 岁农村留守儿童的碳水化合物摄入量也在逐渐下降，但相较 6—10 岁和 10 岁以上的留守儿童来说，其下降的幅度较小。两组年龄段儿童能量和碳水化合物摄入量变化趋势的不同与 CHNS 数据库指标计算有关，如前文所述，该指标仅涉及三餐正餐，因此，有可能忽略了三餐之外的零食、加餐等营养物质的摄入。而相较于 0—5 岁留守儿童，5 岁以上的留守儿童的零食、加餐明显更多，因此也会一定程度影响正餐所摄入的能量，同时减少正餐所食用的主食。再次，脂肪是唯一一个日均摄入量没有持续下降的营养素，0—5

岁和 6—10 岁留守儿童的日均脂肪摄入量自 2004 年以来均有所上升,而 10 岁以上儿童的日均脂肪摄入量在 4 个调查年间则基本不变,甚至有略微下降。但根据《中国居民膳食营养素参考摄入量表》中对各年龄段儿童脂肪供能比的参考值可以发现,0—5 岁留守儿童的日均脂肪摄入量虽有所上升,但仍远远未达到其标准;而对于 6—10 岁和 10 岁以上留守儿童来说,其脂肪供能比则基本在推荐标准范围内。因此,可以得出结论,0—5 岁留守儿童的脂肪摄入量不足,相较更高年龄阶段的儿童来说,营养状况更差一些。最后,自 2004 年以来,各个年龄段儿童对蛋白质的日均摄入量变化不大,0—5 岁留守儿童的日均蛋白质摄入量稍有提高,但参照 3 岁儿童日均蛋白质摄入量的推荐标准值,仍低于 45 克的 RNI;而 6—10 岁和 10 岁以上儿童的蛋白质每日平均摄入量则逐年下降,同时也远远低于 RNI。可见各个年龄段的农村留守儿童的蛋白质摄入均严重不足。

综上所述,膳食是营养的直接来源,决定了儿童的生长发育和营养健康状况,不同年龄阶段的农村留守儿童所需的各种营养素的比例不同,因此要区分各个年龄段,保障留守儿童对能量和其他营养素的摄入量在推荐标准之内。

表 5－12　CFPS 数据库留守儿童分年龄营养健康状况

		2012 年	2014 年	2016 年	2018 年
低 BMI 率	0—5 岁	12.91%	11.69%	11.73%	10.23%
	6—10 岁	18.17%	14.82%	15.31%	9.25%
	10 岁以上	20.45%	17.48%	15.31%	13.63%
营养及消化系统疾病患病率	0—5 岁	5.24%	3.52%	3.91%	3.85%
	6—10 岁	5.39%	3.37%	4.99%	4.42%
	10 岁以上	5.21%	3.76%	5.75%	4.33%

由表 5－12 可知,自 2012 年以来,各个年龄段留守儿童的低 BMI 率和营养及消化系统疾病患病率均有所下降。通过比较各个年龄段的低 BMI 率,可以发现,10 岁以上留守儿童的低 BMI 率最高,其次是 6—10 岁的留守儿童,而 0—5 岁留守儿童的低 BMI 率相对最低。但是,从 2012 年至 2018 年,6—10 岁和 10 岁以上留守儿童低 BMI 率下降的幅度较大,反观

0—5 岁留守儿童的下降幅度较小。低 BMI 表明相对身高来说体重较轻，也就是身材较为瘦弱，这与 CHNS 数据统计得到的结果一致。由表 5-10 可知，0—5 岁留守儿童的低体重率要高于 6—9 岁儿童，也就说明 0—5 岁的留守儿童较 6—9 岁的留守儿童来说绝对体重更低，但考虑了身高的相对体重更高，身材比例则相对匀称。另外，对于 10 岁以上留守儿童，由于 WHO 的儿童生长标准中缺少 10 岁以上体重方面的标准，因此在 CHNS 数据中，没有计算 10 岁以上留守儿童的低体重率，也就无从比较。但是在 CFPS 数据中，计算得到了其较高的低 BMI 率，说明 10 岁以上留守儿童的生长发育情况也不容乐观。当然，这也可能是由于青春期留守儿童身高增长较快，而如果此时营养膳食水平不能充分保证的话，很容易导致体重增长跟不上去，整体身形表现为瘦弱。

从营养及消化系统疾病患病率来看，三个年龄段留守儿童的患病率没有显著的差异，自 2012 年以来均呈现下降趋势，但下降幅度不大，主要因为初始的患病率也并不太高。但是，通过比较各个年龄段的营养及消化系统疾病患病率，0—5 岁留守儿童的患病率是最低的，可能是因为这个年龄阶段的儿童在饮食和生活照料方面往往依靠成年人，喂养更为细致，从而降低了一些由于吃错东西或着凉等带来的患病风险。

二、农村留守儿童营养健康的个人层面影响因素的回归分析

性别和年龄是重要的人口学特征，根据公式(5-3)，本书将其作为个人层面的影响因素 Z_i 纳入回归模型之中，研究留守儿童在生长迟缓率、低体重率、肥胖率、营养摄入、低 BMI 率和患病率方面的性别差异和年龄差异，回归结果见表 5-13 至表 5-15。

表 5-13　留守儿童生长发育状况的个人层面影响因素的回归结果(CHNS)

	生长迟缓率	低体重率	肥胖率
双亲外出	0.00488 (0.0134)	-0.0240* (0.0126)	-0.0191 (0.0129)
父亲外出	-0.0155 (0.0142)	0.00729 (0.0142)	-0.0140 (0.0147)

（续表）

	生长迟缓率	低体重率	肥胖率
母亲外出	0.111 *** (0.0200)	0.0744 *** (0.0209)	0.0106 (0.0215)
年龄	−0.0452 *** (0.00371)	−0.0317 *** (0.00582)	−0.0351 *** (0.00600)
年龄平方项	0.00223 *** (0.000235)	0.00301 *** (0.000600)	0.00271 *** (0.000618)
性别 (1=男童;0=女童)	−0.00472 (0.00839)	−0.0176 ** (0.00846)	0.0238 *** (0.00871)
常数项	0.308 *** (0.0136)	0.148 *** (0.0131)	0.160 *** (0.0135)
样本量	6515	4076	4076
拟合优度	0.037	0.013	0.016

注:(1) 括号内为估计量的标准误差;

(2) ***,** 和* 分别表示 p<0.01,p<0.05 和 p<0.1。

由表 5-13 可知,首先,在控制了儿童个人层面的影响因素之后,不同留守类型对儿童生长发育状况的影响表现为,双亲外出型留守儿童的低体重率显著下降 2.40%,可能是由于双亲外出使得家庭收入有更大幅度的提高,提高了儿童的生活质量,弥补了双亲照料上的缺失,减少了低体重的发生,但是生长迟缓率和肥胖率没有显著变化;母亲单独外出型留守儿童的生长迟缓率和低体重率则显著上升,具体来看,母亲单独外出使得留守儿童的生长迟缓率上升 11.1%,低体重率上升 7.44%。母亲往往承担了更多照料监护儿童的责任,当母亲外出时,对儿童饮食生活照料的影响更大,导致生长迟缓率和低体重率显著上升;而父亲主要是家庭收入的挣取者,较少参与到儿童的起居照料中,因此回归结果显示父亲外出的留守儿童的营养不良指标并没有显著变化。

其次,儿童个人层面的人口学特征也对儿童生长发育状况造成显著的影响。年龄对三类营养不良指标都呈现出显著的负向影响,而年龄的平方项则有显著的正向影响,这表明年龄因素对留守儿童营养不良指标的影响是呈 U 形的,即随着年龄的增长,营养不良率先下降后上升。这与前文对不同年龄段留守儿童营养不良率的分析结果一致,0—5 岁留守儿童和 10 岁以上留守儿童的生产迟缓率较高,而位于中间的 6—9 岁留守儿童的生长迟缓率较低。可能是因为低年龄的留守儿童更需要成人的照料,父亲或母亲外出导致他们缺少父母的关心和照料,降低了生活质量,因此更容易发生生长迟缓;对于 10 岁以上儿童来说,正处于身高迅速增长的青春期阶段,此时父母的照料不足也会对其生长发育产生更为明显的影响,因此这一阶段的留守儿童生长迟缓率也较高;而对于 6—10 岁留守儿童来说,由于他们年龄稍大一些,具备了一定的生活自理能力,又尚未处在身高迅速增长的关键阶段,因此生长迟缓率反而会低一些。第二,留守儿童在生长发育方面的性别差异也较为显著。相对女童来说,男童的低体重率显著较低,而肥胖率则较高,前文的描述性统计结果也表明留守女童的低体重率较高,而肥胖率较低;不过,男女儿童在生长迟缓率方面却没有显著的差异。这表明留守女童面临更差的生长发育状况,性别间的体重差异较为明显,当然,导致男女儿童营养不良率显著差异的原因一方面来自生理差别以及户外活动的差异,另一方面也可能来自家长或监护人的男孩性别偏好。

表 5-14　留守儿童能量和宏量营养素摄入情况的个人层面影响因素的回归结果(CHNS)

	能量	碳水化合物	脂肪	蛋白质
双亲外出	−20.13 (22.43)	2.057 (3.588)	−2.024 (1.272)	−2.515*** (0.792)
父亲外出	56.92** (22.87)	11.35*** (3.659)	0.919 (1.297)	0.791 (0.807)
母亲外出	54.82* (33.07)	7.747 (5.291)	3.254* (1.875)	−1.417 (1.167)
年龄	110.3*** (8.407)	15.37*** (1.345)	3.969*** (0.477)	3.279*** (0.297)
年龄平方项	−1.373*** (0.487)	−0.0882 (0.0779)	−0.0957*** (0.0276)	−0.0416** (0.0172)
性别 (1=男童;0=女童)	168.7*** (14.29)	24.30*** (2.286)	5.314*** (0.810)	5.926*** (0.504)

（续表）

	能量	碳水化合物	脂肪	蛋白质
常数项	576.2*** (33.21)	80.23*** (5.313)	20.07*** (1.883)	18.54*** (1.172)
样本量	4864	4864	4864	4864
拟合优度	0.342	0.336	0.112	0.275

注：(1) 括号内为估计量的标准误差；

(2) ***，** 和 * 分别表示 $p < 0.01, p < 0.05$ 和 $p < 0.1$。

由表 5－14 可知，首先，控制了儿童个人层面的影响因素之后，在能量日均摄入量方面，父亲单独外出和母亲儿童外出型留守儿童的摄入量分别显著增加了 56.92 克和 54.82 克；在碳水化合物日均摄入量方面，父亲单独外出型留守儿童的摄入量显著增加 11.35 克，其他类型留守儿童的摄入量也有所增加，但是并不显著；在脂肪日均摄入量方面，母亲单独外出型留守儿童的摄入量显著增加 3.254 克；在蛋白质日均摄入量方面，双亲外出型留守儿童的摄入量显著减少 2.515 克。由此可以发现不同父母外出类型对留守儿童各项营养摄入的影响并不一致，双亲外出对儿童蛋白质摄入有显著负向影响，可能来自父母照料缺失的影响，其他监护人的膳食营养知识不足，导致对儿童蛋白质的供应较少；而父亲外出显著增加能量和碳水化合物的摄入，母亲外出显著增加能量和脂肪的摄入，一方面是由于父亲或母亲外出增加了家庭收入，有助于丰富儿童的饮食，另一方面由于只是父母一方外出，留守在家的父亲或母亲仍然可以较好地照料到儿童。

其次，儿童个人层面的人口学特征也对儿童能量和宏量营养素摄入造成显著的影响。从年龄差异来看，年龄对儿童营养摄入的影响并非线性，年龄平方项对儿童营养摄入有显著负向影响，因此年龄因素的影响呈倒 U 形，随着年龄的增长，儿童对能量和各项营养素的摄入量先增加后减少，这与儿童生长发育的特点有关，儿童在青春期生长发育速度较快，营养需求量和饮食量也往往是最大的，而在这之前，儿童的饮食随着年龄增长不断增加，在这之后则有所下降。从性别差异来看，相对女童来说，男童在能量和各项营养素的摄入量上明显较高，这与描述性统计结果也一致，在同年龄情况下，男童往往食量更大。

表 5－15　留守儿童营养健康状况的个人层面影响因素的回归结果

	低 BMI 率	患病率
双亲外出	0.00681 (0.00596)	−0.00369 (0.00411)
父亲外出	0.0130* (0.00681)	0.00837* (0.00481)
母亲外出	0.00219 (0.0146)	−0.00387 (0.00952)
年龄	−0.00248 (0.00225)	−0.00216 (0.00229)
年龄平方项	0.000491*** (0.000143)	0.000129 (0.000130)
性别 (1＝男童;0＝女童)	0.00126 (0.00508)	0.00266 (0.00354)
常数项	0.111*** (0.00836)	0.0494*** (0.00927)
样本量	18031	13484
拟合优度	0.005	0.001

注:(1) 括号内为估计量的标准误差;
(2) ***,** 和* 分别表示 p<0.01,p<0.05 和 p<0.1。

由表 5－15 可知,首先,控制了儿童个人层面的影响因素之后,父亲单独外出务工显著增加了留守儿童的低 BMI 率和营养及消化系统疾病患病率,双亲外出和母亲单独外出则对儿童的营养健康状况没有显著影响。其次,儿童个人层面的人口学特征也对儿童营养健康指标造成显著的影响。从年龄的影响来看,年龄平方项对儿童低 BMI 率有显著正向影响,说明年龄因素对留守儿童营养不良指标的影响是呈 U 形的,即随着年龄的增长,低 BMI 率先下降后上升。这与前述低体重率的变化趋势相似,说明年龄对留守儿童的绝对体重和相对体重的影响一致。不过,儿童的营养及消化系统疾病患病率却没有显著的年龄差异。从性别差异来看,男童的低 BMI 率和患病率要高于女童,但是并不显著,前文描述性统计结果也显示 2012 年以来留守女童的营养健康状况改善程度较大,因此不同年份混合回归后,男女儿童营养健康状况的性别差异并不明显。

第三节　农村留守儿童营养健康的
父母层面影响因素

一、农村留守儿童营养健康的父母层面影响因素的描述性统计

　　儿童的生长发育不仅受到父母遗传因素的影响,还受到后天环境因素的影响,而这些环境往往是由父母直接创造的,因此,父母对儿童的影响非常重要。父母的身高体重和营养健康指标决定了儿童生长发育的基础,父母的学历因素不仅影响了其经济收入和社会地位,为儿童提供一定的生活条件,而且其育儿知识、思想观念也对儿童的成长发展有重要影响。因此,通过了解父母不同身高体重指标、健康指标和受教育背景指标下留守儿童的生长发育和营养健康状况,可以在一定程度上发现父母先天与后天条件和留守儿童营养健康状况的关联性。

　　(一) 不同父母身高下农村留守儿童营养健康现状

　　父母身高对儿童的影响主要体现在遗传方面,当父亲或母亲较高时,其子女往往也较高。根据所有留守儿童父母的身高分布特征,将父母的身高分为三档,分析不同父母身高下留守儿童的营养健康状况差异,描述性统计结果如表5-16至表5-18所示。

表5-16　不同父母身高下留守儿童的生长发育状况(CHNS)

			2004 年	2006 年	2009 年	2011 年	2015 年
生长迟缓率	父亲身高	较矮	33.33%	66.67%	23.08%	42.11%	0.00%
		中等身高	28.57%	21.05%	25.93%	19.05%	0.00%
		较高	21.43%	14.29%	7.14%	12.50%	11.76%
	母亲身高	较矮	32.00%	19.35%	0.00%	18.60%	0.00%
		中等身高	19.12%	30.36%	4.44%	13.59%	7.14%
		较高	2.63%	0.00%	2.08%	8.82%	0.00%

（续表）

			2004 年	2006 年	2009 年	2011 年	2015 年
低体重率	父亲身高	较矮	40.00%	42.86%	25.00%	12.50%	0.00%
		中等身高	15.38%	12.50%	20.00%	29.17%	0.00%
		较高	16.67%	0.00%	0.00%	0.00%	0.00%
	母亲身高	较矮	28.57%	20.83%	18.75%	12.50%	16.67%
		中等身高	11.76%	21.21%	6.67%	2.53%	0.00%
		较高	0.00%	6.67%	6.67%	0.00%	0.00%
肥胖率	父亲身高	较矮	0.00%	0.00%	0.00%	12.50%	20.00%
		中等身高	7.69%	0.00%	10.00%	4.17%	0.00%
		较高	0.00%	0.00%	0.00%	0.00%	20.00%
	母亲身高	较矮	7.14%	4.17%	18.75%	3.13%	0.00%
		中等身高	0.00%	0.00%	6.67%	13.92%	12.50%
		较高	20.00%	6.67%	3.33%	15.91%	0.00%

　　由表 5-16 可知，除 2015 年外，父亲较矮和母亲较矮的留守儿童的生长迟缓率和低体重率都要显著高于父母为中等或较高身高的留守儿童。这表明，父母的身高体重与留守儿童的身高体重有着天然的关联，当父亲或母亲身高较高时，受遗传因素影响，留守儿童的身高与体重也就相应更高，而其患有生长迟缓和低体重的可能性就更小。从肥胖率来看，父母身高与留守儿童肥胖率的关联并不明显，父母较高或较矮的留守儿童的肥胖率都可能较高。

表 5-17　不同父母身高下留守儿童能量和宏量营养素摄入情况(CHNS)

			2004 年	2006 年	2009 年	2011 年
能量（千卡/天）	父亲身高	较矮	1792.45	1231.88	1560.64	1351.74
		中等身高	1854.07	1589.20	1791.04	1467.36
		较高	1787.76	1443.37	1806.41	1211.07
	母亲身高	较矮	1554.66	1340.21	1474.41	1277.49
		中等身高	1716.07	1639.35	1525.97	1327.21
		较高	1626.45	1768.70	1522.70	1377.47

(续表)

			2004 年	2006 年	2009 年	2011 年
碳水化合物（克/天）	父亲身高	较矮	276.35	185.24	245.40	200.92
		中等身高	282.40	255.97	254.21	196.88
		较高	258.44	195.06	242.72	185.93
	母亲身高	较矮	235.81	201.00	224.82	179.15
		中等身高	280.67	248.58	212.78	185.38
		较高	231.80	266.51	224.72	188.98
脂肪（克/天）	父亲身高	较矮	55.37	38.83	44.67	41.77
		中等身高	59.40	42.98	62.60	56.60
		较高	57.98	55.97	67.72	34.93
	母亲身高	较矮	49.18	43.24	43.89	42.90
		中等身高	44.22	51.35	54.73	45.72
		较高	56.28	54.12	48.89	48.15
蛋白质（克/天）	父亲身高	较矮	46.87	35.02	44.00	41.82
		中等身高	47.24	44.59	52.45	42.53
		较高	57.83	39.75	56.29	37.81
	母亲身高	较矮	41.95	36.62	44.82	43.40
		中等身高	48.55	45.45	45.44	43.34
		较高	47.98	53.71	45.76	46.83

由表 5-17 可知,父亲身高与留守儿童能量和各营养素摄入没有显著的关联,父亲身高较高或较矮时,留守儿童对能量和营养素的日均摄入量均有可能最高。除 2004 年,母亲身高较高时,留守儿童的能量和碳水化合物的摄入量也较高,这说明母亲身高与儿童对能量和碳水化合物的摄入量之间有一定关联,当母亲身高较高时,留守儿童的日均摄入量也较高,尤其在蛋白质和脂肪的摄入量方面,母亲身高与儿童对蛋白质和脂肪的摄入量有显著的关联。

表 5-18 不同父母身高下留守儿童的营养健康状况(CFPS)

			2012 年	2014 年	2016 年	2018 年
低 BMI 率	父亲身高	较矮	18.30%	15.69%	10.00%	12.59%
		中等身高	18.14%	14.98%	9.68%	10.30%
		较高	16.79%	13.65%	9.02%	10.87%
	母亲身高	较矮	19.05%	15.44%	27.78%	
		中等身高	18.27%	14.85%	15.00%	
		较高	15.92%	13.33%	6.77%	
营养及消化系统疾病患病率	父亲身高	较矮	5.68%	2.68%	0.00%	3.61%
		中等身高	4.26%	2.84%	5.26%	5.16%
		较高	4.97%	3.38%	7.81%	3.93%
	母亲身高	较矮	5.88%	2.19%	11.11%	
		中等身高	3.46%	3.09%	6.82%	
		较高	7.08%	3.44%	1.69%	

在 CFPS 调查中,2018 年没有给出农村留守儿童的父母数字 ID,只有代答家长的数字 ID,因此只能匹配到代答家长的身高、体重等信息,故所有 2018 年的数据统计结果均是不同代答家长条件下留守儿童的营养健康状况。

由表 5-18 可知,当父亲或母亲身高较高时,留守儿童的低 BMI 率也较低,同样,当父母较矮时,儿童的低 BMI 率较高,这与 CHNS 的统计结果一致,也表明,留守儿童的生长发育情况与父母的身高有正向关联。从营养及消化系统疾病患病率来看,父母的身高与患病率的关联性并不明显,2012年,父亲较矮、母亲较高的留守儿童患病率最高,而 2016 年,父亲较高、母亲较矮的留守儿童的患病率则较高。

(二)不同父母体重下农村留守儿童营养健康现状

父母体重对留守儿童的影响不仅体现在遗传方面,还可能通过饮食习惯、喂养方式对儿童营养健康状况造成影响。同样,将父母体重分为三档,分析不同父母体重下留守儿童的营养健康状况,结果如表 5-19 至表5-21 所示。

表 5-19　不同父母体重下留守儿童的生长发育状况(CHNS)

			2004 年	2006 年	2009 年	2011 年	2015 年
生长迟缓率	父亲体重	较轻	35.29%	38.46%	37.50%	32.14%	25.00%
		中等体重	30.43%	35.29%	17.39%	26.67%	5.26%
		较重	10.00%	0.00%	6.67%	0.00%	0.00%
	母亲体重	较轻	28.57%	28.57%	0.00%	17.86%	0.00%
		中等体重	15.79%	22.37%	1.56%	15.65%	9.09%
		较重	12.50%	0.00%	6.25%	7.04%	0.00%
低体重率	父亲体重	较轻	36.36%	25.00%	36.36%	46.67%	0.00%
		中等体重	23.08%	28.57%	0.00%	6.25%	0.00%
		较重	0.00%	0.00%	0.00%	0.00%	0.00%
	母亲体重	较轻	33.33%	33.33%	14.29%	12.00%	0.00%
		中等体重	10.81%	15.91%	8.11%	3.70%	10.00%
		较重	0.00%	8.33%	8.00%	0.00%	0.00%
肥胖率	父亲体重	较轻	0.00%	0.00%	0.00%	13.33%	0.00%
		中等体重	0.00%	0.00%	7.69%	0.00%	8.33%
		较重	20.00%	0.00%	0.00%	0.00%	25.00%
	母亲体重	较轻	0.00%	0.00%	7.14%	8.00%	0.00%
		中等体重	8.11%	4.55%	10.81%	9.88%	10.00%
		较重	7.14%	0.00%	4.00%	18.37%	0.00%

　　由表 5-19 可知,从生长迟缓率来看,总体上父亲较轻和母亲较轻的留守儿童的生长迟缓率更高,而父母较重的留守儿童的生长迟缓率更低,这可能是因为体重较重的父亲或母亲表明饮食摄入充足和体质较为强健,因此其子女发生营养不良的概率就低。在涉及体重指标的低体重率和肥胖率方面,可以发现父母的体重与儿童的体重有更明显的关联,当父亲或母亲较轻时,留守儿童低体重率较高,而当父母或母亲较重时,留守儿童发生肥胖的比例也更高,一方面这可能受到遗传因素的影响,另一方面也可能受到家庭饮食习惯的影响,过低或过多的营养摄入将会导致父母和儿童低体重或肥胖。

表5-20　不同父母体重下留守儿童能量和宏量营养素摄入情况(CHNS)

			2004 年	2006 年	2009 年	2011 年
能量 （千卡/天）	父亲 体重	较轻	1716.05	1158.02	1483.29	1254.12
		中等体重	1816.13	1562.06	1664.95	1525.60
		较重	2006.04	1705.45	2096.55	1440.50
	母亲 体重	较轻	1659.81	1448.05	1482.66	998.57
		中等体重	1680.92	1647.09	1587.38	1394.02
		较重	1608.62	1574.58	1371.58	1361.88
碳水化合物 （克/天）	父亲 体重	较轻	271.09	205.68	220.73	164.34
		中等体重	277.00	234.07	247.68	223.68
		较重	271.91	230.29	279.05	200.23
	母亲 体重	较轻	272.90	228.16	202.76	138.84
		中等体重	258.33	251.96	232.28	186.23
		较重	247.93	216.82	201.43	200.62
脂肪 （克/天）	父亲 体重	较轻	50.90	25.38	47.94	50.43
		中等体重	57.46	50.06	51.83	48.51
		较重	71.22	60.95	81.85	53.17
	母亲 体重	较轻	42.76	41.90	54.37	35.67
		中等体重	50.89	50.56	51.96	51.35
		较重	47.47	56.16	44.60	41.38
蛋白质 （克/天）	父亲 体重	较轻	43.08	26.50	42.02	35.38
		中等体重	47.43	43.73	51.69	47.84
		较重	69.30	58.76	60.66	40.43
	母亲 体重	较轻	45.57	39.34	45.50	30.40
		中等体重	47.11	45.81	47.47	46.50
		较重	47.24	50.38	40.91	46.48

由表5-20可知,总体来看,当父亲或母亲体重较轻时,儿童对能量和营养素的摄入相对较少,而当父亲或母亲较重时,儿童的膳食摄入量就较多,尤其当父亲体重较重时,儿童对脂肪的摄入量要远远高于父亲较轻的留守儿童。可见儿童膳食摄入量基本与父母的体重呈正向关联,这与表5-20

的结果也较为一致,即父母较重时,儿童饮食摄入也更多,因此发生低体重的概率就更低,肥胖发生率则上升。

表 5-21 不同父母体重下留守儿童的营养健康状况(CFPS)

			2012 年	2014 年	2016 年	2018 年
低 BMI 率	父亲体重	较轻	14.86%	16.67%	18.25%	12.80%
		中等体重	18.57%	16.18%	15.03%	11.67%
		较重	16.05%	11.29%	12.41%	9.52%
	母亲体重	较轻	23.15%	24.06%	20.09%	
		中等体重	17.25%	13.19%	14.49%	
		较重	12.35%	11.77%	11.66%	
营养及消化系统疾病患病率	父亲体重	较轻	6.58%	1.61%	5.56%	3.07%
		中等体重	4.39%	2.81%	5.48%	4.34%
		较重	5.70%	3.85%	4.64%	4.36%
	母亲体重	较轻	5.08%	3.39%	4.26%	
		中等体重	5.25%	2.69%	5.15%	
		较重	6.99%	4.07%	5.56%	

由表 5-21 可知,在 2012 年,父亲为中等体重的留守儿童的低 BMI 率较高,而在 2014 和 2016 年,父亲较轻的留守儿童的低 BMI 率最高;从母亲体重来看,当母亲较轻时,留守儿童的低 BMI 率最高,而当母亲较重时,低 BMI 率最低,因此,总体来看,留守儿童的低 BMI 率与父母的体重有显著关联,当父母体重较轻时,留守儿童发生低 BMI 的风险也更高。从营养及消化系统疾病患病率来看,父亲的体重与留守儿童的患病率没有明显的关联,2012 年和 2016 年父亲较轻的留守儿童的患病率最高,而在 2014 年父亲较重的留守儿童的患病率最高;但是可以发现当母亲体重较重时,留守儿童的患病率相对较高,而母亲较轻时,留守儿童患病率也低,这说明留守儿童在营养及消化系统疾病方面的患病率可能与母亲的体重有较为显著的关联,而与父亲的体重没有显示出明显相关性。

表 5 - 22　不同父母 BMI 下留守儿童的营养健康状况(CFPS)

			2012 年	2014 年	2016 年	2018 年
低 BMI 率	父亲 BMI	低体重	12.50%	16.18%	0.00%	10.06%
		正常范围	18.22%	14.78%	10.08%	11.98%
		超重	15.36%	12.47%	7.32%	8.65%
	母亲 BMI	低体重	20.38%	28.67%	10.00%	
		正常范围	18.14%	12.95%	13.19%	
		超重	8.40%	11.40%	5.13%	
营养及消化系统疾病患病率	父亲 BMI	低体重	2.78%	1.79%	50.00%	3.55%
		正常范围	4.73%	3.28%	6.45%	4.23%
		超重	5.67%	2.96%	3.85%	4.47%
	母亲 BMI	低体重	7.14%	4.10%	0.00%	
		正常范围	5.38%	2.56%	3.66%	
		超重	5.10%	4.93%	11.11%	

表 5 - 22 汇报了不同父母 BMI 指数下留守儿童的低 BMI 率与患病率,可以发现母亲的 BMI 指数与留守儿童的低 BMI 率具有更强的相关性,表现为当母亲为低体重时,留守儿童的低 BMI 率较高,并且高于父亲为低体重时留守儿童的低 BMI 率;而当母亲超重时,留守儿童的低 BMI 率则较低,且低于父亲超重时留守儿童的低 BMI 率。从营养及消化系统疾病的患病率来看,母亲超重或低体重时留守儿童的患病率最高,而当母亲 BMI 处于正常范围时,留守儿童的患病率相对较低;父亲的 BMI 与留守儿童患病率的关联不够明确,父亲为低体重、正常和超重时留守儿童的患病率均有可能是最高的。因此,总体来看,母亲的 BMI 与留守儿童的低 BMI 率和患病率的关联性更强,可能是因为留守儿童更多地由母亲照料,受母亲饮食习惯影响较大,从而与母亲有相似的营养健康状况。

(三) 不同父母健康状况下农村留守儿童营养健康现状

父母的身体健康也会对农村留守儿童的营养健康产生影响。一方面,父母的短期急性疾病有可能会影响到其对孩子的监护与照料,而疏于照料的儿童生长发育和营养摄入都会受到阻滞;另一方面,父母的长期慢性疾病有可能会通过饮食习惯、喂养方式来对儿童营养健康状况造成影响。同时，父母的身体健康状况更有可能具有遗传上的关联性，从而给儿童的营养健康带来天生的隐患。在CFPS调查问卷中，涉及父母的健康指标包括父母的自评健康，以及通过询问"过去两周是否身体不适"和"过去一年是否生病住院"来获取父母的短期和长期健康状况，不同父母健康情况下留守儿童的营养健康状况如表5-23至表5-25所示。

表5-23　CFPS不同父母健康状况（自评健康）下留守儿童营养健康状况

			2012 年	2014 年	2016 年	2018 年
低 BMI 率	父亲自评健康	非常健康	15.31%	13.25%	12.56%	10.62%
		很健康	17.94%	13.90%	13.57%	7.76%
		比较健康	14.92%	12.88%	15.92%	10.93%
		一般	19.00%	19.05%	15.64%	12.04%
		不健康	19.61%	16.42%	11.90%	13.38%
	母亲自评健康	非常健康	10.63%	12.43%	11.45%	
		很健康	14.76%	12.98%	11.72%	
		比较健康	17.87%	14.38%	13.25%	
		一般	17.10%	17.24%	20.22%	
		不健康	20.64%	15.46%	15.08%	
营养及消化系统疾病患病率	父亲自评健康	非常健康	3.08%	3.56%	3.00%	2.15%
		很健康	5.06%	3.37%	4.49%	6.57%
		比较健康	6.25%	2.81%	5.20%	3.87%
		一般	4.95%	1.72%	5.71%	5.59%
		不健康	5.56%	3.91%	7.96%	3.64%
	母亲自评健康	非常健康	2.20%	2.50%	1.75%	
		很健康	3.92%	3.73%	5.61%	
		比较健康	3.36%	3.81%	4.26%	
		一般	7.37%	2.66%	6.05%	
		不健康	7.91%	4.46%	7.87%	

由表5－23可知,当父亲自评健康为一般或不健康时,留守儿童的低BMI率最高,而当父亲表示非常健康或很健康时,儿童的低BMI率相对较低;母亲的自评健康状况与留守儿童低BMI率相关性更强,当母亲自评健康状况为一般或不健康时,留守儿童的低BMI率更高。因此,可以认为农村留守儿童的低BMI率与父母的自评健康有较为显著的相关关系,表现为父母健康状况较差时留守儿童的生长发育情况也更差,而当父母较为健康时,留守儿童的营养不良率也更低,尤其与母亲的自评健康相关性更高。从营养及消化系统疾病患病率来看,父母的自评健康状况与留守儿童的患病率也有显著关联,总体来看,当父母自评健康为不健康时,留守儿童的患病率最高,尤其当母亲自评为不健康时,留守儿童的患病率更高,超过父亲自评不健康时留守儿童的患病率。

表5－24　CFPS不同父母健康状况(过去两周身体是否不适)下留守儿童营养健康状况

			2012 年	2014 年	2016 年	2018 年
低 BMI 率	父亲	是	13.03%	13.78%	14.47%	10.32%
		否	17.91%	14.36%	13.99%	12.37%
	母亲	是	20.00%	15.84%	18.36%	
		否	15.41%	13.35%	12.55%	
营养及消化系统疾病患病率	父亲	是	6.99%	5.06%	7.09%	3.27%
		否	3.89%	2.79%	4.65%	5.79%
	母亲	是	5.84%	4.50%	6.61%	
		否	4.91%	3.31%	4.69%	

由表5－24可知,当母亲在过去两周出现身体不适时,留守儿童的低BMI率较高;当父亲在过去两周出现身体不适时,留守儿童的低BMI率却低于没有出现身体不适时的比率,这可能是由于父母短期内的这一身体健康状况具有较大的偶然性,导致父亲身体不适时儿童低BMI率更低。从患病率来看,父母的身体不适状况与儿童的患病率均有较强的相关性,当父亲或母亲在过去两周内出现身体不适时,留守儿童的患病率均高于父母没有出现身体不适的留守儿童。

表5－25　CFPS不同父母健康状况(过去一年是否因病住院)下留守儿童营养健康状况

			2012年	2014年	2016年	2018年
低BMI率	父亲	是	25.49%	13.51%	15.79%	10.79%
		否	16.63%	14.29%	13.98%	12.15%
	母亲	是	17.86%	17.37%	14.47%	
		否	16.67%	13.63%	13.99%	
营养及消化系统疾病患病率	父亲	是	7.14%	4.00%	3.85%	4.10%
		否	4.50%	3.21%	5.16%	4.78%
	母亲	是	5.45%	4.04%	7.62%	
		否	5.24%	3.63%	5.01%	

由表5－25可知,当父亲或母亲在过去一年有过因病住院的经历时,留守儿童的低BMI率均高于父母没有住院的留守儿童。与两周内出现身体不适的情况不同,在过去一年曾因病住院表明父母的身体健康状况更差,而且这一生病住院的影响可能更加持久和严重,因此也就导致留守儿童的低BMI率明显更高。而且,与表5-24的结论不同,父亲的短期健康情况与留守儿童低BMI率的关联性不强,但是父亲的长期健康情况显示出与留守儿童低BMI率较强的关联性,这可能是因为父亲是家庭收入的主要挣取者,其身体健康状况较差会直接影响工作和收入,影响到家庭的生活质量,进而不利于留守儿童的营养健康状况。从营养及消化系统疾病患病率来看,在除2016年的其他年份中,父亲或母亲曾在过去一年生病住院时,留守儿童的患病率均较高。

(四) 不同父母学历背景下农村留守儿童营养健康现状

由本书第三章的分析可知,农村留守儿童的父母大多是小学毕业和初中毕业,还有部分留守儿童的父母无学历或高中毕业,大专及以上学历的样本非常少,使得分析结果误差较大,因此表5-26和表5-27只给出了父母无学历、小学毕业、初中毕业和高中毕业的留守儿童样本的分析结果。

表 5－26　不同父母学历下留守儿童的生长发育状况(CHNS)

			2004 年	2006 年	2009 年	2011 年	2015 年
生长迟缓率	父亲学历	无学历	100.00%	100.00%	27.27%	27.27%	—
		小学毕业	37.50%	0.00%	27.78%	27.78%	25.00%
		初中毕业	23.53%	36.67%	22.22%	22.22%	4.55%
		高中毕业	25.00%	0.00%	25.00%	25.00%	0.00%
	母亲学历	无学历	24.00%	37.04%	0.00%	20.00%	—
		小学毕业	17.78%	18.75%	3.45%	12.50%	0.00%
		初中毕业	16.00%	14.29%	3.57%	11.22%	8.33%
		高中毕业	0.00%	20.00%	0.00%	36.36%	0.00%
低体重率	父亲学历	无学历	100.00%	50.00%	0.00%	0.00%	—
		小学毕业	50.00%	—	20.00%	20.00%	0.00%
		初中毕业	15.00%	25.00%	31.25%	31.25%	0.00%
		高中毕业	0.00%	0.00%	25.00%	25.00%	0.00%
	母亲学历	无学历	50.00%	12.50%	11.11%	5.88%	—
		小学毕业	8.33%	27.27%	18.75%	9.09%	0.00%
		初中毕业	11.11%	14.29%	7.32%	1.45%	0.00%
		高中毕业	0.00%	25.00%	0.00%	20.00%	0.00%
肥胖率	父亲学历	无学历	0.00%	0.00%	0.00%	0.00%	—
		小学毕业	0.00%	—	10.00%	10.00%	50.00%
		初中毕业	5.00%	0.00%	0.00%	0.00%	11.11%
		高中毕业	0.00%	0.00%	25.00%	25.00%	20.00%
	母亲学历	无学历	0.00%	6.25%	11.11%	23.53%	—
		小学毕业	4.17%	0.00%	0.00%	3.03%	0.00%
		初中毕业	11.11%	3.57%	7.32%	10.14%	14.29%
		高中毕业	0.00%	0.00%	16.67%	20.00%	0.00%

　　由表 5－26 可知,除个别年份,总体来看,父母无学历和小学毕业的留守儿童的生长迟缓率和低体重率较父母为初中毕业和高中毕业的留守儿童来说更高。这可能是因为父母文化程度较低,育儿知识不足或者照料儿童不够科学合理使得儿童的营养健康状况相对较差,也可能是父母学历低进

而经济收入较低,难以为留守儿童提供更优越的生活条件。从肥胖率来看,父母学历与留守儿童肥胖率没有表现出明显的关联性;一方面,由于这部分样本太少,导致结果有很多缺失值和较大误差;另一方面,肥胖与遗传、饮食均有一定关联,过量摄入脂肪或者不科学的饮食搭配均有可能导致儿童肥胖,因此与父母学历的关联并不明确。

表5-27 不同父母学历下留守儿童能量和宏量营养素摄入情况(CHNS)

			2004 年	2006 年	2009 年	2011 年
能量 (千卡/天)	父亲 学历	无学历	768.09	1617.71	1269.69	1333.91
		小学毕业	1613.03	1993.32	2283.45	1324.94
		初中毕业	1869.74	1418.07	1633.08	1521.13
		高中毕业	1926.72	1615.62	1788.42	837.43
	母亲 学历	无学历	1889.18	1691.95	1510.16	1328.71
		小学毕业	1705.46	1572.43	1536.39	1268.35
		初中毕业	1513.12	1609.75	1434.32	1368.15
		高中毕业	1610.68	1238.40	2069.94	1290.65
碳水化合物 (克/天)	父亲 学历	无学历	168.60	245.83	181.45	206.25
		小学毕业	263.32	321.25	333.45	181.22
		初中毕业	273.16	222.97	228.75	211.92
		高中毕业	293.76	186.95	263.01	79.60
	母亲 学历	无学历	323.59	258.77	217.57	201.66
		小学毕业	266.92	257.39	235.27	194.58
		初中毕业	222.73	237.57	208.81	188.80
		高中毕业	230.65	161.56	280.61	186.43
脂肪 (克/天)	父亲 学历	无学历	2.00	49.55	41.06	41.03
		小学毕业	44.01	48.01	74.64	48.28
		初中毕业	63.47	41.33	59.25	54.18
		高中毕业	57.52	75.08	57.98	47.33

（续表）

			2004 年	2006 年	2009 年	2011 年
	母亲 学历	无学历	44.54	52.14	51.81	36.40
		小学毕业	49.52	41.62	46.66	35.33
		初中毕业	48.54	51.59	47.37	48.50
		高中毕业	60.06	51.44	77.94	44.14
蛋白质 （克/天）	父亲 学历	无学历	18.59	46.86	43.43	34.57
		小学毕业	40.60	68.50	69.09	41.18
		初中毕业	51.22	38.37	46.02	45.85
		高中毕业	58.27	48.05	54.46	23.05
	母亲 学历	无学历	48.15	46.71	43.27	48.19
		小学毕业	47.84	41.85	43.60	42.88
		初中毕业	46.09	48.56	43.03	43.84
		高中毕业	36.34	32.50	61.41	36.69

由表 5-27 可知，在能量的摄入量上，父母学历的高低与留守儿童对能量的摄入量之间没有明确的关联，当父母学历较高或较低时，留守儿童每日能量平均摄入量均有可能较低。在碳水化合物的摄入量上，当父亲或母亲学历较高时，儿童的碳水化合物摄入量反而较低。然而，结合脂肪和蛋白质的摄入量来看，尽管父母具有较高学历的留守儿童对碳水化合物的摄入量减少，但是对脂肪和蛋白质的摄入量相对较高，这表明较高学历的父母可能更倾向于提供平衡的营养膳食，为儿童补充更多的脂肪和蛋白质。而由于脂肪和蛋白质的成本更高，往往学历较高、收入较高的父母才更有能力增加脂肪和蛋白质的供应。

在 CFPS 调查中，与第三章中的处理方式一样，将父母的学历合并整理为小学及以下、初中、高中/中专/技校/职高、大专和大学本科及以上，由于大专和大学本科及以上的样本非常少，计算结果有较大误差，故也略去这部分样本的结果，分学历统计的农村留守儿童低 BMI 率和营养及消化系统疾病患病率如表 5-28 所示。

表 5 - 28　不同父母学历下留守儿童的营养健康状况(CFPS)

			2012 年	2014 年	2016 年	2018 年
低 BMI 率	父亲学历	小学及以下	19.14%	14.19%	14.98%	11.66%
		初中	16.79%	14.71%	14.04%	10.44%
		高中/中专/技校/职高	11.76%	14.29%	13.76%	9.38%
	母亲学历	小学及以下	15.49%	14.94%	14.49%	
		初中	14.01%	13.85%	15.17%	
		高中/中专/技校/职高	6.67%	10.00%	11.35%	
营养及消化系统疾病患病率	父亲学历	小学及以下	5.62%	3.11%	5.44%	4.07%
		初中	3.70%	2.92%	4.51%	4.27%
		高中/中专/技校/职高	7.89%	3.01%	3.77%	5.50%
	母亲学历	小学及以下	2.34%	4.12%	5.54%	
		初中	4.48%	2.10%	3.77%	
		高中/中专/技校/职高	8.33%	4.76%	7.53%	

　　由表 5 - 28 可知,除个别年份,总体来看,父母学历为小学及以下的留守儿童的低 BMI 率较高,而父母为高中/中专/技校/职高的较高学历时留守儿童低 BMI 率较低,可见父母学历越高,儿童的营养健康状况相对越好,这与 CHNS 的统计结果一致。从 2018 年代答家长的学历来看,也显示出学历越低,留守儿童低 BMI 率越高的特点。从营养及消化系统疾病患病率来看,母亲学历越高,留守儿童的患病率反而越高,由表 5 - 28 可以发现母亲为高中/中专/技校/职高学历时,留守儿童的患病率相对最高;而父亲的学历与患病率没有明显的关联,2012 年,父亲为高中/中专/技校/职高时,留守儿童患病率最高,但 2014 年和 2016 年,父亲学历为小学及以下时,留守儿童的患病率却最高。因此,可以发现父母的学历对留守儿童的低 BMI 率有更显著的影响,而与患病率没有显著的关联,可能是因为留守儿童在营养及消化系统疾病方面的患病更多地与自身的身体素质和抵抗力有关。

二、农村留守儿童营养健康的父母层面影响因素的回归分析

　　根据公式(5 - 3),将父母的身高、体重、BMI、健康状况、学历等指标作

为控制变量 Z_i 同时纳入回归模型之中,分析父母层面的这些因素对留守儿童营养健康状况的影响,回归结果如表 5-29 和表 5-31 所示。

在 CHNS 调查数据中,对于父亲或母亲单独外出的留守儿童来说,缺失了该外出父母的信息,即父亲单独外出型留守儿童的回归分析仅控制母亲的变量信息,而母亲单独外出型留守儿童的回归分析仅控制父亲的变量信息。

表 5-29　留守儿童生长发育状况的父母层面影响因素的回归结果(CHNS)

		生长迟缓率	低体重率	肥胖率
父亲外出留守儿童	父亲外出	−0.0105 (0.0152)	−0.00686 (0.0151)	0.0136 (0.0162)
	母亲身高	−0.0397*** (0.00785)	−0.0422*** (0.00789)	0.0292*** (0.00846)
	母亲体重	−0.0533*** (0.00816)	−0.0415*** (0.00814)	0.0314*** (0.00872)
	母亲过去四周生病或受伤情况	−0.0783*** (0.0282)	−0.0742** (0.0309)	−0.0423 (0.0331)
	母亲过去四周到正规医疗机构看病情况	0.158** (0.0692)	0.319*** (0.0733)	−0.0734 (0.0786)
	母亲学历	−0.0207*** (0.00425)	−0.0157*** (0.00433)	0.0220*** (0.00464)
	常数项	0.377*** (0.0208)	0.293*** (0.0209)	−0.0880*** (0.0224)
	样本量	4500	2773	2773
	拟合优度	0.034	0.047	0.027
母亲外出留守儿童	母亲外出	0.0541** (0.0242)	0.0503* (0.0261)	0.0103 (0.0259)
	父亲身高	−0.0449*** (0.00881)	−0.0313*** (0.00951)	0.0305*** (0.00943)
	父亲体重	−0.0643*** (0.00913)	−0.0556*** (0.00967)	0.0407*** (0.00959)
	父亲过去四周生病或受伤情况	0.0192 (0.0303)	−0.00426 (0.0350)	0.0377 (0.0347)

（续表）

	生长迟缓率	低体重率	肥胖率
父亲过去四周到正规医疗机构看病情况	−0.0426 (0.0642)	0.0337 (0.0663)	−0.0658 (0.0657)
父亲学历	−0.0171*** (0.00499)	−0.0125** (0.00517)	0.0181*** (0.00512)
常数项	0.420*** (0.0222)	0.307*** (0.0236)	−0.118*** (0.0234)
样本量	3687	2186	2186
拟合优度	0.050	0.050	0.037

注:(1) 括号内为估计量的标准误差;

　(2) ***,** 和*分别表示 $p < 0.01$,$p < 0.05$ 和 $p < 0.1$。

由表 5 - 29 可知,在控制了母亲层面的影响因素之后,父亲外出并没有导致留守儿童营养不良指标显著的变化;而在控制了父亲层面的影响因素之后,母亲外出则导致儿童的生长迟缓率和低体重率分别显著增加了5.41%和5.03%,表明母亲单独外出对留守儿童生长发育状况有显著负向影响,可能是因为母亲更多承担照料儿童的任务,其外出会直接导致对儿童照料的缺失,因此相较于父亲单独外出,其对儿童生长发育的影响更大。

父亲身高和母亲身高对儿童生长迟缓率均有显著的负向影响,即父母身高越高,儿童生长迟缓率越低,同时,父母的体重对儿童低体重率也有显著负向影响,当父母较重时,儿童低体重发生率也较低,这表明父母的身高体重与儿童的身高体重有直接的正向关联,这与前文的描述性统计结果一致,儿童的生长发育状况受到父母遗传因素的影响。在肥胖率方面,父母的身高体重均具有显著的正向影响,当父母较高或较重时,儿童也较容易发生肥胖率,这可能是受到父母遗传和家庭饮食习惯的双重影响。

在父母的健康指标方面,父亲的健康状况对儿童的生长迟缓率、低体重率和肥胖率均没有显著的影响,但母亲的健康状况对儿童有显著影响。回归结果显示,母亲在过去四周的生病或受伤情况显著降低了儿童的生长迟缓率和低体重率,对肥胖率的影响不显著,这表明母亲健康状况较差反而有利于儿童的生长发育。但是母亲在过去四周到正规医疗机构看病则显著增加了儿童的生长迟缓率和低体重率,母亲健康状况较差不利于儿童的生长发育。出现上述矛盾的回归结果可能是由于以下原因:第一,相较于在过去四周生病或受伤的情况,到正规医疗机构看病所反映的母亲身体健康状况可能更差,因为前者可能只是偶然发生的生病或受伤,而后者到正规医疗机构看病则表明生病的严重程度更高,显然更不利于对儿童的照料;第二,到正规医疗机构看病不仅表明生病的严重性,而且可能说明母亲身体素质长期较差,导致对儿童的照料长期缺失或不足,甚至可能将较弱的体质遗传给儿童,导致儿童营养不良发生率较高。

父母学历较高显著降低了儿童的生长迟缓率和低体重率,同时也显著增加了儿童的肥胖率。一方面,父母拥有较高的学历往往能够保证有较高的收入,而为儿童提供了更高的生活质量,保证儿童饮食的均衡和营养的补充,减少了儿童营养不良的发生;另一方面,拥有较高的学历也意味着父母在育儿观念和营养知识方面更加了解,从而保障了较好的照料质量,有利于儿童的生长发育。反之,当父母学历较低时,由此导致的经济条件较差和养育知识不足均会对儿童的生长发育造成不利影响。

表 5 - 30 留守儿童能量和宏量营养素摄入情况的父母层面影响因素的回归结果(CHNS)

		能量	碳水化合物	脂肪	蛋白质
父亲外出留守儿童	父亲外出	1.166 (30.72)	0.109 (4.793)	0.424 (1.512)	−0.779 (1.034)
	母亲身高	3.979 (16.66)	−2.092 (2.598)	0.896 (0.820)	1.053* (0.560)
	母亲体重	15.70 (17.63)	1.380 (2.750)	0.585 (0.868)	1.243** (0.593)
	母亲过去四周生病 或受伤情况	68.93 (57.26)	5.457 (8.933)	3.471 (2.818)	3.842** (1.926)
	母亲过去四周到正规 医疗机构看病情况	−1.145 (137.5)	13.43 (21.45)	−5.737 (6.766)	−2.956 (4.625)
	母亲学历	−2.792 (9.423)	−10.21*** (1.470)	3.632*** (0.464)	1.349*** (0.317)
	常数项	1473*** (43.75)	240.4*** (6.825)	39.26*** (2.153)	39.40*** (1.472)

(续表)

		能量	碳水化合物	脂肪	蛋白质
	样本量	3385	3385	3385	3385
	拟合优度	0.001	0.016	0.021	0.012
母亲外出留守儿童	母亲外出	104.2** (44.94)	9.788 (7.105)	6.761*** (2.115)	0.972 (1.523)
	父亲身高	−35.60** (17.55)	−8.597*** (2.775)	−0.321 (0.826)	0.471 (0.595)
	父亲体重	77.02*** (18.23)	6.139** (2.882)	4.273*** (0.858)	3.443*** (0.618)
	父亲过去四周生病 或受伤情况	4.424 (60.48)	−8.731 (9.561)	3.291 (2.846)	2.406 (2.049)
	父亲过去四周到正规 医疗机构看病情况	−32.36 (128.0)	26.13 (20.24)	−13.28** (6.025)	−4.090 (4.337)
	父亲学历	15.10 (10.38)	−3.331** (1.640)	2.426*** (0.488)	1.673*** (0.352)
	常数项	1382*** (43.84)	232.0*** (6.931)	34.95*** (2.063)	34.65*** (1.485)
	样本量	2871	2871	2871	2871
	拟合优度	0.009	0.007	0.027	0.030

注:(1) 括号内为估计量的标准误差;

　　(2) ***, ** 和* 分别表示 $p < 0.01$, $p < 0.05$ 和 $p < 0.1$。

由表5-30可知,在控制了母亲层面的影响因素之后,父亲单独外出对儿童的营养摄入没有显著的影响;而在控制了父亲层面的影响因素之后,母亲单独外出则显著增加了儿童对能量和脂肪的摄入,可能是由于母亲在家时承担照料儿童的任务,当母亲外出后,其他监护人对儿童的照料方式与其母亲的照料方式不同,使得儿童在能量和脂肪上摄入有所增加,而对于父亲来说,其外出与否对儿童的照料行为没有影响,因此回归结果显示父亲外出对儿童营养膳食摄入无显著影响。

母亲的身高和体重对儿童在能量、碳水化合物和脂肪上的摄入量没有显著影响,但对蛋白质的摄入有显著正向影响,当母亲较高和较重时,儿童对蛋白质的摄入也显著增加,这可能受到母亲饮食习惯的影响,身高较高和体重较重的母亲可能更倾向于增加蛋白质的摄入。父亲的体重对儿童的能量和各项宏量营养素均有显著正向影响,这说明相较母亲,父亲的饮食习惯对儿童膳食摄入的影响更广泛。

从父母的健康情况看,除母亲在过去四周生病或受伤显著增加了儿童对蛋白质的摄入量,父亲在过去四周到正规医疗机构看病显著减少了儿童对脂肪的摄入量外,父母健康对儿童其他营养摄入均没有显著影响。这可能因为父母在过去四周的健康状况可能对自身的膳食摄入有一定影响,但和子女的膳食摄入没有显著关联。

父母的学历对儿童的能量摄入没有显著影响,但是对碳水化合物的摄入有显著负向影响,对脂肪和蛋白质的摄入有显著正向影响,当父母学历较高时,儿童对碳水化合物的摄入量较少,而对脂肪和蛋白质的摄入量增加,这和前文描述性统计结果一致。父母拥有较高的学历,一方面可能通过较高的收入保障儿童对脂肪和蛋白质这种高成本营养素的摄入,另一方面是因为拥有更全面科学的育儿知识,而倾向于平衡膳食营养而增加儿童对脂肪和蛋白质的摄入。此外,由于父母学历对儿童能量的摄入没有显著影响,当儿童显著增加了脂肪和蛋白质的摄入量之后,在总能量不变的条件下,必然会相应地减少对碳水化合物的摄入,因此回归结果显示出父母学历对儿童碳水化合物摄入量有显著负向影响。

表 5-31 留守儿童营养健康状况的父母层面影响因素的回归结果(CFPS)

	低 BMI 率	患病率
双亲外出	0.0171 (0.0161)	−0.00295 (0.00948)
父亲外出	−0.0146 (0.0183)	−0.00586 (0.0111)
母亲外出	−0.0870* (0.0482)	−0.0158 (0.0270)
父亲身高	0.0153 (0.0113)	−0.00128 (0.00670)
父亲体重	−0.0183 (0.0153)	0.0278*** (0.00909)

（续表）

	低 BMI 率	患病率
母亲身高	0.00676 (0.0109)	0.00575 (0.00651)
母亲体重	−0.0335** (0.0136)	0.00350 (0.00812)
父亲 BMI	−0.0105 (0.0175)	−0.0295*** (0.0104)
母亲 BMI	0.00304 (0.0169)	−0.00252 (0.00992)
父亲自评健康	0.00780 (0.00620)	−0.00757** (0.00370)
母亲自评健康	0.00687 (0.00632)	0.00525 (0.00374)
父亲过去两周身体是否不适状况	0.0114 (0.0177)	0.0311*** (0.0105)
母亲过去两周身体是否不适状况	0.0156 (0.0165)	0.00491 (0.00971)
父亲过去一年住院情况	−0.0342 (0.0291)	0.0134 (0.0169)
母亲过去一年住院情况	0.0194 (0.0218)	0.0187 (0.0146)
父亲学历	−0.0237*** (0.00877)	0.00346 (0.00538)
母亲学历	−0.00250 (0.00959)	0.00737 (0.00616)
常数项	0.220*** (0.0548)	0.00377 (0.0326)
样本量	2901	2393
拟合优度	0.016	0.015

注：(1) 括号内为估计量的标准误差；
　　(2) ***，** 和 * 分别表示 p<0.01，p<0.05 和 p<0.1。

由表 5 - 31 可知,在控制了父母双方的影响因素之后,母亲单独外出显著降低了儿童的低 BMI 率,可能是由于母亲在家时承担照料儿童的任务,当母亲外出后,其他监护人对儿童的照料方式与其母亲的照料方式不同,使得儿童摄入更多能量和脂肪,相对体重便有所增加。而父亲单独外出和双亲均外出对儿童的低 BMI 率和营养及消化系统疾病患病率均没有显著影响。

从父母身高、体重和 BMI 指标来看,父母身高对儿童低 BMI 率和患病率均没有显著影响,而父亲体重对儿童的患病率具有显著正向影响,母亲体重对儿童低 BMI 率有显著负向影响。当母亲体重较重时,儿童的低 BMI 率就更低,由于孩子通常由母亲进行照顾,体重较重的母亲更可能通过饮食习惯影响孩子的体重,使得儿童发生低 BMI 的风险更低。同时回归结果显示父亲 BMI 越高,儿童有低 BMI 问题的风险显著降低。

从父母的健康指标来看,父亲的自评健康状况对儿童的营养及消化系统疾病患病率有显著负向影响,父亲自评健康程度越高,儿童的患病率越低。一方面父亲健康的身体能够保障家庭稳定的收入来源,为儿童提供良好的生活条件;另一方面也可能将强健的身体素质遗传给孩子,使得儿童的患病率较低。父亲或母亲在过去两周身体不适增加了儿童低 BMI 率和患病率,但是只有父亲身体不适对儿童患病率的影响是显著的,其他影响并不显著,父亲或母亲在过去一年生病住院对儿童的营养健康也没有显著影响。这与描述性统计结果并不一致,可能是由于控制了父母学历和自评健康等指标,导致结果不再显著。

从父母的学历背景来看,与描述性统计结果一致,父母学历对儿童的营养及消化系统疾病患病率没有显著影响,但对其低 BMI 率有负向影响,尤其父亲学历对儿童的低 BMI 率有显著的负向影响,当父亲学历较高时,儿童有低 BMI 问题的风险显著降低,母亲学历则对儿童低 BMI 率的负向影响并不显著。

第四节 农村留守儿童营养健康的家庭层面影响因素

一、农村留守儿童营养健康的家庭层面影响因素的描述性统计

家庭是儿童成长的重要环境，为儿童在物质和精神方面提供了绝对的支撑，尤其是其经济、卫生和物质等条件对儿童的营养健康具有重要的影响。通过整合 CHNS 和 CFPS 两组数据库里关于家庭经济条件、卫生条件和物质条件等信息，统计分析不同家庭条件下的农村留守儿童营养健康现状，可以分析得到不同家庭条件的留守儿童的营养健康现状是否有显著差异。

（一）不同家庭收入下农村留守儿童营养健康现状

在 CHNS 调查中，将家庭人均收入分为"1000 元以下""1000—3000元""3000—5000 元""5000—10000 元""10000 元以上"五个档次，分析不同收入档次下农村留守儿童的生长发育状况，结果如表 5-32 所示。

表 5-32 不同家庭收入条件下留守儿童的生长发育状况(CHNS)

		2004 年	2006 年	2009 年	2011 年	2015 年
生长迟缓率	1000 元以下	23.08%	17.72%	0.00%	8.93%	17.39%
	1000—3000 元	19.08%	21.82%	18.18%	19.42%	10.34%
	3000—5000 元	21.43%	13.89%	7.32%	12.87%	13.51%
	5000—10000 元	13.51%	10.81%	8.57%	19.30%	5.56%
	10000 元以上	9.09%	12.50%	13.33%	14.94%	8.25%
低体重率	1000 元以下	16.13%	9.68%	4.76%	0.00%	5.88%
	1000—3000 元	14.67%	12.86%	2.00%	6.93%	6.25%
	3000—5000 元	11.43%	15.00%	12.24%	5.80%	0.00%
	5000—10000 元	9.52%	10.53%	10.91%	9.23%	8.33%
	10000 元以上	0.00%	0.00%	10.00%	3.03%	2.90%

（续表）

		2004 年	2006 年	2009 年	2011 年	2015 年
肥胖率	1000 元以下	6.45％	3.23％	4.76％	11.11％	17.65％
	1000—3000 元	1.33％	4.29％	16.00％	8.91％	12.50％
	3000—5000 元	2.86％	5.00％	6.12％	7.25％	15.38％
	5000—10000 元	4.76％	0.00％	5.45％	8.46％	8.33％
	10000 元以上	50.00％	0.00％	5.00％	12.12％	5.80％

由表 5-32 可知，对于每一收入档次的农村留守儿童来说，从 2004 年到 2015 年生长迟缓率、低体重率都有所下降，但是肥胖率上升了。针对不同收入档次的留守儿童来说，可以发现，2004 年和 2015 年生长生迟缓率最高的留守儿童家庭收入档次在 1000 元以下，2006 年、2009 年和 2011 年生长迟缓率最高的家庭收入档次在 1000—3000 元之间，因此生长迟缓率最高的留守儿童群体的家庭年人均收入档次都比较低，在一定程度上可以体现家庭经济条件较差的留守儿童发生生长迟缓的可能性更高，主要是由于经济收入较低带来的生活质量的下降或者更多的劳务负担等。

在低体重率方面，在 2004 年低体重率最低的留守儿童家庭收入档次在 1000 元以下，随着时间的推移，最高低体重率的收入档次逐渐转变为3000—5000 元和 5000—10000 元。随着社会经济的发展，人们收入水平逐渐提高，家庭年人均收入在 1000 元以下的留守儿童占比越来越少，高收入家庭占比越来越高，甚至在 2015 年家庭年人均收入在 10000 元以上的留守儿童占据约 45％，因此年人均收入在 3000—5000 元、5000—10000 元的家庭则成为相对经济条件较差的家庭，这些相对较低收入档次的留守儿童发生低体重的占比就相对提高了。本质上看，还是经济条件相对较差的家庭的留守儿童发生低体重的概率更高。

在肥胖率方面，可以发现在 2004 年家庭年人均收入在 10000 元以上的留守儿童中约有一半是肥胖，与之相对应的是，低体重率最高的留守儿童群体则是家庭收入在 1000 元以下的最低档次，这体现出家庭经济条件较为优越的留守儿童更有可能营养过剩，反之则容易发生营养不良。然而随着时间的推移，高收入家庭留守儿童的肥胖率在下降，低收入家庭留守儿童的肥胖率却在不断上升，到 2015 年，肥胖率最高的家庭收入档次在 5000 元以下,反而10000元以上较高收入档次的家庭肥胖率最低。这可能是因为在2004年,人均年收入在10000元以上的家庭占比较少,这些优越的家庭有足够的经济条件为儿童提供更丰富的饮食,甚至过量摄入一些营养,导致儿童肥胖的发生,而低收入家庭则可能满足不了儿童生长发育的营养需要,导致更多低体重的发生。随着社会的发展,之前的低收入家庭经济条件逐渐向好,为儿童提供的营养也更加丰富,使得留守儿童发生肥胖的概率也越来越高;而高收入家庭则认识到营养过剩和肥胖的危险,反而是强调更为科学合理的营养摄入,减少肥胖的发生,因此就出现了高收入家庭肥胖率较低,低收入家庭反而肥胖率较高的情况。

表5-33　不同家庭收入条件下留守儿童能量和宏量营养素摄入情况(CHNS)

		2004 年	2006 年	2009 年	2011 年
能量(千卡/天)	1000 元以下	1517.09	1377.35	1317.93	1344.60
	1000—3000 元	1644.63	1581.35	1512.35	1177.29
	3000—5000 元	1636.64	1563.73	1555.36	1336.77
	5000—10000 元	1657.63	1535.05	1482.41	1298.66
	10000 元以上	1792.21	1789.11	1682.51	1367.44
碳水化合物(克/天)	1000 元以下	240.73	224.65	197.26	191.24
	1000—3000 元	263.72	243.97	231.93	165.50
	3000—5000 元	256.50	236.42	226.15	187.81
	5000—10000 元	243.40	223.12	204.62	181.35
	10000 元以上	219.70	235.16	223.19	182.71
脂肪(克/天)	1000 元以下	42.57	35.56	41.46	46.55
	1000—3000 元	44.95	47.95	45.73	41.05
	3000—5000 元	46.56	46.37	51.69	45.95
	5000—10000 元	54.06	51.27	54.26	45.39
	10000 元以上	74.21	68.39	65.70	49.91
蛋白质(克/天)	1000 元以下	42.48	39.50	38.73	39.98
	1000—3000 元	46.01	43.25	43.10	36.30
	3000—5000 元	47.67	50.06	46.26	42.82
	5000—10000 元	49.32	45.13	43.77	40.92
	10000 元以上	61.44	58.17	49.42	46.53

　　由表5-33可知,从2004年到2011年,各个家庭收入档次的留守儿童的能量日均摄入量均在下降,但是2004年,不同家庭收入档次的留守儿童的能量日均摄入量有较大差距,体现为家庭人均收入在10000元以上的留守儿童的能量摄入量远远高于其他收入群体,并且随着收入档次的提高,留守儿童的日均能量摄入量也在提高。到了2011年,不同家庭收入档次的留守儿童的能量摄入量差距逐渐缩小,但是仍然是家庭年人均收入在10000元以上的留守儿童的日均能量摄入量最高。

　　碳水化合物的日均摄入量则表现出不同的特点,低收入家庭留守儿童的摄入量更高,而家庭收入档次越高的留守儿童的碳水化合物摄入量反而最低,这或许是因为受限于经济压力,低收入家庭难以为儿童提供更多的脂肪和蛋白质,只能通过增加碳水化合物的摄入来满足总体能量的需求。与能量摄入量有一致的年代变化趋势,即自2004年到2011年,各个留守儿童群体的碳水化合物日均摄入量均不断下降,且差距也在逐年缩小。

　　相对碳水化合物来说,脂肪和蛋白质的摄入或许更能够体现出经济条件的差别,因为富含这些营养素的食物往往成本更高。从脂肪的日均摄入量来看,基本上随着家庭收入档次的提高,留守儿童每天对脂肪的摄入量也在增加,尤其是在2004年,家庭年人均收入在10000元以上的留守儿童的脂肪日均摄入量远远高于其他群体,而且脂肪供能比高达37%,超出了1—15岁儿童的RNI值,这也印证了在2004年家庭年人均收入在10000元以上的留守儿童有高达50%的肥胖率。然而,从2004年到2011年,高收入家庭留守儿童的脂肪摄入量在大幅下降,低收入家庭儿童的脂肪摄入量却在不断上升,尽管2011年仍然是家庭年人均收入在10000元以上的留守儿童脂肪摄入量最高,但是各个收入档次间的差距已经大大缩小。一方面,这体现出大部分家庭经济条件的改善,能够为儿童提供更多的脂肪摄入;另一方面,也是验证了表5-32中的结论,即低收入家庭留守儿童的肥胖率增加,而高收入家庭留守儿童的肥胖率却较低。

　　在蛋白质的摄入方面,同样体现出高收入家庭留守儿童每日蛋白质摄入量最高,而随着收入的降低,蛋白质摄入量也在降低,这正是因为蛋白质的成本相对碳水化合物来说更高,需要有经济条件的支撑。然而,自2004年以来,各个收入群体的留守儿童的蛋白质日均摄入量均在下降,但仍然是家庭人均年收入在 10000 元以上的留守儿童的蛋白质摄入量最高。与 RNI 值相比,2011 年 40—50 克的蛋白质摄入量仍是远远不够的,因此对各个家庭收入档次的留守儿童群体来说,仍需要增加蛋白质的每日摄入量。

同样,根据 CFPS 中的数据结果,将家庭人均年收入分为五个档次,比较分析不同家庭收入条件下留守儿童的低 BMI 率和营养及消化系统疾病患病率,统计结果如表 5-34 所示。

表 5-34　不同家庭收入条件下留守儿童的营养健康状况(CFPS)

		2012 年	2014 年	2016 年	2018 年
低 BMI 率	1000 元以下	17.26%	15.34%	13.76%	9.31%
	1000—3000 元	15.97%	16.77%	15.44%	9.59%
	3000—5000 元	16.85%	12.42%	15.77%	9.09%
	5000—10000 元	17.88%	14.00%	12.89%	11.54%
	10000 元以上	16.24%	14.67%	14.43%	12.14%
营养及消化系统疾病患病率	1000 元以下	3.92%	3.11%	6.47%	4.08%
	1000—3000 元	3.75%	3.70%	5.86%	3.35%
	3000—5000 元	4.15%	2.98%	6.67%	5.36%
	5000—10000 元	5.90%	3.87%	4.08%	4.69%
	10000 元以上	5.56%	3.54%	4.60%	4.19%

由表 5-34 可知,2012 年,家庭收入越高的农村留守儿童的低 BMI 率越低,优越的家庭条件能够帮助儿童塑造强壮的体格,且随着时间的推移,各个收入档次家庭的留守儿童低 BMI 率均在不断降低。但是,家庭年人均收入在 10000 元以上的留守儿童的低 BMI 率下降速度较慢,而低收入家庭的留守儿童的低 BMI 率下降幅度反而更大。这表明,低收入家庭留守儿童的营养健康状况得到了极大的改善,相比之下,高收入家庭留守儿童的生长发育情况改善幅度不大,导致最终低收入家庭留守儿童整体的低 BMI 率低于高收入家庭的留守儿童。

在营养及消化系统疾病患病率上,家庭条件带来的影响和差异不大。高收入家庭留守儿童的患病率相对更高,低收入家庭的患病率更低。尽管自 2012 年以来,各个家庭收入档次的留守儿童的患病率均在降低,但是在

2018 年,高收入家庭的留守儿童仍然具有较高的患病率。这可能是因为富裕家庭给予留守儿童更多的食物选择,而忽视了合理搭配和适量摄入,反而不利于儿童的营养消化和吸收。

(二)不同卫生条件下农村留守儿童营养健康现状

根据 CHNS 和 CFPS 的调查数据,可以从家庭的饮用水来源、做饭燃料和卫生间类型等方面衡量家庭的卫生条件,同时这些方面也与儿童的生活起居和膳食摄入密切相关。清洁的水源、做饭燃料和卫生间,有利于儿童获得更卫生的食物和生活环境,在一定程度上能够减少疾病的发生,促进儿童的生长发育。

1. 饮用水源

在 CHNS 的调查中,家庭饮用水源包括"地下水(>5 米)""敞开井水(≤5 米)""小溪、泉水、河、湖泊""冰雪水""水厂""瓶装水""其他类"。为更好分析饮用水源的清洁程度对儿童营养健康的影响,将"水厂""瓶装水"合并为"清洁水源",因为这部分水经过专业的处理,安全隐患较低;而"地下水""敞开井水""小溪、泉水、河、湖泊""冰雪水"等属于直接从自然界获取的水源,并没有经过专业净水处理,饮用这些水源可能导致诸多健康问题,故将其合并为"非清洁水源"。分析不同饮用水源下留守儿童的生长发育情况的结果如表 5-35 所示。

表 5-35　不同饮用水源下留守儿童的生长发育状况(CHNS)

		2004 年	2006 年	2009 年	2011 年	2015 年
生长迟缓率	清洁水源	19.83%	12.50%	7.55%	13.15%	13.01%
	非清洁水源	18.79%	20.45%	11.79%	18.58%	5.83%
低体重率	清洁水源	9.43%	7.69%	4.48%	4.49%	2.44%
	非清洁水源	15.45%	13.01%	9.85%	7.11%	5.56%
肥胖率	清洁水源	3.77%	3.85%	8.96%	12.36%	8.54%
	非清洁水源	5.45%	3.25%	7.58%	6.28%	11.11%

由表 5-35 可知,总体来看,各种饮用水源的家庭留守儿童的生长迟缓率、低体重率自 2004 年以来均有较大幅度的下降,肥胖率略有上升。除了2015 年,家庭饮用水源为清洁水源的留守儿童的生长迟缓率普遍较低,因

此可以发现饮用水源是否清洁与儿童的生长迟缓率有一定的关联。从低体重率来看,饮用清洁水源的留守儿童的低体重率均明显低于饮用非清洁水源的留守儿童,这表明饮用清洁水源的留守儿童发生低体重率的风险更小。在肥胖率方面,除2009年和2011年,其他年份中饮用清洁水源的儿童的肥胖率更低,因此,水源的清洁性与儿童的身高和体重的关联性较高,即饮用清洁水源更有利于农村留守儿童的生长发育。

表5-36 不同饮用水源下留守儿童能量和宏量营养素摄入情况(CHNS)

		2004 年	2006 年	2009 年	2011 年
能量 (千卡/天)	清洁水源	1732.90	1683.54	1591.50	1372.98
	非清洁水源	1553.79	1429.86	1457.30	1218.96
碳水化合物 (克/天)	清洁水源	265.64	246.83	219.11	178.74
	非清洁水源	244.34	224.76	218.62	179.78
脂肪 (克/天)	清洁水源	51.42	54.70	57.75	53.28
	非清洁水源	44.70	41.30	46.05	38.57
蛋白质 (克/天)	清洁水源	51.63	50.78	48.75	44.46
	非清洁水源	43.30	39.60	41.91	37.94

由表5-36可知,饮用清洁水源的留守儿童在能量和各营养素的摄入量上均高于饮用非清洁水源的留守儿童,这可能是因为一方面当留守儿童家庭饮用水源主要为水厂或瓶装水时,取水更加便利,做饭和饮用更加方便,这有助于丰富儿童的饮食;另一方面配合自来水和瓶装水饮食也更加有利于儿童对各种营养物质的吸收。另外,这一结果也在一定程度上说明饮用水源来自水厂或瓶装水比饮用地下水、池塘水等的留守儿童的家庭经济条件更好,因此,他们在膳食摄入上也存在着显著的差异。

在CFPS调查中,家庭饮用水源的选项包括"江河湖水""井水""自来水""桶装水/纯净水/过滤水""雨水""窖水""池塘水/山泉水""其他"。同样,将上述饮用水源进行合并整理,将"自来水""桶装水/纯净水/过滤水"归纳为"清洁水源",其余水源定义为"非清洁水源",统计结果如表5-37所示。

表 5-37 不同饮用水源下留守儿童的营养健康状况(CFPS)

		2012 年	2014 年	2016 年	2018 年
低 BMI 率	清洁水源	16.77%	13.16%	13.98%	10.10%
	非清洁水源	17.06%	15.94%	14.23%	12.47%
营养及消化系统疾病患病率	清洁水源	5.06%	4.15%	5.89%	4.62%
	非清洁水源	5.30%	3.08%	3.69%	3.74%

由表 5-37 可知,饮用清洁水源的留守儿童的低 BMI 率显著低于饮用非清洁水源的留守儿童,表明清洁水源有利于促进儿童的生长发育,这与CHNS 的结果一致,二者均表明清洁水源有利于减少儿童低体重和低 BMI 的风险。在营养及消化系统疾病患病率方面,饮用清洁水源的留守儿童的患病率相对更高,但二者的差距并不明显,这可能是因为影响儿童患病率的还有其他的因素,清洁的水源并未体现出对儿童患病率的降低作用。

2. 做饭燃料

在 CHNS 调查中,做饭燃料的选项主要为"煤""煤油""电""液化气""天然气""木柴""柴草""木炭""其他",由于各个调查年份中的问卷选项不尽相同,通过合并相近选项能够保证不同年份的统一性,而且增加了每个类别的样本数量。具体来看,将"电""液化气"和"天然气"定义为"清洁燃料",因为使用这些燃料做饭时不会产生较多的烟尘和污染,而将"煤""煤油""木柴""柴草""木炭"等定义为"非清洁燃料",具体统计分析结果如表5-38所示。

表 5-38 不同做饭燃料下留守儿童的生长发育状况(CHNS)

		2004 年	2006 年	2009 年	2011 年	2015 年
生长迟缓率	清洁燃料	5.00%	13.41%	11.72%	14.83%	8.33%
	非清洁燃料	21.85%	17.46%	9.52%	18.06%	12.50%
低体重率	清洁燃料	8.70%	8.00%	10.59%	4.45%	3.77%
	非清洁燃料	14.81%	11.57%	6.25%	8.38%	4.00%
肥胖率	清洁燃料	13.04%	4.00%	5.88%	7.29%	9.43%
	非清洁燃料	3.70%	3.31%	9.82%	11.38%	10.00%

由表 5-38 可知,除了 2009 年,使用清洁燃料的家庭中的留守儿童的生长迟缓率、低体重率均低于使用非清洁燃料的留守儿童。在肥胖率方面,除 2004 年和 2006 年使用清洁燃料的留守儿童的肥胖率高于使用非清洁燃料的留守儿童,其他年份中,使用清洁燃料的留守儿童的肥胖率均较低。上述统计结果表明,清洁燃料的使用有助于降低儿童的营养不良发生率,尤其是降低儿童的生长迟缓率和低体重率。这可能是因为清洁燃料使用起来更为方便和快捷,也更为清洁和安全,有助于为儿童提供更清洁和丰富的饮食,促进儿童的生长发育。

表 5-39　不同做饭燃料下留守儿童能量和宏量营养素摄入情况(CHNS)

		2004 年	2006 年	2009 年	2011 年
能量 (千卡/天)	清洁燃料	1825.03	1623.59	1539.66	1321.97
	非清洁燃料	1595.55	1496.86	1483.18	1243.51
碳水化合物 (克/天)	清洁燃料	248.47	242.92	217.22	178.10
	非清洁燃料	254.42	233.43	218.48	182.44
脂肪(克/天)	清洁燃料	67.35	50.24	53.95	48.59
	非清洁燃料	44.02	44.00	48.71	40.08
蛋白质 (克/天)	清洁燃料	56.03	49.77	46.23	42.93
	非清洁燃料	45.17	41.60	42.50	37.92

由表 5-39 可知,使用清洁燃料的家庭中的留守儿童对能量、脂肪和蛋白质的摄入量显著高于使用非清洁燃料的家庭,而使用清洁燃料的留守儿童对碳水化合物的摄入量却低于使用非清洁燃料的儿童。清洁燃料对儿童膳食摄入的影响可能是通过家庭的经济条件和生活水平来体现的,一般而言,使用清洁燃料的成本更高,需要有相应的家用电器去使用电来做饭,使用液化气和天然气的成本也要高于柴草、木炭等非清洁燃料,因此,使用清洁燃料的家庭往往经济条件更好,生活水平更高,相比于使用非清洁燃料的家庭来说,儿童的膳食摄入也更加丰富和充足,因此体现出清洁燃料对儿童膳食摄入的正向影响。而由于脂肪和蛋白质相对于碳水化合物的获取成本更高,经济条件更好的家庭才更能够负担起这类膳食的支出,更加讲求膳食营养的平衡。

在 CFPS 调查中,相似地,将电、煤气/液化气/天然气定义为"清洁燃料",将柴草、煤炭等定义为"非清洁燃料",不同燃料下留守儿童的低 BMI 率和患病率统计结果如表 5-40 所示。

表 5-40　不同做饭燃料下留守儿童的营养健康状况(CFPS)

		2012 年	2014 年	2016 年	2018 年
低 BMI 率	清洁燃料	16.87%	14.33%	14.18%	10.56%
	非清洁燃料	17.18%	14.68%	13.83%	11.36%
营养及消化系统疾病患病率	清洁燃料	6.54%	2.78%	5.52%	4.35%
	非清洁燃料	4.34%	4.21%	4.59%	4.32%

由表 5-40 可知,使用清洁燃料的家庭中的留守儿童低 BMI 率略低于使非清洁燃料的留守儿童,而在营养及消化系统疾病患病率方面,是否使用清洁燃料没有显著的差异,在 2012 年、2016 年和 2018 年,使用清洁燃料的留守儿童患病率略高于使用非清洁燃料的儿童,而在 2014 年,使用非清洁燃料的留守儿童的患病率更高,且二者差异不大。上述结果表明使用清洁燃料有利于降低儿童的低 BMI 率,这与 CHNS 的结果一致,即使用清洁燃料的留守儿童的低体重率和生长迟缓率更低,表明清洁燃料有助于促进儿童的生长发育,其中原因可能来自清洁燃料的卫生和便利性以及家庭经济条件的优越性。同时,正如清洁水源的使用与儿童的患病率似乎没有明显的相关性,清洁燃料的使用也没有显著降低儿童的患病率,可能是由于儿童患病率的影响因素来自其他更重要的因素,比如遗传和生活习惯等。

3. 卫生间类型

卫生间类型在一定程度上代表了家庭的卫生环境,通过了解不同卫生间类型下留守儿童的生长发育和营养健康状况,可以发现他们之间是否存在某些联系。CHNS 调查中,将卫生间类型分为"没有""室内冲水马桶""室内无冲水马桶""室外冲水公厕""室外非冲水公厕""开放式水泥坑和开放式土坑""其他",将其分类整理为"冲水厕所"和"非冲水厕所"两类。数据统计结果如表 5-41 所示。

表 5-41 不同卫生间类型下留守儿童的生长发育状况(CHNS)

		2004 年	2006 年	2009 年	2011 年	2015 年
生长 迟缓率	冲水厕所	17.02%	6.58%	8.57%	15.33%	8.44%
	非冲水厕所	20.00%	20.83%	11.40%	17.10%	12.16%
低体重率	冲水厕所	4.55%	4.55%	4.69%	6.70%	3.88%
	非冲水厕所	14.08%	13.08%	9.02%	5.43%	3.77%
肥胖率	冲水厕所	9.09%	2.27%	7.81%	7.73%	9.71%
	非冲水厕所	4.23%	3.85%	8.27%	9.95%	9.43%

由表 5-41 可知,在生长迟缓率方面,家庭使用非冲水厕所的留守儿童的生长迟缓率较高;在低体重率方面,在 2011 年之前使用非冲水厕所的留守儿童的低体重率明显较高,但是在 2011 年之后下降明显,与使用冲水厕所的留守儿童的低体重率相近;在肥胖率方面,在 2004 年和 2015 年,使用冲水厕所的留守儿童的肥胖率较高,但是 2006 年、2009 年和 2011 年,使用非冲水厕所的留守儿童的肥胖率稍高。可见不同卫生间类型对留守儿童身高和体重等生长发育指标的影响较为明显,但与留守儿童肥胖率的高低并没有显示出特定关联。

表 5-42 不同卫生间类型下留守儿童能量和宏量营养素摄入情况(CHNS)

		2004 年	2006 年	2009 年	2011 年
能量 (千卡/天)	冲水厕所	1769.90	1592.20	1695.65	1378.12
	非冲水厕所	1582.37	1465.25	1416.47	1219.40
碳水化合物 (克/天)	冲水厕所	246.52	223.27	236.36	178.91
	非冲水厕所	253.85	229.50	210.46	180.09
脂肪 (克/天)	冲水厕所	62.60	55.72	60.46	53.99
	非冲水厕所	43.10	42.59	45.74	38.27
蛋白质 (克/天)	冲水厕所	55.03	49.20	51.34	44.02
	非冲水厕所	44.50	40.81	40.61	38.38

表 5-42 呈现出不同卫生间类型下留守儿童的膳食摄入情况,可以发现使用冲水厕所的家庭中的留守儿童在能量和各项营养素的摄入量上均显著高于使用非冲水厕所的家庭。这反映了拥有冲水厕所卫生间类型的家庭

其总体卫生环境更好,儿童饮食营养的摄入更为干净安全,有助于留守儿童对各类营养物质的消化吸收。同时拥有冲水厕所的农村家庭代表了其家庭经济条件更为优越,有能力为其子女提供更丰富的膳食营养。

在 CFPS 的问卷调查中,卫生间类型包括:"居室内冲水厕所""居室外冲水厕所""居室外冲水公厕""居室内非冲水厕所""居室外非冲水厕所""居室外非冲水公厕""其他",同样,将其合并整理为"冲水厕所""非冲水厕所"。然而,CFPS 问卷调查中,仅 2012 年和 2014 年涉及这个问题,在 2016 年和 2018 年没有该部分统计数据。根据 2012 年和 2014 年数据,统计结果如表 5-43 所示。

表 5-43　不同卫生间类型下留守儿童的营养健康状况(CFPS)

		2012 年	2014 年
低 BMI 率	冲水厕所	18.99%	18.55%
	非冲水厕所	16.26%	13.13%
营养及消化系统疾病患病率	冲水厕所	4.83%	2.80%
	非冲水厕所	5.47%	3.82%

由表 5-43 可知,家庭使用冲水厕所的留守儿童的低 BMI 率较高,但是营养及消化系统疾病的患病率较低。卫生间类型更多地影响了环境的清洁,对儿童身材发育等方面可能没有直接影响,所以使用清洁的冲水厕所有助于减少留守儿童消化类疾病的发生。

(三) 不同物质条件下农村留守儿童营养健康现状

CHNS 调查中对家庭是否拥有电冰箱、微波炉、电饭煲和高压锅等进行了询问,这些家用电器与日常的饮食密切相关,拥有这些电器能够提高做饭的便利性,也能促进饮食的多样化,因此可以通过分析不同家庭物质条件下留守儿童的生长发育情况,了解这些物质条件是否与儿童的营养健康有关联。表 5-44 和表 5-45 分别报告了留守儿童的生长发育和营养摄入情况。

表 5-44　不同家庭物质条件下留守儿童的生长发育状况(CHNS)

		2004 年	2006 年	2009 年	2011 年	2015 年
	是否有电冰箱					
生长迟缓率	是	10.34%	10.98%	8.45%	14.92%	7.07%
	否	21.30%	20.00%	11.80%	18.75%	26.67%
低体重率	是	8.82%	11.76%	8.60%	5.15%	2.94%
	否	14.18%	11.11%	7.41%	7.94%	10.00%
肥胖率	是	11.76%	5.88%	13.98%	9.97%	10.29%
	否	2.99%	2.38%	2.78%	6.35%	5.00%
	是否有微波炉					
生长迟缓率	是	11.11%	4.17%	0.00%	3.06%	6.25%
	否	19.78%	18.58%	11.70%	18.91%	10.26%
低体重率	是	7.69%	5.88%	8.33%	2.78%	4.55%
	否	13.73%	11.88%	7.91%	6.67%	3.73%
肥胖率	是	23.08%	0.00%	4.17%	15.28%	18.18%
	否	3.27%	3.75%	8.47%	7.54%	8.21%
	是否有电饭煲					
生长迟缓率	是	17.33%	11.52%	9.76%	16.01%	6.57%
	否	21.17%	30.23%	12.28%	17.20%	30.00%
低体重率	是	12.36%	11.63%	9.20%	5.75%	3.03%
	否	14.10%	10.42%	2.63%	7.25%	8.33%
肥胖率	是	6.74%	3.10%	8.59%	9.20%	10.61%
	否	2.56%	4.17%	5.26%	7.25%	4.17%
	是否有高压锅					
生长迟缓率	是	19.78%	12.31%	7.35%	15.25%	10.19%
	否	18.88%	21.77%	12.57%	17.20%	9.24%
低体重率	是	5.88%	7.78%	6.06%	7.49%	1.45%
	否	16.38%	14.94%	9.80%	4.21%	5.75%
肥胖率	是	5.88%	4.44%	7.07%	9.25%	15.94%
	否	4.31%	2.30%	8.82%	8.42%	4.60%

由表5-44可知,总体来看,拥有电冰箱、微波炉和电饭煲的家庭中的留守儿童生长迟缓率、低体重率均相对较低,但是肥胖率较高。而家庭拥有高压锅的留守儿童,除个别年份,其生长迟缓率和低体重率均低于未拥有高压锅的留守儿童,其肥胖率则相对更高。总体来看,拥有这些家用电器的家庭对留守儿童的生长发育更加有利,能够提高做饭的便利性,也能促进饮食的多样化,但肥胖率也相对更高。

表5-45 不同家庭物质条件下留守儿童能量和宏量营养素摄入情况(CHNS)

		2004年	2006年	2009年	2011年
	是否有电冰箱				
能量(千卡/天)	是	1643.89	1563.62	1569.22	1329.79
	否	1615.01	1512.18	1459.96	1212.31
碳水化合物(克/天)	是	230.60	222.98	220.96	178.16
	否	258.03	239.94	217.08	181.42
脂肪(克/天)	是	57.00	53.17	54.66	49.23
	否	44.54	42.60	47.50	37.79
蛋白质(克/天)	是	51.97	48.11	48.26	43.28
	否	45.24	42.08	40.83	36.47
	是否有微波炉				
能量(千卡/天)	是	1737.54	1574.78	1716.03	1454.54
	否	1486.81	1523.83	1482.21	1254.44
碳水化合物(克/天)	是	300.18	217.35	228.90	191.48
	否	188.33	236.26	217.49	176.81
脂肪(克/天)	是	38.75	55.23	63.51	54.16
	否	57.74	45.01	49.07	43.38
蛋白质(克/天)	是	46.62	51.93	57.15	50.17
	否	53.42	43.24	42.50	38.98
	是否有电饭煲				
能量(千卡/天)	是	1650.49	1574.81	1522.20	1325.54
	否	1594.18	1430.28	1462.89	1085.28

(续表)

		2004 年	2006 年	2009 年	2011 年
碳水化合物(克/天)	是	247.42	234.69	219.02	180.51
	否	259.54	235.14	218.33	172.72
脂肪(克/天)	是	51.91	49.93	51.84	48.15
	否	41.68	37.21	46.58	29.09
蛋白质(克/天)	是	48.22	46.48	44.75	42.33
	否	44.91	38.56	42.37	32.93
是否有高压锅					
能量(千卡/天)	是	1697.18	1557.95	1530.19	1352.06
	否	1589.38	1504.14	1495.18	1221.54
碳水化合物(克/天)	是	247.05	227.37	211.36	178.31
	否	256.22	240.64	225.08	180.36
脂肪(克/天)	是	55.81	51.42	55.58	51.87
	否	42.87	41.40	46.95	38.19
蛋白质(克/天)	是	51.49	46.20	46.04	42.87
	否	44.39	42.10	42.87	38.79

由表 5-45 可知,拥有电冰箱、微波炉和高压锅的家庭中的留守儿童对能量、脂肪和蛋白质的日均摄入量要高于那些没有拥有这些电器的家庭中的留守儿童。在碳水化合物的摄入量上,拥有电冰箱和高压锅的家庭中的留守儿童的摄入量要更高,但是拥有微波炉和电饭煲的家庭中的留守儿童的摄入量更低,出现不同结果的原因可能在于获取碳水化合物的成本较低,对碳水化合物的摄入量与是否拥有这些电器没有显著的关联。比较蛋白质和脂肪的摄入量可能更能说明拥有这些电器有利于促进儿童的营养健康和生长发育。一方面,拥有这些电器意味着留守儿童家庭的经济条件可能较好,因此能够为儿童提供更优越的生活条件,减少营养不良的发生;另一方面,拥有这些电器确实便利了生活,丰富了饮食,促进儿童膳食营养水平的提高。

二、农村留守儿童营养健康的家庭层面影响因素的回归分析

根据公式(5-3),将家庭收入、卫生条件和物质条件等维度的家庭层面因素 Z_i 全部纳入回归模型之中,分析家庭因素对儿童营养不良率、患病率和膳食摄入的影响效应,回归结果如表5-46至表5-48所示。

表5-46 留守儿童生长发育状况的家庭层面影响因素的回归结果(CHNS)

	生长迟缓率	低体重率	肥胖率
双亲外出	−0.00368 (0.0140)	−0.0384*** (0.0132)	−0.00540 (0.0135)
父亲外出	−0.0138 (0.0149)	−0.00399 (0.0148)	0.00750 (0.0152)
母亲外出	0.0851*** (0.0209)	0.0497** (0.0216)	0.0225 (0.0222)
家庭人均收入	−0.0106*** (0.00374)	−0.00540 (0.00367)	0.0126*** (0.00377)
做饭用水 (1=清洁;0=非清洁)	0.0107 (0.00950)	−0.0283*** (0.00949)	0.00254 (0.00976)
做饭燃料 (1=清洁;0=非清洁)	−0.0154 (0.00999)	−0.0186* (0.00994)	−0.00145 (0.0102)
卫生间类型 (1=冲水;0=非冲水)	0.000986 (0.0106)	0.0151 (0.0105)	−0.0178* (0.0108)
是否拥有电冰箱 (1=拥有;0=没有)	−0.0344*** (0.0104)	−0.0506*** (0.0104)	0.0610*** (0.0107)
是否拥有微波炉 (1=拥有;0=没有)	−0.0507*** (0.0129)	−0.0167 (0.0126)	0.0502*** (0.0130)
是否拥有电饭煲 (1=拥有;0=没有)	−0.0393*** (0.0115)	−0.00991 (0.0118)	0.00938 (0.0121)
是否拥有高压锅 (1=拥有;0=没有)	0.0178* (0.00944)	0.0266*** (0.00941)	−0.0236** (0.00968)
常数项	0.222*** (0.0135)	0.147*** (0.0136)	0.00770 (0.0140)
样本量	6153	3854	3854
拟合优度	0.021	0.024	0.028

注:(1)括号内为估计量的标准误差;
(2)*** ,** 和*分别表示 $p<0.01$,$p<0.05$ 和 $p<0.1$。

由表 5 - 46 可知,在控制了家庭层面的影响因素之后,双亲外出的留守儿童的低体重率显著降低了 3.84%,生长迟缓率和肥胖率也有所降低,但是并不显著;父亲单独外出对留守儿童营养不良率没有显著的影响;但是母亲单独外出显著增加了儿童的生长迟缓率和低体重率。这表明相对于父母一方外出来说,双亲外出对家庭经济条件的改善程度更大,由此有利于提高儿童的生活质量,而抵消了父母外出带来的照料不足。但当一方外出时,不仅收入提高相对较少,作为儿童生活主要照料者的母亲角色的缺失对儿童的照料忽视效应更大,因此相对于父亲单独外出和双亲外出来说,母亲单独外出显著增加了儿童的营养不良发生率,尤其是增加了儿童的生长迟缓率和低体重率。

家庭收入能够显著降低儿童的生长迟缓率,同时也在一定程度上降低了儿童的低体重率,这表明家庭收入越高,儿童的生活质量越高,家庭也更有经济能力为儿童提供膳食营养保障,使得儿童的生长迟缓率和低体重率较低,这与描述性统计结果一致,体现了家庭收入对儿童生长发育的促进作用。然而,值得关注的是,回归结果还显示家庭收入对儿童肥胖率具有显著的促进作用,当家庭收入较高时,儿童的肥胖率也显著较高,这可能是因为儿童营养过剩,或者提供给儿童更多的食物选择反而忽略了合理饮食和科学搭配,导致家庭经济条件较为优越时,儿童肥胖的风险反而增加了。

在家庭的卫生指标方面,清洁的做饭用水和燃料显著降低了儿童的低体重率,对儿童的生长迟缓率和肥胖率却没有显著的影响,卫生间类型对各项营养不良指标均没有显著影响。清洁的做饭用水和燃料能够为儿童提供更丰富和卫生的食物,有助于增加儿童的体重,但是身高往往受遗传、运动等因素影响较大,所以家庭卫生条件并未显示对儿童身高更显著的影响作用。

在家庭的物质条件方面,可以发现拥有电冰箱、微波炉和电饭煲能够降低儿童的生长迟缓率和低体重率,但同时也增加了肥胖率。其中,拥有电冰箱对儿童生长迟缓率、低体重率和肥胖率的影响均是显著的,拥有微波炉对儿童生长迟缓率和肥胖率有显著影响,而拥有电饭煲仅对生长迟缓率有显著影响。但是,拥有高压锅反而增加了儿童的生长迟缓率和低体重率,降低了肥胖率。

表 5 - 47 留守儿童能量和宏量营养素摄入情况的家庭层面
影响因素的回归结果(CHNS)

	能量	碳水化合物	脂肪	蛋白质
双亲外出	−152.4***	−23.71***	−3.922***	−5.515***
	(28.22)	(4.478)	(1.330)	(0.936)
父亲外出	−6.985	−2.103	0.483	−0.728
	(28.84)	(4.578)	(1.360)	(0.957)
母亲外出	122.3***	12.33*	7.415***	1.483
	(41.86)	(6.645)	(1.974)	(1.389)
家庭人均收入	27.99***	0.0289	2.402***	1.570***
	(8.046)	(1.277)	(0.379)	(0.267)
做饭用水 (1=清洁;0=非清洁)	88.04***	7.763**	4.677***	3.750***
	(19.83)	(3.148)	(0.935)	(0.658)
做饭燃料 (1=清洁;0=非清洁)	−40.98**	−10.87***	0.618	−0.743
	(20.21)	(3.207)	(0.953)	(0.670)
卫生间类型 (1=冲水;0=未冲水)	79.23***	3.185	6.229***	2.564***
	(22.33)	(3.545)	(1.053)	(0.741)
是否拥有电冰箱 (1=拥有;0=没有)	−78.32***	−23.40***	1.476	0.504
	(20.98)	(3.330)	(0.989)	(0.696)
是否拥有微波炉 (1=拥有;0=没有)	−21.05	−11.56***	1.343	3.282***
	(28.13)	(4.465)	(1.326)	(0.933)
是否拥有电饭煲 (1=拥有;0=没有)	78.59***	6.411*	5.234***	1.400*
	(22.21)	(3.526)	(1.047)	(0.737)
是否拥有高压锅 (1=拥有;0=没有)	27.16	−1.658	3.472***	0.741
	(19.50)	(3.095)	(0.919)	(0.647)
常数项	1348***	231.1***	30.28***	37.44***
	(26.74)	(4.244)	(1.260)	(0.887)
样本量	4582	4582	4582	4582
拟合优度	0.032	0.031	0.093	0.063

注:(1) 括号内为估计量的标准误差;
(2) ***,** 和* 分别表示 p<0.01,p<0.05 和 p<0.1。

由表 5 - 47 可知,在控制了家庭层面的影响因素之后,双亲外出显著减
少了儿童对能量和各宏量营养素的摄入量,父亲单独外出对儿童的膳食摄

入没有显著的影响,但母亲单独外出反而显著增加了儿童对能量、碳水化合物和脂肪的摄入量,这与描述性统计结果一致,由于母亲在家时通常承担了照料子女的责任,其外出对儿童照料的影响更大,监护人的改变使得儿童的日常饮食行为也发生一定的改变,表现为对能量、碳水化合物和脂肪摄入量的显著增加。而双亲均外出时,由于疏于对儿童照料,使得儿童的营养摄入减少,尽管表5-46的回归结果显示双亲外出显著降低了儿童的低体重率,但这可能并不是通过更多的营养摄入实现的,而是受到包括运动增加、饮食搭配更加均衡等其他因素的影响。同样,表5-46回归结果显示母亲单独外出显著增加了儿童的生长迟缓率和低体重率,但是表5-47则显示母亲外出反而增加了儿童的能量和营养摄入,这也说明尽管儿童的营养摄入增加,但是并没有使得儿童的生长迟缓率和低体重率降低。

家庭人均收入的增加也显著增加了儿童对能量、脂肪和蛋白质的摄入,表明收入提高确实增加了儿童的营养和膳食来源。同时,使用清洁的水源也有利于增加儿童对能量和各类营养素的摄入,但是清洁燃料的使用没有显示出对儿童营养摄入的促进作用,反而减少了儿童对能量和碳水化合物的摄入量。

拥有电冰箱和微波炉显著减少了儿童对能量和碳水化合物的摄入量,但同时也增加了儿童对脂肪和蛋白质的摄入量,尤其是拥有微波炉对增加儿童蛋白质摄入量的影响是显著的。拥有电饭煲对增加儿童能量、碳水化合物、脂肪和蛋白质的摄入量都是显著的,而拥有高压锅仅对增加儿童脂肪的摄入有显著影响。总体来看,拥有这些家用电器有助于增加儿童的膳食摄入,因为这些电器提供了多样且便捷的烹饪方式,丰富了儿童的饮食。

表5-48　留守儿童营养健康状况的家庭层面影响因素的回归结果(CFPS)

	低 BMI 率	患病率
双亲外出	0.0284 *** (0.00921)	−0.00768 (0.00636)
父亲外出	0.0229 ** (0.0105)	0.00128 (0.00738)
母亲外出	0.00389 (0.0228)	−0.00452 (0.0147)

（续表）

	低 BMI 率	患病率
家庭人均收入	−0.00183 (0.00301)	0.00237 (0.00209)
做饭用水 (1＝清洁;0＝非清洁)	0.00202 (0.00793)	−0.00174 (0.00549)
做饭燃料 (1＝清洁;0＝非清洁)	−0.0125 (0.00824)	0.00211 (0.00569)
卫生间类型 (1＝拥有;0＝没有)	0.0417*** (0.00908)	−0.0184*** (0.00617)
常数项	0.134*** (0.0119)	0.0418*** (0.00843)
样本量	8241	5598
拟合优度	0.004	0.002

注:(1) 括号内为估计量的标准误差;

(2) ***,** 和 * 分别表示 $p<0.01$,$p<0.05$ 和 $p<0.1$。

由表 5-48 可知,在控制了家庭层面的影响因素之后,父母外出务工增加了留守儿童的低 BMI 率,尤其当双亲均外出和父亲单独外出时对儿童低 BMI 率的影响是显著的,与 CHNS 数据的回归结果一致,表明父母外出在一定程度上不利于儿童的生长发育。家庭人均收入、做饭用水和做饭燃料对儿童的低 BMI 率和营养及消化系统疾病的患病率均没有显著的影响。然而,回归结果显示,清洁的卫生间类型显著降低了儿童的患病率,说明清洁的冲水厕所有助于提高环境卫生,较好地避免儿童发生营养及消化系统方面的疾病。

第五节 农村留守儿童营养健康的
学校层面影响因素

一、农村留守儿童营养健康的学校层面影响因素的描述性统计

学校是留守儿童除家庭环境之外活动最多的场所,在校的饮食、运动以及接受的监督和教育同样会对儿童的身心成长具有重要的影响。在 CFPS 调查问卷中,涉及儿童在学校的寄宿情况和就读学校类型。儿童是否在学校寄宿对其饮食、睡眠等均有一定的影响,尤其是农村留守儿童的父母外出务工,其他监护人又可能疏于监护,那么寄宿学校便为留守儿童提供了更好的监护条件。同样,示范/重点学校的教学、管理和设施等都更好,也会对儿童的身心成长带来积极的影响。表 5-49 和表 5-50 分别汇报了不同学校条件下留守儿童的营养健康状况。

表 5-49 不同寄宿情况下留守儿童的营养健康状况(CFPS)

		2012 年	2014 年	2016 年	2018 年
低 BMI 率	寄宿	15.63%	14.31%	14.49%	9.30%
	非寄宿	23.08%	14.90%	17.27%	8.66%
营养及消化系统疾病患病率	寄宿	6.91%	3.65%	5.49%	3.72%
	非寄宿	3.57%	5.05%	5.74%	4.33%

由表 5-49 可知,从 2012 年至 2018 年,两类儿童的低 BMI 率均呈现出逐年下降的趋势,而对比农村留守儿童是否寄宿于学校来看,除 2018 年,在学校寄宿的留守儿童的低 BMI 率更低;与此同时,两类儿童的营养及消化系统疾病的患病率也逐年下降,而对比两类留守儿童来看,除 2012 年,在学校寄宿的留守儿童的患病率相对较低。这表明在学校住宿不但有利于留守儿童的生长发育,使其整体身形不再瘦弱,同时更有助于降低其营养及消化系统疾病的患病风险,这都反映了寄宿学校能够有效地为留守儿童提供营养膳食的保障。不过,不同年份的调查结果并不一致,寄宿与儿童营养健

康的关联性也存在一定偶然性。

表 5-50　不同学校类型下留守儿童的营养健康状况(CFPS)

		2012 年	2014 年	2016 年	2018 年
低 BMI 率	重点	16.12%	13.67%	12.70%	10.88%
	非重点	19.74%	17.39%	17.48%	12.54%
营养及消化系统疾病患病率	重点	4.84%	3.42%	4.68%	3.40%
	非重点	5.72%	3.28%	5.78%	5.36%

由表 5-50 可知,从 2012 年至 2018 年,两类儿童的低 BMI 率均呈现出逐年下降的趋势,而对比重点与非重点学校的农村留守儿童来看,当留守儿童的学校类型为示范/重点学校时,其低 BMI 率明显低于非重点学校的留守儿童。这表明示范/重点学校的留守儿童的营养健康状况较好,主要是由于示范/重点学校内的学校教育和管理更好,有利于促进儿童养成良好的生活习惯和掌握科学的营养健康知识。与此同时,两类儿童的营养及消化系统疾病的患病率在各调查年份存在一定波动,但总体均为下降趋势。而对比重点与非重点学校的农村留守儿童来看,除 2014 年,示范/重点学校的留守儿童的患病率也普遍低于非重点学校的留守儿童,这可能是因为示范/重点学校能够提供更加卫生健康的饮食环境和学习环境,减少了身患疾病的风险。

二、农村留守儿童营养健康的学校层面影响因素的回归分析

根据公式(5-3),将学校层面的各种因素 Z_i 纳入回归模型之中,进一步分析各营养因素对留守儿童营养健康状况的影响,回归结果如表 5-51所示。

表 5-51　留守儿童营养健康状况的学校层面影响因素的回归结果(CFPS)

	低 BMI 率	患病率
双亲外出	0.00144 (0.0135)	0.0102 (0.00857)
父亲外出	0.0180 (0.0192)	0.00738 (0.0120)

(续表)

	低 BMI 率	患病率
母亲外出	0.0105 (0.0339)	0.0154 (0.0217)
寄宿情况 (1=寄宿;0=非寄宿)	0.000441 (0.00515)	0.00195 (0.00308)
学校类型 (1=重点;0=非重点)	0.000899 (0.00350)	−0.00373* (0.00211)
常数项	0.144*** (0.0120)	0.0442*** (0.00762)
样本量	3504	3107
拟合优度	0.000	0.002

注:(1) 括号内为估计量的标准误差;

(2) ***,**和*分别表示 $p<0.01$,$p<0.05$ 和 $p<0.1$。

由表 5-51 可知,在控制了学校层面的影响因素之后,父母外出务工的类型对农村留守儿童的低 BMI 率和营养及消化系统疾病的患病率都不具有显著影响,几类留守儿童之间的差异不大。而学校类型对儿童患病率的影响是显著的,当儿童就读学校为示范/重点学校时,儿童的患病率显著降低。如前所述,示范/重点学校往往具有更好的师资、更完善的设施和更全面的监督与管理,因此能够帮助儿童养成良好的饮食习惯,同时也能够为其提供更加卫生健康的饮食环境和学习环境,减少了身患疾病的风险。这些都有助于提高农村留守儿童的营养健康水平。

本章小结

本章采用回归分析方法对影响农村留守儿童营养健康状况的因素进行了实证检验。首先,儿童留守与否以及属于哪种留守类型对儿童生长发育、膳食摄入和营养健康等方面的影响是本书关注的重点。回归结果显示农村留守儿童生长发育状况显著差于非留守儿童,能量和各宏量营养素的日均摄入量显著低于非留守儿童,低 BMI 率和营养及消化系统疾病患病率也较非留守儿童更高。进一步地,对双亲外出、父亲单独外出和母亲单独外出三种类型影响的回归结果显示:不同留守类型对儿童营养健康的影响存在较大差异,母亲单独显著增加了留守儿童的生长迟缓率和低体重率,双亲均外出显著降低了儿童对能量与宏量营养素的摄入量,父亲单独外出显著提高了儿童的营养及消化系统疾病患病率。

在此基础上,本章从农村留守儿童的个人层面、父母层面、家庭层面以及学校层面等四个角度来分析有可能影响儿童营养健康的因素和机制。

从个人层面来看,年龄因素对留守儿童的生长发育指标的影响呈"U形",即随着年龄的增长,营养不良率先降后升;而对膳食摄入指标的影响呈"倒U形",即随着年龄的增长,儿童对能量和宏量营养素的摄入先增加后减少。在性别方面,留守女童比男童面临着更差的生长发育状况,能量和宏量营养素摄入量也显著低于男童,这与男童的生理特征和活动强度较高有关。

从父母层面来看,父母的身高体重对儿童的身高体重有显著的正向影响,并通过其饮食习惯对儿童的膳食摄入也产生了一定的影响;母亲的健康状况对儿童的生长发育有显著的影响,而父亲的健康状况则对儿童的低BMI率和营养及消化系统疾病患病率有更显著的影响;父母学历较高能够显著降低儿童的生长迟缓率和低体重率,并对儿童脂肪和蛋白质的摄入有显著的正向影响。

从家庭层面来看,家庭收入的提高显著降低了儿童的生长迟缓率和低体重率,同时显著增加了儿童对能量、脂肪和蛋白质的摄入量;清洁的做饭用水和燃料有助于降低儿童的低体重率,并增加儿童对能量和各类营养素的摄入,同时清洁的卫生间类型能够显著降低儿童身患营养及消化系统疾病的概率;家庭拥有电冰箱、微波炉和电饭煲有利于促进儿童的生长发育,能够显著降低儿童的生长迟缓率和低体重率,且拥有电饭煲的家庭能够显著增加儿童能量和各类营养素的摄入量。

从学校层面来看,留守儿童是否寄宿于学校对其低BMI率和营养及消化系统疾病患病率没有显著影响;不过,当留守儿童就读于示范/重点学校时,其营养及消化系统疾病患病率显著降低,能够为其提供更加卫生健康的饮食环境和学习环境。

第六章

农村留守儿童营养
健康的干预机制

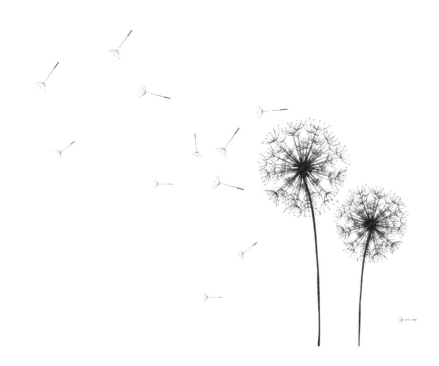

上一章对农村留守儿童个人层面、父母层面、家庭层面以及学校层面等四个角度的影响因素进行了实证检验,发现影响留守儿童营养健康状况的因素是多元性的。相应地,改善留守儿童营养健康、促进留守儿童生长发育、平衡留守儿童膳食营养所应采取的有效干预机制也应是多角度、综合性的。因此,本章将从留守儿童的膳食摄入、运动锻炼、健康知识、营养偏好以及饮食习惯这五个方面入手,探寻干预留守儿童营养健康状况的机制与手段。

第一节 农村留守儿童营养健康的膳食干预机制

在前面两章的实证分析中,本书将儿童生长发育变量与能量和宏量营养素日均摄入量变量共同视为代表儿童营养健康的关键指标,并以二者为因变量,探究农村留守儿童个人层面、父母层面、家庭层面以及学校层面等四个角度的影响因素。然而,儿童生长发育与能量和宏量营养素日均摄入量这二者之间存在着一定的影响关系:由于日常三餐能够为儿童提供能量、碳水化合物、脂肪和蛋白质等营养元素,是儿童生长发育所需营养的直接来源,因此,营养元素摄入量的大小便对儿童的生长发育起着决定性的作用。

基于 CHNS 调查数据,本节分别以儿童近三日平均每天能量和三大宏量营养素的摄入量为解释变量,并以生长迟缓率、低体重率和肥胖率这三个生长发育指标为被解释变量,研究各类膳食营养摄入对儿童生长发育状况的影响效应。不过,由于能量和宏量营养素摄入量的量级较大,而生长迟缓率等指标皆为百分比,所以回归所得系数绝对值较小,在系数解释中可适当调整能量和宏量营养素摄入量的量级。具体回归结果如表6-1所示。

表6-1 膳食摄入对儿童营养健康影响的回归结果

	(1) 生长迟缓	(2) 生长迟缓	(3) 生长迟缓	(4) 生长迟缓
能量	−0.0000508*** (8.25e−06)			
碳水化合物		−0.000161*** (5.23e−05)		
脂肪			−0.00116*** (0.000166)	
蛋白质				−0.00199*** (0.000243)
常数项	0.204*** (0.0133)	0.163*** (0.0125)	0.184*** (0.00951)	0.219*** (0.0122)
样本量	4474	4474	4474	4474
拟合优度	0.008	0.002	0.011	0.015
	(5) 低体重	(6) 低体重	(7) 低体重	(8) 低体重
能量	0.0000162 (1.05e−05)			
碳水化合物		0.000197*** (6.94e−05)		
脂肪			0.0000417 (0.000194)	
蛋白质				−0.000630** (0.000306)
常数项	0.0546*** (0.0140)	0.0396*** (0.0134)	0.0729*** (0.00966)	0.0989*** (0.0128)
样本量	2531	2531	2531	2531
拟合优度	0.001	0.003	0.00	0.002
	(9) 肥胖	(10) 肥胖	(11) 肥胖	(12) 肥胖
能量	0.0000127 (9.46e−06)			

（续表）

	（9）肥胖	（10）肥胖	（11）肥胖	（12）肥胖
碳水化合物		−0.0000194 (6.26e−05)		
脂肪			0.000384** (0.000175)	
蛋白质				0.000925*** (0.000275)
常数项	0.0439*** (0.0127)	0.0631*** (0.0121)	0.0436*** (0.00870)	0.0242** (0.0116)
样本量	2531	2531	2531	2531
拟合优度	0.001	0.000	0.002	0.004

注：(1) 括号内为估计量的标准误差；

(2) ***,** 和* 分别表示 $p<0.01$,$p<0.05$ 和 $p<0.1$。

由表6-1可知，首先，模型(1)至模型(4)汇报了近三日平均每天能量和三大宏量营养素摄入量分别对儿童生长迟缓率的影响效应。总体来看，可以发现营养物质摄入量的提高能够显著降低留守儿童的生长迟缓率，即能量和宏量营养素的日均摄入量越高，儿童的生长迟缓率越低。具体而言，能量日均摄入量每增加1000千卡，留守儿童生长迟缓率便能显著下降5.08%；碳水化合物日均摄入量每增加100克，留守儿童生长迟缓率便能显著下降1.61%；脂肪日均摄入量每增加10克，留守儿童生长迟缓率便能显著下降1.16%；蛋白质日均摄入量每增加10克，留守儿童生长迟缓率便能显著下降1.99%。这说明上述四类营养物质都是儿童身高增长所必需的，任何一类营养物质缺乏都有可能导致生长迟缓。因此，为了缓解农村留守儿童身高矮小等生长迟缓问题，可以从膳食营养的补充来进行干预，全面和平衡的营养膳食最有利于留守儿童的身高增长。

其次，模型(5)至模型(8)汇报了近三日平均每天能量和三大宏量营养素摄入量分别对儿童低体重率的影响效应。总体来看，营养物质摄入量的提高对儿童低体重率的影响存在异质性。具体而言，能量和脂肪日均摄入量的增加并未显著影响留守儿童低体重率；碳水化合物日均摄入量每增加

100克,留守儿童低体重率反而显著上升1.97%;蛋白质日均摄入量每增加10克,留守儿童低体重率便能显著下降0.63%。这说明上述四类营养物质对于儿童体重的健康增长并非都是必需的、有益的,例如对于低体重儿童而言,单纯补充高热量、高油脂的食物并不能够有效增重,单纯依靠主食等碳水化合物来增生甚至可能适得其反,而营养膳食的不均衡或者关键营养物质的缺乏都有可能导致体重过低。因此,为了缓解农村留守儿童体重消瘦等生长发育问题,同样也可以从膳食营养的调整来进行干预,一方面要适当减少碳水化合物的摄入,另一方面要增加蛋白质的摄入,增加肌肉和抵抗力。换言之,在膳食食谱中降低主食所占的比例,反而应增加高蛋白食物所占的比例,健康而有侧重的营养膳食最有利于留守儿童的体重增长。

再次,模型(9)至模型(12)汇报了近三日平均每天能量和三大宏量营养素摄入量分别对儿童肥胖率的影响效应。总体来看,营养物质摄入量的提高对儿童肥胖率的影响同样也存在异质性。具体而言,能量和碳水化合物日均摄入量的增加并未显著影响留守儿童肥胖率;脂肪日均摄入量每增加10克,留守儿童肥胖率便会显著上升0.38%;蛋白质日均摄入量每增加10克,留守儿童肥胖率也会显著上升0.93%。这说明上述四类营养物质并非都是儿童体重飙升的罪魁祸首,例如对于肥胖儿童而言,减少高热量和主食食物的食用并不能够有效降低体重,反而高脂肪与高蛋白质食物切忌食用过量,它们会即刻转化为多余的脂肪和体重,同时也很难通过活动与代谢轻松消化,进而导致肥胖。因此,为了缓解农村留守儿童体重超重等生长发育问题,同样也可以从膳食营养的调整来进行干预,减少高脂肪与高蛋白质食物的摄入,健康而有侧重的营养膳食才有利于控制留守儿童体重的过快增长。

综上所述,能量和三种宏量营养素的摄入量越高,越有助于降低儿童的营养不良率,但是当脂肪和蛋白质摄入量较高时,儿童的肥胖率也会显著升高,可见儿童的膳食摄入对其生长发育状况有着显著的影响。因此,为了促进儿童健康成长发育,需要采取一定的干预手段,增加能量和三种宏量营养素的摄入量,并注意均衡营养搭配,便能有效降低儿童的生长迟缓率、低体重率、肥胖率。

表6-1所展示的回归分析结果逐一描述了四类营养物质摄入量与儿

童三大营养不良指标之间的关系。然而,不论是解释变量还是被解释变量,都存在一定的层次结构关系。例如,四类营养物质摄入量虽然代表了不同的营养元素,但相互之间具有较强的关联性和一致性,通常能量摄入量高的儿童,三类宏量营养素的摄入量也不低,因此,这四个解释变量共同反映了相同的内涵,即营养物质摄入。同理,三大营养不良指标也共同反映了相同的内涵,即儿童生长发育有缺陷。因此,相似的变量应当进一步归类组织成为一个更为宏观且抽象的概念。在多元线性回归分析中,自变量间都是等权重且线性控制的,因变量也是分开进行回归,这样便很难从宏观结构层面揭示两大概念之间的影响关系。

而结构方程模型恰好弥补了这样的不足。首先,结构方程模型能够将单一的可观测变量组织起来,共同测量和反映同一个抽象概念(即潜变量),例如能量、碳水化合物、脂肪和蛋白质的日均摄入量共同反映了儿童营养物质摄入这一概念。其次,当结构方程模型能够将可观测变量组织构建成单独的潜变量时,那么这一模型便不同于多元线性回归,可以允许同时处理多个因变量,即在一个回归模型中同时对三大营养不良指标所构建的潜变量进行回归分析。再次,当结构方程模型以潜变量进行回归分析时,便允许了自变量和因变量同时含有测量误差,例如,能量、碳水化合物、脂肪和蛋白质的日均摄入量作为自变量时,其数值并非直接询问家庭成员各种营养物质的具体摄入量(即使询问也无法保证数据准确),而是调查组通过家庭膳食食谱、消费量和用餐人数等信息推算出来的摄入量,因此也难免存在测量误差,而结构方程模型恰好允许这样的误差。

因此,为了更加清晰直观地反映儿童日均营养物质摄入量对其生长发育状况的影响,本节还将运用结构方程模型来测算这两个潜变量之间的影响关系,以及各可观测变量与各潜变量之间的结构关系。图6-1展示了模型的结构关系图,X代表儿童日均营养物质摄入量这一潜变量,由四类营养物质摄入量观测组成;Y代表儿童生长发育状况,由三大营养不良指标观测组成;结构中每个箭头旁边都附有结构方程模型所估计出来的标准化的系数,其中X对Y的影响箭头和系数为本模型重点关注的结果。

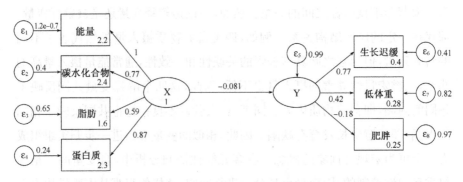

图 6-1 儿童日均营养物质摄入量对其生长发育状况影响的结构方程模型结果

从图 6-1 可以看出，儿童日均营养物质摄入量（X）对儿童生长发育状况（Y）的影响的标准化系数为 -0.081，其 P 值为 0.004，说明儿童日均各类营养物质摄入量的增加能够显著降低儿童各类营养不良率。对比表 6-1 的结果可以发现，虽然回归分析表明四类营养物质摄入量与儿童三大营养不良指标之间并非呈现完全显著的影响关系，有些系数符号甚至不一致，但是当结构方程模型将各类营养物质摄入指标以及各类生长发育指标聚类为统一的潜变量时，二者之间的总体联系却是清晰且显著的。此外，四类营养物质摄入量与潜变量 X 的结构为高度相关且表现一致；三大营养不良指标与潜变量 Y 的结构为高度相关，但生长迟缓率与低体重率表现一致，即身高偏矮与体重偏瘦通常紧密关联，而肥胖率表现相反，即体重肥胖的儿童通常不可能身高偏矮或体重偏瘦。

至此，回归模型结果与结构方程模型结果均表明能量和三种宏量营养素的摄入量越高，越有助于降低儿童的营养不良率，促进儿童生长发育。因此，从干预儿童营养健康的角度出发，提高儿童日均能量和宏量营养素摄入量是关键。而为了提高儿童日均能量和宏量营养素摄入量，家长和监护人应增加营养健康相关知识，坚持科学的饮食观念，进而合理补充儿童的膳食营养，既要均衡饮食、又要注意防止肥胖。与此同时，还可以通过其他一些干预手段，影响儿童对于能量和三种宏量营养素的摄入量。本章接下来的第二节至第五节则分别从体育运动、营养知识、饮食偏好和饮食习惯等四个方面来针对儿童自身进行干预，通过这些干预，增加儿童的膳食营养摄入，并最终促进其健康成长发育。

第二节 农村留守儿童营养健康的运动干预机制

儿童日常的体育活动在一定程度上能够影响其饮食行为。一方面,幼龄儿童的监护人可以多为儿童创造户外活动的机会;另一方面,学龄儿童也应该在校园内积极参加体育锻炼。保持一定频率与强度的运动,能够有效促进儿童骨骼发育、肌肉增长,并增加儿童饮食胃口,加速身体对营养物质的吸收和新陈代谢,进而降低相关疾病和营养不良的发生率。因此,本节主要围绕儿童的体育运动展开分析,检验其能否起到干预儿童营养元素摄入的作用。

在 CHNS 调查中,涉及儿童参加体育活动的问卷共分为三个部分,分别对应三类儿童群体,即 6 岁以下儿童、6 岁及以上在校儿童和 6 岁及以上非在校儿童。首先,CHNS 调查对这三类儿童均询问了"是否参加体育活动"的问题,分别为"你平时是否在学前机构、体校或家中进行体育活动","你上学前、放学后或周末是否参加体育活动","在学校参加体育活动吗",以及"你平时参加体育锻炼或者户外游戏吗"。本书将 6 岁及以上在校儿童学校内和学校外的运动情况进行合并,同时再进一步将 6 岁及以上非在校儿童的运动情况进行合并,最终与 6 岁以下儿童的运动情况整合,构建 0—15 岁全年龄儿童的运动信息。当然,"体育活动"这一概念本身就较为宽泛,调查问卷中也无法全面列举,同时 6 岁以下儿童和 6 岁及以上儿童的体育活动类型与激烈程度也有较大不同,但都无法清晰区别,只得笼统合并为一。其次,CHNS 调查仅针对 6 岁及以上儿童进一步询问了"每周参加多少次体育活动"的问题。本书同样也是将 6 岁及以上在校儿童学校内和学校外的运动情况以及 6 岁及以上非在校儿童的运动情况进行合并,构建 6—15 岁儿童的运动信息。据此,关于运动变量的描述性统计结果如表 6-2 所示。

表 6-2　是否运动以及运动频率的人数与占比

		样本量	百分比
是否运动	是	4441	64.30%
	否	2466	35.70%
每周运动次数	0—3 次	1044	28.68%
	4—7 次	1264	34.73%
	8—14 次	874	24.01%
	15 次及以上	458	12.58%

　　由表 6-2 可知,首先,从是否参加体育运动来看,0—15 岁全年龄儿童中,64% 以上的儿童在日常生活中参加体育锻炼,而另外 36% 左右的儿童则完全没有参加体育锻炼。这说明体育运动在我国全年龄儿童中间并不普及,尽管在幼儿园和义务教育阶段都设有正式的体育课程,但仍有多于三分之一的儿童完全不参加运动,这并不利于儿童身体的生长发育。当然,由于回答问题的儿童无法清晰区别问卷中体育锻炼的具体内涵,尤其是 6 岁以下儿童,因此就无法判断问题问的究竟参加的是轻量型的运动还是较剧烈的运动。例如,有些儿童认为问题问的是"是否参加正式的、相对剧烈的体育活动,如排球、羽毛球、足球、长跑等",导致回答这一问题时,否定了自己参加轻量运动的事实。这在 6 岁以下儿童的回答中更为常见,他们即使参加体育运动,也多数是轻量型运动。其次,从每周运动次数来看,多数儿童的运动次数为每周 0—7 次,即平均每天运动一次或以下,36% 左右的儿童每周运动 8 次以上,即平均每天至少运动一次,更有 12.58% 的儿童每周运动 15 次以上,平均每天运动两次。结合上一问题的回答可以发现,被调查的全年龄儿童中有大部分每周会参加体育运动,而且在这部分参加体育运动的儿童中又有大部分的运动次数为每周 7 次及以下,基本能够坚持每天参加体育锻炼。同样,由于回答问题的儿童无法清晰区别问卷中体育锻炼的具体内涵,导致在回答每周运动次数这一问题时,排除了自己曾参加的轻量运动的次数,于是便低估了自身参加运动的总次数。

　　体育运动的刺激能够直接作用于骨骼、肌肉等,促进身体对营养物质的吸收和新陈代谢,有助于促进生长发育和增强体质。总之,体育锻炼对儿童的生长发育和营养健康具有积极的影响。在此基础上,本节使用回归分析方法进一步检验儿童是否运动以及儿童运动次数对儿童近三日平均每天能量和宏量营养素摄入量的影响。但是,是否运动以及儿童运动次数这两个解释变量之间存在强烈的线性相关性,即每周运动次数是在儿童回答曾经运动过之后的进一步提问,二者无法同时作为回归模型的自变量,而是分开分别对能量和宏量营养素摄入量进行回归。具体回归结果如表6-3所示。

表6-3 运动对儿童膳食摄入影响的回归结果

	能量	碳水化合物	脂肪	蛋白质
	(1)	(2)	(3)	(4)
是否运动	515.1*** (18.66)	72.29*** (3.016)	17.81*** (0.946)	16.37*** (0.631)
常数项	1121*** (15.87)	166.4*** (2.565)	35.47*** (0.804)	33.97*** (0.537)
样本量	4570	4570	4570	4570
拟合优度	0.143	0.112	0.072	0.128
	(5)	(6)	(7)	(8)
每周运动次数	1.269 (1.289)	−0.262 (0.207)	0.214*** (0.0696)	0.0968** (0.0450)
常数项	1685*** (15.53)	250.5*** (2.489)	53.07*** (0.838)	51.07*** (0.542)
样本量	2737	2737	2737	2737
拟合优度	0.000	0.001	0.003	0.002

注:(1) 括号内为估计量的标准误差;

(2) ***,** 和 * 分别表示 $p<0.01$,$p<0.05$ 和 $p<0.1$。

由表6-3可知,首先,模型(1)至模型(4)汇报了是否运动对儿童营养物质摄入量的影响,总体来看,可以发现参加体育锻炼的儿童对能量和宏量营养素的摄入量要显著高于未参加体育锻炼的儿童。具体而言,参加体育锻炼的儿童的能量日均摄入量显著增加515.1千卡,碳水化合物日均摄入量显著增加72.29克,脂肪日均摄入量显著增加17.81克,蛋白质日均摄入量显著增加16.37克。这说明体育锻炼,尤其是正式的、剧烈的运动,会消耗大量体力,由此必然会增加儿童的营养摄入需求,使其胃口大开,相应地,儿童对能量和各项宏量营养素的摄入量都会增加。从各项营养元素的增加量上来看,通过对比模型(1)至模型(4)的常数项系数结果,不参加体育锻炼的儿童日常能量摄入量约为 1121 千卡,碳水化合物摄入量约为 166.4 克,脂肪摄入量约为 35.47 克,蛋白质摄入量约为 33.97 克,可见,参加体育锻炼的儿童其各项营养物质的摄入量都比不参加体育锻炼的儿童平均增加了约 50%,运动效果明显。不过,对于经常锻炼的儿童,也需要注意为其及时补充能量和多种营养元素,以防营养匮乏。

其次,模型(5)至模型(8)汇报了每周运动次数对儿童营养物质摄入量的影响。总体来看,可以发现每周运动次数越多,儿童对脂肪和蛋白质的摄入量越高,但对能量和碳水化合物的影响并不显著。结合模型(1)和模型(2)的结果可以发现,相对于未参加体育锻炼的儿童来说,参加体育锻炼的儿童其能量和碳水化合物的摄入量要更高,但是对于所有参加体育锻炼的儿童来说,不同体育锻炼频率的儿童对能量和碳水化合物的摄入量并没有显著差异。这说明参加体育运动的儿童胃口大开,对能量和多种营养元素的摄入需求都显著提高,但是能量和碳水化合物并不是体育锻炼所必需的营养元素,高强度的运动也并不显著额外消耗更多的能量和碳水化合物。相反,运动频率高的儿童对脂肪和蛋白质的摄入需求显著提高了,这有可能是由于高强度的体育锻炼能够促进身体对营养物质的吸收,促进儿童身高和体重的增长,而这一过程尤其需要脂肪和蛋白质为之补充营养元素,这也是体育运动频率对儿童蛋白质和脂肪摄入量具有显著正向影响的主要原因。因此,对于运动强度较高的儿童,还需要注意重点为其补充富含脂肪和蛋白质的食物,以防营养匮乏。

结合表 6-1 和表 6-3 的分析结果来看,参加体育运动并保持一定频率的锻炼能够显著增加儿童对能量和宏量营养素的摄入,而能量和宏量营养素的摄入量越高,越有助于降低儿童的营养不良率和生长发育迟缓率。因此这也说明鼓励儿童多参加体育运动,实施积极的运动干预措施能够有效增加儿童的膳食营养摄入,并最终促进其健康成长发育。

第三节 农村留守儿童营养健康的知识干预机制

儿童对营养健康的认知水平在一定程度上能够影响其饮食行为,当儿童对营养健康相关知识了解更多,具有更科学的营养饮食观念时,能够帮助其减少非健康食品的摄入,从而降低相关疾病和营养不良的发生率。因此,本节主要围绕儿童的营养健康知识展开分析,检验其能否起到干预儿童营养元素摄入的作用。

在 CHNS 调查问卷中,针对 12 岁及以上儿童调查了其膳食知识水平,儿童对一些膳食相关的观点表达赞同态度,分为"很不赞同""不赞同""中立""赞同""很赞同"五个档次,如表 6-4 所示。这里需要说明的是,所有提问的膳食知识或观点并不是询问儿童的实际习惯,例如提问"(1)吃很多水果和蔬菜的饮食习惯对健康非常有益"这一观点,并非提问儿童现实生活中是否真的"吃很多水果和蔬菜",而是仅对这一观点作出是否认同的判断。同时,在这 12 个问题之中,可以发现,大部分观点均为正确的、正向的判断,不过"(2)多吃糖对健康有益""(4)吃高脂肪的食物对健康有益""(12)身体越重,就越健康"这三个观点为反向问题,对于膳食知识认知正确的儿童应该能够分辨出这些错误观点。当然,这样设计调查问题的目的主要是为了防止答题儿童习惯性地填高分或者低分,并筛选出不认真作答的儿童,最终起到保证调查问卷可靠性的作用。

表 6-4 营养知识和观点的认同度的人数与占比

	很不赞同	不赞同	中立	赞同	很赞同	合计
(1)吃很多水果和蔬菜的饮食习惯对健康非常有益	18 1.08%	215 12.92%	516 31.01%	846 50.84%	69 4.15%	1664 100.00%
(2)多吃糖对健康有益	66 4.04%	1171 71.71%	271 16.60%	121 7.41%	4 0.24%	1633 100.00%
(3)吃不同种类的食物对健康有益	5 0.31%	163 10.19%	547 34.19%	852 53.25%	33 2.06%	1600 100.00%

（续表）

	很不赞同	不赞同	中立	赞同	很赞同	合计
（4）吃高脂肪的食物对健康有益	92 5.92%	1110 71.47%	226 14.55%	114 7.34%	11 0.71%	1553 100.00%
（5）吃大量主食的饮食习惯是不利于健康的	17 1.12%	534 35.04%	522 34.25%	436 28.61%	15 0.98%	1524 100.00%
（6）每天吃很多肉类食品（如鱼、家禽、鸡蛋、瘦肉）对健康有益	41 2.52%	832 51.17%	418 25.71%	322 19.80%	13 0.80%	1626 100.00%
（7）吃饭时少吃肥肉和动物脂肪对健康有益	14 0.88%	220 13.77%	521 32.60%	797 49.87%	46 2.88%	1598 100.00%
（8）喝奶和吃乳制品对健康有益	6 0.36%	45 2.71%	506 30.43%	1017 61.15%	89 5.35%	1663 100.00%
（9）吃豆及豆制品对健康有益	6 0.36%	34 2.07%	536 32.58%	984 59.82%	85 5.17%	1645 100.00%
（10）体力活动对健康有益	9 0.54%	47 2.83%	552 33.21%	974 58.60%	80 4.81%	1662 100.00%
（11）大运动量的体育锻炼和剧烈的体力活动都是不利于健康的	22 1.40%	492 31.32%	458 29.15%	580 36.92%	19 1.21%	1571 100.00%
（12）身体越重，就越健康	257 15.72%	1211 74.07%	101 6.18%	60 3.67%	6 0.37%	1635 100.00%

由表6-4可知，总体来看，大部分营养膳食观点均为正确认知，持赞同比例的儿童占大多数，而观点"（2）""（4）""（12）"为反向问题，即为错误认知，持不赞同比例的儿童则占大多数。具体而言，首先，对观点"（2）""（4）""（12）"持"赞同"和"很赞同"态度的儿童占比总和均低于10%，而持"不赞同"和"很不赞同"态度的儿童占比总和均高于75%，其中观点"（12）"甚至接近90%，足以说明绝大多数的儿童对于这些错误膳食观点的判断清晰，而且在填写问卷时并未盲目填高分或者低分。其次，对于其他大部分正向问题，或者说正确的营养膳食观点，持"赞同"和"很赞同"态度的儿童占比总和均超过50%，而持"不赞同"和"很不赞同"态度的儿童占比总和低于15%，尤其对观点"（8）""（9）""（10）"来说，仅有不到5%的儿童对这些观点

表达了否定态度。再次,对观点"(5)""(6)""(11)"来说,儿童之间判断的分歧却较大,对于问题的字面理解也可能不同。其中,对于观点"(5)吃大量主食的饮食习惯是不利于健康的",持"赞同""中立""不赞同"态度的儿童占比分别约为三分之一,且"不赞同"的稍多,这说明儿童三餐中对主食的依赖较大,并不完全认为吃大量主食是不健康的,这与农村儿童长期膳食食谱中营养结构不均衡有很大关联;对于观点"(6)每天吃很多肉类食品(如鱼、家禽、鸡蛋、瘦肉)对健康有益",持"不赞同"和"很不赞同"态度的儿童占比总和超过50%,而事实上,观点中所列的这些肉类富含蛋白质,且不含多余脂肪,属于健康的营养膳食,应当赞同此观点,但是,有可能在问卷问题表达中出现了"很多"这一字眼,使得儿童错误地理解为吃"过多"肉类,自然不认为"对健康有益";对于观点"(11)大运动量的体育锻炼和剧烈的体力活动都是不利于健康的",持"赞同""中立""不赞同"态度的儿童占比分别约为三分之一,这一问卷问题的表达中出现了"大运动量"和"剧烈"这些字眼,即可以理解为过度运动,这确实不利于儿童的身体健康,应为正向观点,但是,有可能儿童习惯性地认为只要是体育锻炼都是有益的,或者对于"大运动量"和"剧烈"的认知,不同儿童对这些程度的判断是不同的,有些身体强健的儿童可以承受这些所谓"大运动量的体育锻炼"和"剧烈的体力活动",因此并不认为它们"都是不利于健康的",也就在观点判断上形成了强烈分歧。最后,从选项的分布情况来看,很少比例的儿童选择两个极端选项,即"很不赞同"和"很赞同",这比较符合现实,即任何观点都有例外情况,不能绝对化;但是,对于观点"(12)身体越重,就越健康",持"很不赞同"这一极端态度的儿童占比为15.72%,可以看出儿童对这一观点的认知非常强烈,且清楚了解肥胖有可能带来的健康问题。综上所述,儿童的膳食知识水平整体较高,大部分儿童对于营养膳食知识和观点拥有正确的认知,而其他小部分儿童对错误的观点表达赞同态度或对正确的观点表达不赞同的态度时,说明他们的膳食知识不足或认知有误。当然,在对调查问卷中主食摄入、肉类食品摄入和体育锻炼的理解上,还存在较大分歧,甚至无法摆脱固有的饮食结构,因此,应该在这几个方面加强对儿童的营养知识教育,并纠正儿童固有的错误认知。

营养健康知识的认知水平在某种程度上决定了儿童的饮食偏好和行为

习惯,例如,当儿童赞同"吃很多水果和蔬菜的饮食习惯对健康非常有益"的观点时,在日常生活中也会更多食用水果和蔬菜。因此,正确的营养健康知识会起到平衡儿童营养膳食的作用,有益于儿童能量和宏量营养素的摄入,进而促进儿童的生长发育和营养健康。在此基础上,本节使用回归分析方法进一步检验儿童对于营养健康知识的认知水平对儿童近三日平均每天能量和宏量营养素摄入量的影响,具体回归结果如表6-5所示。

表6-5 营养健康知识水平对儿童膳食摄入影响的回归结果

	能量	碳水化合物	脂肪	蛋白质
(1) 吃很多水果和蔬菜的饮食习惯对健康非常有益	−0.613 (24.66)	−4.375 (4.022)	1.849 (1.304)	−0.0626 (0.883)
(2) 多吃糖对健康有益	20.24 (32.69)	8.001 (5.333)	−1.698 (1.728)	0.774 (1.171)
(3) 吃不同种类的食物对健康有益	19.00 (29.86)	1.778 (4.871)	1.285 (1.579)	0.0538 (1.069)
(4) 吃高脂肪的食物对健康有益	49.89* (29.90)	14.75*** (4.877)	−1.228 (1.581)	0.537 (1.071)
(5) 吃大量主食的饮食习惯是不利于健康的	−25.20 (23.28)	−4.783 (3.797)	−0.769 (1.231)	0.282 (0.834)
(6) 每天吃很多肉类食品(如鱼、家禽、鸡蛋、瘦肉)对健康有益	15.41 (23.78)	4.910 (3.879)	−0.617 (1.257)	0.208 (0.852)
(7) 吃饭时少吃肥肉和动物脂肪对健康有益	−34.60 (26.52)	−5.226 (4.326)	−1.383 (1.402)	−0.329 (0.950)
(8) 喝奶和吃乳制品对健康有益	−9.990 (48.40)	−17.01** (7.895)	6.659*** (2.559)	−0.489 (1.733)
(9) 吃豆及豆制品对健康有益	−17.94 (50.42)	8.556 (8.224)	−6.253** (2.665)	0.794 (1.806)
(10) 体力活动对健康有益	15.04 (36.92)	1.518 (6.023)	1.205 (1.952)	−0.217 (1.322)
(11) 大运动量的体育锻炼和剧烈的体力活动都是不利于健康的	−12.02 (22.73)	−3.901 (3.708)	0.170 (1.202)	0.538 (0.814)
(12) 身体越重,就越健康	−76.27** (32.77)	−6.374 (5.345)	−4.834*** (1.732)	−1.678 (1.173)

（续表）

	能量	碳水化合物	脂肪	蛋白质
常数项	2065*** (155.8)	311.0*** (25.41)	66.39*** (8.235)	55.95*** (5.579)
样本量	1095	1095	1095	1095
拟合优度	0.013	0.036	0.028	0.003

注:(1) 括号内为估计量的标准误差;

(2) ***,** 和* 分别表示 $p<0.01,p<0.05$ 和 $p<0.1$。

表6-5汇报了儿童对不同膳食观点的赞同态度对其近三日平均每天能量和宏量营养素摄入量的影响。总体来看,儿童的营养知识水平对其膳食摄入具有一定的影响,同时在某种程度上决定了儿童的饮食偏好。具体而言,首先,儿童对观点"(4)吃高脂肪的食物对健康有益"持赞同态度的程度越高,其对能量和碳水化合物的日均摄入量也就显著越高。这可能是因为这种错误的认知使得儿童形成对于高热量、高油脂食物的饮食偏好,同时,这类食物也通常富含碳水化合物,因此导致儿童能量和碳水化合物的摄入量显著增加;不过这一偏好脂肪的错误认知并未导致儿童脂肪的摄入量显著变化,这说明认知和行为偏好之间仍然存在一定偏差。其次,儿童对观点"(8)喝奶和吃乳制品对健康有益"持赞同态度的程度越高,其对碳水化合物的摄入量就显著减少,而对脂肪的摄入量则显著增加。喝奶和吃乳制品大部分发生在早餐期间,我国传统的早餐食谱以主食为主,但较为均衡营养的早餐更加提倡多喝牛奶以补充蛋白质,因此牛奶和乳制品在一定程度上替代了早餐中的主食,即碳水化合物,导致碳水化合物的摄入量显著下降;另一方面,牛奶和乳制品同样也富含脂肪,例如全脂牛奶和奶酪,过度食用反而会导致脂肪的摄入量显著增加。再次,儿童对观点"(9)吃豆及豆制品对健康有益"持赞同态度的程度越高,对脂肪的摄入量就显著越少。不同于喝奶和吃乳制品,吃豆及豆制品主要发生在午餐和晚餐期间,这两餐正餐之中增加了豆及豆制品等素食的比例,必然在一定程度上减少了高脂肪肉类等荤食的比例,起到了均衡营养膳食的作用,从而导致脂肪的摄入量显著下降。不过观点"(8)"和观点"(9)"均针对蛋白质进行提问,但是在实际影响中蛋白质的日均摄入量并没有显著变化,这说明儿童对膳食营养的认知

并不一定能够转化为实际地对膳食营养的饮食偏好,或者难以分辨哪类食物富含哪类营养,即知行不能合一。最后,儿童对观点"(12) 身体越重,就越健康"持赞同态度的程度越高,对能量和脂肪的摄入量就显著越少。这一看似矛盾的观点可能是由问题变量存在内生性所导致的,即持有这些观点的儿童可能本身对能量和脂肪的摄入量较少,而更希望增加能量和脂肪的摄入,希望"身体更重",并认为这样对身体健康是有益的。这一内生性问题有可能导致回归系数结果估计偏差,且观点"(12)"事实上与各类膳食营养的知识关系不大,因此后续研究可以剔除这一变量指标。另外,儿童对其他观点的认知并没有显著影响其对能量和各项宏量营养素的日均摄入量。

结合表 6-1 和表 6-5 的分析结果来看,儿童的营养知识水平对其膳食摄入具有一定的影响,能够起到促进营养物质摄入以及平衡营养膳食的作用,而能量和宏量营养素的摄入量越高、营养膳食越均衡,越有助于降低儿童的营养不良率和生长发育迟缓率。因此,可以通过加强家长对儿童的营养健康教育或学校的营养健康知识普及等干预措施向儿童传递正确的营养膳食知识,帮助其树立正确的饮食观念,促进各项营养的均衡摄入,并最终促进其健康成长发育。

第四节　农村留守儿童营养健康的偏好干预机制

上一节提到,儿童对营养健康知识的掌握情况只能够在一定程度上影响其饮食行为,因为就算儿童拥有科学的营养膳食认知,但也可能无法控制自己的饮食习惯,或者完全保证自己的膳食偏好是健康合理的,即知行不能合一。例如,提问是否赞同"吃很多水果和蔬菜的饮食习惯对健康非常有益"这一观点,并非提问儿童现实生活中是否真的"吃很多水果和蔬菜"这一行为偏好。再如,儿童即使清楚乳制品和豆制品对自身健康有益,但回归结果表明其日常摄入的蛋白质并未因此而增加。所以,营养健康知识固然能够一定程度地影响和干预儿童的膳食摄入,但是相对而言,儿童实际的饮食偏好更能对其膳食摄入产生直接的改变,进而影响其生长发育和营养健康状况。因此,本节主要围绕儿童的饮食偏好展开分析,检验其能否起到干预儿童营养元素摄入的作用。

在 CHNS 调查问卷中，针对 12 岁及以上儿童询问了其对快餐、咸的零食、水果、蔬菜和软饮料及含糖的果汁饮料的喜欢程度，问题选项包括"很不喜欢""不太喜欢""中立""有些喜欢""很喜欢"五档。当然，这里需要说明的是，与营养健康知识相同，所有提问的饮食偏好并不是询问儿童的实际饮食行为，例如提问"是否喜欢吃水果和蔬菜"，并非提问儿童现实生活中是否真的"吃很多水果和蔬菜"，而仅仅是表达其偏好的程度。但是，与营养健康知识不同的地方在于，这里所提问的饮食偏好比营养健康知识更能够直接地影响实际饮食行为，即如果儿童"很喜欢吃水果和蔬菜"，那么在现实生活中就更有可能会"吃很多水果和蔬菜"。同时，在这五个问题之中，可以发现，"快餐""咸的零食""软饮料及含糖的果汁饮料"，过度偏好有可能导致营养摄入不均衡，甚至引起超重或肥胖；不过"水果"和"蔬菜"，适量多吃反而有益于营养健康。当然，这样穿插设计正向与反向调查问题的目的，一方面是为了防止答题儿童习惯性地填高分或者低分，另一方面更是为了真实反映儿童对某些不健康食品的偏好。据此，关于儿童对各种饮食偏好程度的描述性统计结果如表 6-6 所示。

表 6-6　各类饮食偏好程度的人数与占比

	很不喜欢	不太喜欢	中立	有些喜欢	很喜欢	合计
快餐 （肯德基、比萨饼、汉堡包等）	65 5.28%	265 21.53%	326 26.48%	430 34.93%	145 11.78%	1231 100.00%
咸的零食 （炸土豆片、脆饼干、薯条等）	49 3.38%	260 17.96%	412 28.45%	550 37.98%	177 12.22%	1448 100.00%
水果	10 0.59%	76 4.47%	317 18.64%	938 55.14%	360 21.16%	1701 100.00%
蔬菜	16 0.94%	193 11.35%	463 27.22%	804 47.27%	225 13.23%	1701 100.00%
软饮料及含糖的果汁饮料	25 1.56%	201 12.55%	442 27.59%	733 45.76%	201 12.55%	1602 100.00%

　　由表6-6可知,总体来看,对这五类食品饮料表达喜欢的儿童比例占大多数,即使快餐、咸的零食、软饮料及含糖的果汁饮料均为不健康的食物,喜欢这些食物的儿童也接近或超过半数。具体而言,首先,儿童对快餐与咸的零食喜欢程度的比例分布非常相似,表达"有些喜欢"和"很喜欢"的儿童占比总和在50%左右,而表达"不太喜欢"和"很不喜欢"的儿童占比总和在25%左右,可见这两类高热量、高油脂、高盐的不健康食物对儿童的吸引力较大。其次,儿童对软饮料及含糖的果汁饮料的喜爱程度更甚,表达"有些喜欢"和"很喜欢"的儿童占比总和接近60%,而表达"不太喜欢"和"很不喜欢"的儿童占比总和则小于25%,可见这一含糖量高且容易发胖的饮料更受儿童欢迎。综合来看,即使儿童了解这三类食品营养单一,也仍然对它们表达偏好,甚至在生活中也确实经常食用。这又一次证明了即使儿童拥有科学的营养膳食认知,但也可能无法保证自己的膳食偏好是健康合理的,即知行不能合一。再次,儿童对于水果、蔬菜这两类健康食物的喜爱程度也相对较高,表达"有些喜欢"和"很喜欢"的儿童占比总和在75%和60%以上,而表达"不太喜欢"和"很不喜欢"的儿童占比总和则小于5%和15%,可见儿童对水果更加偏爱,这有可能是因为水果比菠菜更甜也更方便食用,不过也正因为水果更甜,才更应当注意适量食用水果以避免摄入糖分过量而引发肥胖。总体来看,儿童对健康和非健康的食物均有一定的偏好,这反映了儿童不因为认识到几类饮食属于不健康食品就刻意掩盖对它们的喜爱,但健康食品如水果与蔬菜的喜爱程度明显更高。不过,由于水果与蔬菜相对于其他三类饮食来说属于健康食品,或者说是正向问题,儿童也有可能有意识地对这两项打高分,而在现实生活中不一定真正多食用水果与蔬菜。

　　如前所述,儿童的饮食偏好虽然不能等同于现实的膳食选择和饮食习惯,例如"喜欢吃水果和蔬菜"并非意味着儿童在现实生活中真的"吃很多水果和蔬菜",不过,正确的营养健康知识和良好的饮食偏好在某种程度上可以影响儿童日常的膳食选择,即上述两个表达存在一定因果影响关系。因此,培养儿童健康的饮食偏好,不偏食、不挑食,便能起到平衡儿童营养膳食的作用,有益于儿童能量和宏量营养素的摄入,进而促进儿童的生长发育和营养健康。在此基础上,本节使用回归分析方法进一步检验儿童的饮食偏好对儿童近三日平均每天能量和宏量营养素摄入量的影响,具体回归结果如表 6-7 所示。

表 6-7 饮食偏好对儿童膳食摄入影响的回归结果

	能量	碳水化合物	脂肪	蛋白质
快餐(肯德基、比萨饼、汉堡包等)	3.071 (20.74)	−4.166 (3.340)	1.831* (1.100)	0.771 (0.742)
咸的零食(炸土豆片、脆饼干、薯条等)	10.68 (21.96)	4.210 (3.536)	−0.656 (1.165)	−0.0563 (0.786)
水果	−8.106 (28.37)	−1.322 (4.568)	−0.0588 (1.505)	−0.653 (1.015)
蔬菜	−50.77** (24.53)	−4.724 (3.949)	−2.918** (1.301)	−1.393 (0.878)
软饮料及含糖的果汁饮料	47.43** (23.16)	7.126* (3.729)	1.465 (1.228)	1.432* (0.829)
常数项	1891*** (121.7)	272.4*** (19.60)	63.18*** (6.456)	58.31*** (4.356)
样本量	944	944	944	944
拟合优度	0.013	0.008	0.014	0.012

注：(1) 括号内为估计量的标准误差；
　　(2) ***，** 和 * 分别表示 $p < 0.01$，$p < 0.05$ 和 $p < 0.1$。

表 6-7 汇报了儿童对不同食物的喜爱程度对其近三日平均每天能量和宏量营养素摄入量的影响。总体来看,对于健康食物的偏好有助于膳食平衡而免于肥胖,但对于不健康食物的偏好则面临营养摄入不均和肥胖的风险。具体而言,首先,儿童对肯德基、比萨饼、汉堡包等快餐的偏好程度越高,儿童的脂肪日均摄入量也就显著越高,这些快餐食物往往含有较高的热量和脂肪,偏好于这些食物的儿童其能量和脂肪的摄入量必定更高。不过,从统计学意义上来看,脂肪摄入量显著提高,有可能是因为过高的能量已经转化为脂肪。其次,当儿童对蔬菜偏好程度较高时,儿童的能量和脂肪摄入量显著降低,对碳水化合物和蛋白质的摄入量也有所降低,但并不显著。蔬菜中含有大量水分以及多种矿物质、维生素和食物纤维,但所含糖类、脂肪和蛋白质较少,而单位重量蔬菜中所含的卡路里也就更少,这也就导致偏爱蔬菜的儿童对这些能量和宏量营养素的摄入较少。当然,如果问卷中能够

测算出近三日平均每天维生素、矿物质等微量元素的摄入量,其回归系数应当更为正向显著。再次,儿童对软饮料及含糖的果汁饮料越喜欢,儿童的能量、碳水化合物和蛋白质的日均摄入量就显著越高,但对脂肪摄入量的提升并不显著。由于软饮料和含糖果汁饮料含有较高的糖分,偏好这类饮料的儿童能量摄入量自然较高。同时,饮用这类饮料往往伴随着正餐佐餐,饮料喝得越多,主食菜肴也就吃得越多,这便显著提高了对碳水化合物和蛋白质的摄入量。当然,碳水化合物和蛋白质所对应的两个模型的系数的置信水平为 90%,较能量摄入量的系数的置信水平 95% 稍低,说明饮料偏好和碳水化合物与蛋白质摄入量的关联不算紧密。

结合表 6-1 和表 6-7 的分析结果来看,儿童的饮食偏好对其膳食摄入具有一定的影响,能够起到促进营养物质摄入以及平衡营养膳食的作用,而能量和宏量营养素的摄入量越高、营养膳食越均衡,越有助于降低儿童的营养不良率和生长发育迟缓率。因此,可以通过培养儿童健康的饮食偏好,鼓励儿童多食用健康的蔬菜、水果,远离高热量、高油脂的垃圾食品等干预措施向儿童传递健康的营养膳食选择,促进各项营养的均衡摄入,并最终促进其健康成长发育。

第五节　农村留守儿童营养健康的习惯干预机制

上一节提到,儿童的饮食偏好能够在一定程度上影响其饮食选择行为,在条件允许的情况下,日常饮食营养的摄入也反映了儿童对不同食物种类的喜好。但是,儿童的膳食营养条件很大程度上受到了其生长环境的限制,尤其是农村留守儿童,其家庭条件通常较差,膳食选择较为单一,无法负担儿童高质量的饮食,因此儿童的饮食偏好并不完全意味着儿童的实际饮食选择。此外,由于父母常年外出务工,疏于对孩子的照顾和管教,致使部分农村留守儿童染上吸烟、喝酒的不良生活习惯;抑或者是祖辈监护人的营养膳食知识缺乏,经常为孩子提供高热量、高油脂的不健康食物。所以,对不同食物的偏好固然能够一定程度上影响和干预儿童的膳食摄入,但是相对而言,受到生长环境影响的儿童的真实的饮食行为习惯才更能反映其膳食营养摄入中存在的问题,通过纠正其不良的饮食习惯来直接改变各类营养物质的摄入水平,进而影响其生长发育和营养健康状况。因此,本节主要围绕儿童的饮食习惯展开分析,检验其能否起到干预儿童营养元素摄入的作用。

在 CHNS 调查问卷中,针对 12 岁及以上儿童询问了其日常的饮食习惯和饮食史,包括是否曾经"吸烟""喝酒""喝茶""喝咖啡""喝含糖饮料""吃洋快餐"等,而对于回答"是"的儿童问卷又进一步询问其这些饮食习惯的频率。选择 12 岁及以上的儿童作为调查样本,主要考虑年龄偏小的儿童在日常饮食方面通常会受到监护人的管理,即监护人提供给儿童哪些食物,儿童便自然的选择哪些食物,儿童既没有判断能力,也没有选择食物的经济条件;相反,12 岁及以上的儿童开始进入初中教育阶段,有独立行为能力和零用钱,但他们又极有可能接触到某些不良饮食习惯。因此 12 岁及以上的儿童才应当是不良饮食习惯和饮食史所重点关注的对象。

上述六类饮食习惯中,吸烟、喝酒是两种不良的生活习惯,对儿童的生长发育均会产生负面影响;茶与咖啡本身并不是非健康饮品,但若过量和频繁饮用也会对儿童的身体健康造成不利影响;含糖饮料和洋快餐均属于非健康食物,甚至是垃圾食品,经常食用会导致营养摄入单一并引发超重或肥胖的风险。当然,这里所提问的饮食史既包括曾经是否有这些饮食习惯,也包括现在是否仍然有这些饮食习惯,例如,有可能儿童曾经"吸烟"但现在已经戒掉,也有可能现在仍在吸烟等。因此,一旦曾经有过上述几类饮食习惯,对儿童现在的膳食营养都会产生一定影响,不利于身体生长发育。不过,由于进一步回答这些饮食习惯的频率的儿童样本过少,且他们在频率和数量上的记忆不一定准确,故本书不予进一步的探究。据此,关于儿童是否曾经有过这些饮食习惯的描述性统计结果如表 6-8 所示。

表 6-8 各类饮食习惯的人数与占比

		样本量	百分比
吸烟	是	10	0.59%
	否	1695	99.41%

（续表）

		样本量	百分比
喝酒	是	56	3.74%
	否	1442	96.26%
喝茶	是	208	14.12%
	否	1265	85.88%
喝咖啡	是	32	2.18%
	否	1439	97.82%
喝含糖饮料	是	2919	80.17%
	否	722	19.83%
吃洋快餐	是	774	21.82%
	否	2773	78.18%

由表 6-8 可知，总体来看，对于 12—15 岁的儿童来说，上述六类饮食习惯的比例分布并不一致。具体而言，首先，吸烟、喝酒的儿童占比较少，仅分别为 0.59% 和 3.74%，说明这两类不良生活习惯对 12—15 岁的儿童影响不大。这主要可能有以下三个方面的原因：第一，初中阶段，学校对学生的日常生活管理较为严格，学生吸烟、喝酒的机会较少；第二，随着健康知识的普及，吸烟、喝酒的危害性已经被年轻人所接受，他们也会自然远离烟酒；第三，吸烟、喝酒所花费的成本较高，初中阶段儿童的零用钱并不足以支持他们习惯性地吸烟、喝酒。当然，对比来看，曾经或者现在喝酒的儿童比吸烟的儿童更多，一方面儿童能够喝酒的场合更多，如家庭聚餐，另一方面喝酒的危害较吸烟更低，这都导致儿童更易沾染喝酒的习惯。其次，相较于喝咖啡，喝茶的儿童占比明显更高，分别为 2.18% 和 14.12%。喝茶儿童的比例较大，一方面可能与中国的饮茶传统有关，如果父母长辈有喝茶习惯，儿童晚辈便大概率会继承这一习惯；另一方面传统观念上喝茶在一定程度上对身体有益，相对咖啡家长更加鼓励孩子喝茶。当然，农村留守儿童受限于家庭经济条件和生长环境，喝咖啡的成本远远大于喝茶，且农村地区的咖啡店以及喝咖啡的条件更加有限。因此，这些都导致两种饮料饮用比例的悬殊。再次，喝含糖饮料和吃洋快餐的儿童占比也较高，分别为 80.17% 和 21.82%。随着我国社会经济的发展，即使是农村地区，含糖饮料以及各种

果汁、软饮料等都已经普及开来,不论在家庭聚餐还是日常生活中,儿童都有机会饮用到含糖饮料。而且随着生产饮料的技术日臻完善,含糖饮料的价格也一直维持在较低价位,12岁及以上的初中儿童也便更有能力去购买含糖饮料。曾经吃过或现在也常吃洋快餐的儿童占比超过一半,这说明随着农村家庭收入的不断增加,家长更有能力负担儿童去快餐店品尝洋快餐。而且这类快餐店更多开在城市或城镇地区,农村家庭偶尔来到城市或城镇吃饭也越来越常见。当然,对比吃洋快餐和喝咖啡的儿童占比可以发现,咖啡对于农村儿童来说仍然属于小众需求,而儿童对于洋快餐的需求显然更高,相对付出的成本也更低。

儿童的饮食习惯反映了现实儿童的膳食选择,尽管问卷调查中的上述六个饮食习惯并非儿童正餐中的核心选择,不过,经常食用上述六类餐饮的儿童也会在某种程度上决定了其正餐的膳食营养的摄入。因此,培养儿童健康的饮食习惯,减少对健康无益的膳食选择,纠正或禁止对儿童生长发育有害的不良习惯,便能起到平衡儿童营养膳食的作用,有益于儿童能量和宏量营养素的摄入,进而促进儿童的生长发育和营养健康。在此基础上,本节使用回归分析方法进一步检验儿童的各类饮食习惯对儿童近三日平均每天能量和宏量营养素摄入量的影响,具体回归结果如表6-9所示。

表6-9 饮食习惯对儿童膳食摄入影响的回归结果

	能量	碳水化合物	脂肪	蛋白质
吸烟	318.0 (222.7)	23.79 (36.98)	24.00** (11.25)	2.363 (8.011)
喝酒	151.5 (93.84)	12.54 (15.58)	10.04** (4.739)	2.019 (3.375)
喝茶	65.05 (52.75)	15.48* (8.759)	0.659 (2.664)	−0.674 (1.897)
喝咖啡	82.05 (115.4)	−4.439 (19.16)	7.382 (5.827)	8.517** (4.150)
喝含糖饮料	49.35 (48.84)	−9.307 (8.109)	8.079*** (2.467)	3.434* (1.757)

（续表）

	能量	碳水化合物	脂肪	蛋白质
吃洋快餐	118.2** (49.29)	−8.409 (8.184)	12.65*** (2.490)	9.335*** (1.773)
常数项	1825*** (45.23)	288.6*** (7.509)	50.57*** (2.284)	53.67*** (1.627)
样本量	987	987	987	987
拟合优度	0.016	0.008	0.052	0.04

注:(1) 括号内为估计量的标准误差;

(2) *** , ** 和* 分别表示 $p < 0.01$, $p < 0.05$ 和 $p < 0.1$。

表 6 - 9 汇报了儿童上述六类食物的饮食习惯对其近三日平均每天能量和宏量营养素摄入量的影响,总体来看,这六类饮食习惯均在不同程度上提高了儿童营养物质的日均摄入量。具体而言,首先,当儿童沾有吸烟、喝酒的不良生活习惯时,儿童的脂肪日均摄入量将显著增加 24.00 和 10.04 克。事实上,吸烟与喝酒本身并不能够为儿童提供营养元素,烟草和酒类中更不含有脂肪,这一显著结果主要是因为吸烟与喝酒通常伴随着社交聚餐,而这类聚餐中的食物以高热量、高油脂的肉食为主,因此其脂肪的摄入量必定更高。其次,当儿童有喝茶的习惯时,儿童的碳水化合物日均摄入量将显著增加 15.48 克,而当儿童有喝咖啡的习惯时,儿童的蛋白质日均摄入量将显著增加 8.517 克。同样的,喝茶与喝咖啡本身并不能够为儿童提供营养元素,这一显著结果主要是因为二者是常见的佐餐饮品。例如,喝茶通常伴有茶点,而茶点中的碳水化合物居多;喝咖啡则通常伴有牛奶、甜品或其他乳制品,而这些食物中的蛋白质居多。因此喝茶伴随着碳水化合物的增多,而喝咖啡则伴随着蛋白质的增多。再次,当儿童有喝含糖饮料的习惯时,儿童的脂肪日均摄入量将显著增加 8.079 克,蛋白质日均摄入量将显著增加 3.434 克;而当儿童有吃洋快餐的习惯时,儿童的能量日均摄入量将显著增加 118.2 千卡,脂肪日均摄入量将显著增加 12.65 克,蛋白质日均摄入量将显著增加 9.335 克。这两种饮食习惯的关联更为紧密,通常儿童在吃洋快餐时,会配有含糖饮料,因此二者对营养物质摄入量的影响也很相似。由于洋快餐通常是高热量、高油脂、高蛋白的食物,例如炸鸡,当儿童习惯于吃这

类餐饮时,必然会增加能量、脂肪和蛋白质的摄入量。综合来看,这六类饮食习惯虽然不是正餐膳食的核心选择,但通常以佐餐的形式在侧面影响着儿童正餐营养物质的摄入。

结合表6-1和表6-9的分析结果来看,儿童的饮食习惯对其膳食摄入具有一定的影响,不健康的饮食习惯无法起到均衡营养物质的作用,更多地会为儿童带来单一的高热量、高油脂的食物,而能量和宏量营养素的摄入越单一、营养膳食越不均衡,越不利于降低儿童的营养不良率和生长发育迟缓率。因此,需要通过培养儿童健康的饮食习惯,纠正或禁止对儿童生长发育有害的不良习惯,鼓励儿童多食用健康的蔬菜、水果,远离高热量、高油脂的垃圾食品等干预措施,促进儿童各项营养的均衡摄入,并最终促进其健康成长发育。

本章小结

本章采用回归分析的方法,实证检验了多种干预农村留守儿童营养健康状况的机制与手段。首先,营养元素摄入量的大小对儿童的生长发育起着决定性的作用。多元线性回归模型以及结构方程模型的结果均显示增加能量和三种宏量营养素的摄入量,并注意均衡营养搭配,能够有效降低儿童的生长迟缓率、低体重率以及肥胖率。

在此基础上,为了提高儿童日均能量和宏量营养素的摄入量,家长和监护人应分别从体育运动、营养知识、饮食偏好和饮食习惯等四个方面来对儿童的膳食营养摄入进行干预,并通过这些干预,最终促进儿童的健康成长发育。

在体育运动方面,日常参加锻炼的儿童其各项营养物质的摄入量都比不参加锻炼的儿童显著更高,同时,每周运动次数越多,儿童对脂肪和蛋白质的摄入量越高。可见,保持一定频率与强度的运动,能够有效促进儿童骨骼发育、肌肉增长,并增加儿童饮食胃口,加速身体对营养物质的吸收和新陈代谢。因此,家长和监护人应多鼓励儿童参与体育运动,实施积极的运动干预措施。

在营养知识方面,当儿童对营养健康相关知识了解更多,具有更科学的营养饮食观念时,便能够起到平衡营养膳食的作用,有益于儿童对能量和宏量营养素的均衡摄入;相反,错误的营养饮食观念反而会导致儿童偏食,进而肥胖。因此,家长和监护人应帮助儿童普及营养健康知识、树立正确的饮食观念,实施积极的知识干预措施。

在饮食偏好方面,儿童实际的饮食偏好能够对其膳食摄入产生直接的改变,对于健康食物的偏好有助于儿童的膳食平衡而免于肥胖,而对于不健康食物的偏好则使儿童面临营养摄入不均和超重的风险。因此,家长和监护人应培养儿童健康的饮食偏好,不偏食、不挑食,实施积极的饮食偏好干预措施。

在饮食习惯方面,受到生长环境影响的儿童的真实的饮食行为习惯更能反映其膳食营养摄入中存在的问题,不健康的饮食习惯无法起到均衡营养物质的作用,更多地会为儿童带来单一的高热量、高油脂的食物。因此,家长和监护人应纠正或禁止儿童不良的饮食习惯来直接改变各类营养物质的摄入水平,实施积极的饮食习惯干预措施。

第七章

农村留守儿童营养健康问题
的应对思路与措施

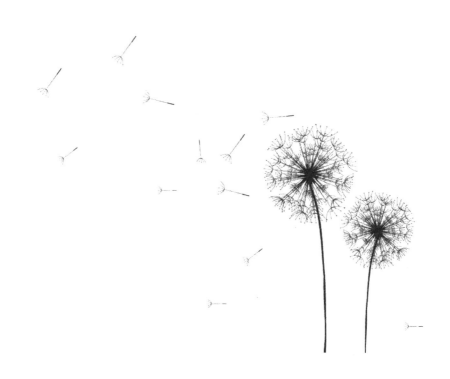

第一节　总体思路

20 世纪 90 年代以来,随着进城务工的农村劳动力的增长,农村留守儿童群体不断扩大,同时伴随一系列恶性事件的报道,留守儿童这一弱势群体逐渐得到社会各界的关注和重视。由于父母照料缺失、教育缺位,留守儿童在健康、教育和心理等多方面承受压力,不利于其身心健康成长,因此,农村留守儿童问题不仅是个体问题,更是社会问题,关乎国家未来的发展和建设。本书关注农村留守儿童的营养健康问题,关爱留守儿童、改善其营养健康状况,既是保障民生的体现,又是社会发展的需要。

农村留守儿童问题本质上是由亲子分离导致,而亲子分离的现实阻碍主要来自我国城乡二元经济结构带来的城乡发展不均衡问题。因此,一方面,可以通过打破户籍限制,使得农民工群体可以举家迁移到城市生活,减少亲子分离;另一方面,加快发展农村经济,创造更多就业岗位,鼓励和吸引外出务工人员返乡就业和创业,让他们亲子团聚。这两条途径均是以减少亲子分离为目的,通过减少留守儿童数量从根本上解决留守儿童因父母陪伴缺失面临的营养健康风险。然而,从我国工业化和城镇化进程的总体趋势来看,农村剩余劳动力向城市转移是历史发展的必然过程,这一趋势还将持续较长的时间,而户籍制度的现实阻隔也需要逐步打破,因此留守儿童将是长期存在的社会问题,针对已经存在的留守儿童,仍然需要提出更具针对性的措施改善他们的生活水平和营养健康状况。因此,解决农村留守儿童问题、改善其营养健康状况的总体思路是标本兼治,从根本上减少农村留守儿童数量是"治本",而改善现有农村留守儿童的营养健康状况是"治标"。

具体来看,避免亲子分离、减少留守儿童数量的"治本"思路主要有以下两个方面:

第一,打破户籍限制,促进农民工身份市民化。我国户籍制度将人们分为城市居民和农村居民两大群体,他们在就业、居住、教育、医疗等公众设施和社会福利等多方面的权利上存在一定差异。由于户籍区分,农民工群体在城市尽管和市民一样从事非农工作,可是他们整体收入水平较低、居住条件较差,没有获得相应的城市居民的待遇,也无法完成从农民向市民身份的实质性转变,在城市中艰难生存的农民工群体也就无法将自己的家庭整体迁移到城市。因此,逐步弱化户籍区分,保障和提高农民工群体在城市的生存福利,有助于帮助更多的留守儿童迁移至城市跟随父母生活。

第二,大力发展农村经济,鼓励农民工返乡发展和建设。城镇化背景下,第二产业和第三产业快速发展吸纳了众多的农村剩余劳动力,农民外出务工的原因在于城市务工的收入水平高于农村地区,可以挣取更多的收入改善家庭经济条件和生活水平,城市里丰富的就业机会和较高的工资水平,与农村地区匮乏的就业岗位和较低的工资水平形成了鲜明的对比,吸引农民工离开农村地区外出务工。因此,解决农村经济发展问题,提供更多的就业岗位,在一定程度上能够吸引农民工返乡就业,陪伴自己的子女一起生活。而农民工返乡就业不仅需要有空缺就业岗位,更需要农民工本身掌握相应的工作技能和本领,因此,组织实施农民工返乡就业的技能培训和优惠政策能够进一步吸引农民工返乡。对于那些有志于自己创业的农民工群体更要给予鼓励和帮扶政策,因为这些人回乡创业不仅解决了自己的工作问题,还能够带动相关产业的发展,起到良好的示范和引领作用。当越来越多的农民返乡就业或创业时,就能够和自己的子女团聚,农村留守儿童自然不再被"留守",父亲或母亲的关爱和陪伴也不再缺失,同时农村经济的发展和父母工作的稳定也能够保障家庭的经济收入来源,进一步吸引了农民工群体一直留在家乡发展和建设。

上述针对农民工群体留在城市和返乡就业创业的两条途径能够有效减少留守儿童问题的产生,并改善他们的营养健康状况。而针对现有的农村留守儿童,其生长发育和营养健康状况受到宏观和微观双重环境的影响,宏观环境包括制度保障、政府财政支持和地区经济发展等,微观环境包括父母教育方式、监护人照料水平和个人饮食习惯等。因此,改善留守儿童营养健康状况的"治标"思路可以从宏观和微观两方面入手。

第一,完善法律法规,增大政府财政扶持力度,提高农村留守儿童的生活水平。首先,国家的法律法规从制度层面保障了儿童的权利,如我国的《中华人民共和国未成年人保护法》《中华人民共和国义务教育法》等,这些法律针对的是未成年人群体,留守儿童也受这些法律的保护。目前没有专门针对留守儿童的法律,但是地方政府可以结合各地方的实际情况制定针对留守儿童的地方性法规和行政规章,进一步保障留守儿童的权利。其次,家庭的经济条件是儿童生活水平的保障,家庭经济条件较好的留守儿童能够拥有相对充足和丰富的食物,享受到更多的教育、医疗保障;而家境拮据的留守儿童甚至在吃、穿、住、行等各方面处于困境,极大损害了自身的健康发展。因此,针对家庭困难的留守儿童,政府可以给予一定的财政补贴,包括现金补贴、费用减免等措施,并做好监督管理工作,定期检查反馈,确保每一项具体措施落到实处。

第二,加强离家父母与留守子女的联系,建立积极的亲子依恋关系。父母是儿童的首任教师对于儿童的教育和影响是体现在多个方面的,包括生活习惯、行为方式与价值观等。由于具有天然的血缘关系,孩子对父母往往是绝对信任和非常依赖的,因此父母教育对于孩子的影响最为深刻。但是由于父母外出务工,儿童与父母的空间距离增大,心理和情感上势必也会有所疏远,这在一定程度上将削弱家庭原有的教育优势。因此,父母要改变与子女的沟通方式,经常与孩子保持联系,尽可能创造面对面交流的机会,同时更多关注儿童的情绪和心理问题,建立积极的亲子依恋关系。

第三,加强对留守儿童本人及其监护人的宣传和教育,提高监护人营养健康知识水平,帮助留守儿童树立科学的饮食观念、培养良好的生活习惯。家庭教育是儿童教育重要的一部分,留守儿童不能与父母同时生活在一起,家庭的教育和照料往往会受到影响,因此有必要通过培训增强监护人的监护意识和能力。留守儿童的监护人往往是其祖辈或其他亲戚,营养健康相关知识掌握不足,认知水平有限,照料方式可能存在一些问题,如对儿童会有溺爱心理、放纵儿童,不及时监督和纠正儿童的不良生活习惯等,这些均不利于儿童的生长发育,或者对儿童疏于照料,导致儿童面临一些健康、安全方面的风险。同时,留守儿童本人也可能因为缺失父母的教育和引导,而走进一些心理、行为方面的误区,比如吸烟、喝酒、过度摄入垃圾食品等,因此,针对留守儿童本人也应该加强教育、监督和引导,帮助他们培养良好的生活习惯。

综上所述,解决农村留守儿童问题、改善留守儿童营养健康是一个长期的系统性工程,应该采取标本兼治、统筹兼顾的方法,从根本上减少留守儿童的数量,同时针对现存的留守儿童从制度保障、家庭教育、宣传引导等方面保障留守儿童健康成长。

第二节　国内外已有政策、项目与措施

一、国内政策、项目与措施

改善我国农村留守儿童的营养健康状况首先需要政府公共政策的支持,当前我国还没有针对农村留守儿童群体营养改善方面的法律法规,但是自 2016 年以来出台了多项关于关爱保护留守儿童的政策文件。2016 年,国务院印发了《国务院关于加强农村留守儿童关爱保护工作的意见》,提出要完善农村留守儿童关爱服务体系,包括"强化家庭监护主体责任""落实县、乡镇人民政府和村(居)民委员会职责""加大教育部门和学校关爱保护力度""发挥群团组织关爱服务优势""推动社会力量积极参与"五部分内容。之后,国务院又印发了《国务院关于加强困境儿童保障工作的意见》,在某些情况下,留守儿童也属于困境儿童,该文件针对困境儿童的保障工作,提出要"加快形成家庭尽责、政府主导、社会参与的困境儿童保障工作格局"。这些政策文件从宏观层面提出了解决农村留守儿童问题的方案,具有较大的指导意义。我国自 20 世纪 90 年代至今已经发布了三个《儿童发展纲要》文件,分别是《九十年代中国儿童发展规划纲要》《中国儿童发展纲要(2001—2010 年)》《中国儿童发展纲要(2011—2020 年)》,纲要中对儿童生长发育、营养改善等提出了具体的目标和任务,尽管并非针对留守儿童本身,但是仍然对留守儿童的营养改善具有指导意义。

此外,国家还提出了一系列规章制度和技术规范,如《中国婴幼儿喂养策略》《儿童喂养与营养指导技术规范》《全国儿童保健工作规范(试行)》《中国食物与营养发展纲要(2014—2020 年)》《儿童营养性疾病管理技术规范》等,从法规制度层面不断规范和强化了儿童营养工作,加强了儿童营养不良疾病的防治。在学生餐的相关规范和标准上,有《学生集体用餐卫生监督办法》《学生营养午餐营养供给量(WS/T 100 - 1998)》《学生营养餐生产企业卫生规范》《学生食堂及学生集体用餐管理办法》等文件,重点关注学生用餐的食品安全方面。

除相关政策、纲领性文件和技术规范,国家还开展了一系列儿童营养的具体干预项目,主要涉及食品补充、食品强化和营养教育三个方面。

(一) 食品补充

食品补充类营养改善项目的主要目标就是向特定人群提供富含营养的食物,以补充其膳食营养来源,或者通过资金补贴、政策规定等间接手段促进人们对于营养物质的获取和利用。儿童时期良好的营养健康状况是其成年体质健康和职业发展的重要保障,针对儿童的食品补充类干预项目对于改善其营养健康状况、积累人力资本具有重要的意义。我国对农村地区经济发展和儿童生活福利高度关注,近些年来已经在农村地区开展了多项食品补充类的营养改善项目,其中"农村义务教育学生营养改善计划"和"贫困地区儿童营养改善项目",这两个项目规模宏大、实施较早且持续时间较长,对于我国未来营养干预项目的实施具有重要的借鉴和参考意义。

我国自 2011 年启动农村义务教育学生营养改善计划,在集中连片特殊困难地区开展试点,中央财政按照每生每天 3 元的标准为试点地区农村义务教育阶段学生提供营养膳食补助,并将家庭经济困难寄宿制学生生活费补助标准提高至小学生每天 4 元、初中生每天 5 元。[①] 营养改善计划提供的膳食主要包括蛋、奶、肉、蔬菜、水果等,并安排专项资金用以改善食堂等基本用餐条件。自 2014 年 11 月起,国家又将营养膳食补助标准从每生每日 3 元提高至 4 元。自实施以来,参与地方试点的地区持续扩大,国家试点县保持 699 个,而地方试点县逐年增加。截至 2019 年,中央财政累计安排财政资金已超过 1472 亿元,超过 3700 万名学生受益于该计划。[②] 而且,为全面了解农村义务教育学生营养改善计划的实施进展,科学评价其实施效果,2012 年秋季开始,国家卫生健康委员会领导中国疾病预防控制中心营养与健康所在各试点省、地、县疾控中心每年组织开展一次学生营养健康状

---

① 资料来源:http://www. moe. gov. cn/jyb _ xwfb/moe _ 2082/s6236/s6811/201209/t20120903_141502. html.

② 资料来源:http://www. moe. gov. cn/jyb_xwfb/s5147/201910/t20191030_405977. html.

况监测评估。①

我国自 2012 年起开展"贫困地区儿童营养改善试点项目",对 8 个贫困片区 10 个省 100 个县的 6—24 个月的婴幼儿每天免费提供 1 包富含蛋白质、维生素和矿物质的营养包,同时开展儿童营养知识的宣传和教育,普及婴幼儿科学喂养知识与技能。② 目前营养包的发放范围不断扩大,受益儿童越来越多,相关研究发现,营养包干预能够明显增加儿童营养来源,促进儿童生长发育,提高机体免疫能力,使得儿童贫血率、低体重率、生长迟缓率、两周腹泻率等营养健康指标均有不同程度下降。

除在农村地区开展的这两大营养干预项目,2000 年开始我国还在全国逐步实施"学生饮用奶计划",该计划主要内容是在课间向中小学生提供一份优质牛奶,以补充其营养来源,同时也有助于培养学生良好的膳食习惯,提高身身体素质。然而,该计划并不同于上述营养干预项目的"帮扶式"特点,而是基于学生自愿的原则,通过宣传教育引导学生树立健康的饮食观念、自愿饮奶,而且该项目的实施也不仅限于农村地区。

有些地区也根据自身情况实施了儿童营养干预项目,如宁夏地区实施的"营养早餐工程"和"免费午餐工程",邓飞等 500 多名记者和国内数十家媒体联合中国社会福利教育基金会发起了"免费午餐"公益项目,安利公益基金会和中国关心下一代工作委员会合作开展的"春苗营养计划",中国初级卫生保健基金会"关爱新生命·儿童营养改善"公益项目等,这些项目对国家或政府儿童营养干预项目形成了有力的补充。

(二) 食品强化

食品强化是指通过向食物中添加一种或多种营养素,如人体必需的氨基酸、铁、碘、锌等微量元素以及维生素类等,补充人体膳食营养来源,预防与治疗某些营养素缺乏引起的疾病。常见的食物载体主要有谷类及其制品、调味品、乳制品、豆制品等,如强化面粉、铁强化酱油、钙强化牛奶等。食品强化在改善人群营养健康状况方面具有简单、方便、持续且有效等特点,

---

① 资料来源:http://www.moe.gov.cn/jyb_xwfb/xw_fbh/moe_2069/xwfbh_2016n/xwfb_160830/160830_sfcl/201608/t20160829_276992.html.

② 资料来源:http://www.gov.cn/gzdt/2014-02/10/content_2582446.htm.

成为许多国家和地区尤其是贫困地区用于提高居民营养水平的主要手段。我国目前也广泛通过食品强化途径来改善居民营养摄入不足的状况,其中也包括了针对儿童群体营养不足的食品强化手段,如加碘食盐、铁强化酱油、钙强化牛奶、铁强化饼干等。1994年,我国卫生部批准颁布了《食品营养强化剂使用卫生标准》(GB 14880 - 1994)。2012年,我国又在旧版标准的基础上,借鉴国际经验并结合我国居民现实的营养健康状况,修订并公布了最新版《食品营养强化剂使用标准》(GB 14880 - 2012)。①

(三) 营养教育

营养教育就是通过发放宣传手册、开展专题讲座、张贴公告海报等手段为人们普及营养健康相关知识和技能,帮助人们树立正确的营养健康观念,纠正某些非健康营养行为,掌握科学合理的营养补充技能,最终达到改善人们营养健康状况的目标。致力于改善儿童营养健康状况的营养健康教育可以直接对儿童进行营养教育的干预,也可以针对儿童的看护人或照料者进行营养教育,尤其对于我国农村留守儿童来说,其祖辈看护人通常年纪较大、受教育水平低、思想观念落后、营养膳食知识不足,可能会对儿童的膳食结构和饮食习惯造成不利影响,因此非常有必要对他们开展营养健康知识教育。

针对儿童的营养教育需要区分不同的年龄阶段:对于学龄前儿童来说,其饮食行为和习惯主要受到照料人和家庭环境的影响,因此营养健康教育主要针对儿童的主要生活照料人,主要教育内容为母乳喂养、辅食添加、营养观念、行为习惯等,以促进儿童照料人形成科学喂养的观念,从而对儿童营养观念和饮食行为也起到良好的示范效应,此外,对相关卫生人员也要加强营养健康教育,促进儿童对注射疫苗等基本卫生保健服务的使用;对于学龄儿童来说,学校教育对其影响的比重上升,因此可以通过学校营养健康课程直接开展对儿童营养观念、行为、习惯等的教育干预,我国在《中国食物与营养发展纲要(2014—2020年)》和《"健康中国2030"规划纲要》中多次提出要将食物与营养相关知识纳入中小学课程体系之中,加强对学校老师、食堂

---

① 资料来源:http://www.nhc.gov.cn/zwgk/jdjd/201304/52c6662c71f34dd79009c7247655a0ec.shtml.

工作人员以及家长的营养健康教育,把健康教育纳入素质教育体系中的重要内容,可见我国高度重视学校的营养健康教育问题和儿童的营养改善问题。此外,一些参考性指南,如《中国居民膳食指南》《中国儿童青少年膳食指南》《中国儿童青少年零食消费指南》等也是我国营养健康教育的重要内容,为儿童及其父母提供了较好的指导和参考,有助于提高人们的营养认知水平,进而帮助改善儿童的营养健康状况。

综上所述,目前国家、地方政府、公益机构以及学者开展的这些营养干预项目大多是针对贫困地区农村儿童的,鲜有专门针对留守儿童群体这一特殊群体的。尽管这些项目也会惠及部分农村留守儿童,在一定程度上改善留守儿童的营养状况,但留守儿童相对普通农村儿童来说具有一定的特殊性,尤其体现在监护情况、心理疏导等方面,因此这些食品补充类营养改善项目对留守儿童群体来说针对性不强,还应进行一定程度的调整以满足留守儿童群体的特殊需求。

二、国外营养干预项目

国际组织和世界各国政府都高度关注和重视儿童的营养健康问题,并开展了形式多样的营养干预项目,拥有丰富的经验。对部分国家营养干预项目进行梳理,可以将国外营养干预项目概括为以下几种形式:营养餐供给、营养补充剂、现金转移支付、营养教育以及社区营养干预等。

(一)营养餐供给

营养餐供给改善计划是一种食品补充计划,往往在学校内进行,以校园早餐或午餐或课后零食的形式,通过政府提供的免费或低价食品,增加儿童的营养摄入,改善其营养健康状况。美国和日本的营养餐供给实施较早,发展也更为完善,故主要对其进行介绍,而巴西的营养餐供给计划具有一定的创新性,了解其具体机制可能有助于为我国的营养干预项目提供借鉴。

美国关于儿童营养干预的项目起步较早,覆盖面更广,发展也更加完善,主要包括国立学校午餐计划、学校早餐计划、儿童和成人食品照顾计划、夏季食品供应计划、特殊牛奶计划以及妇女、婴儿和儿童营养补充特别计划(WIC)等,可以发现这些计划涵盖了早餐、午餐、儿童和成人,甚至专门针对夏季提出了"夏季食品供应计划",可以说形成了一个基本完善的全民营养安全网,而其中大部分针对在校的儿童群体。1946 年,美国国会通过了"全国学校午餐法",自此开始正式在全国实施学校午餐计划,主要内容是向中低收入家庭的在校学生提供免费或减价营养午餐。1966 年,美国又通过了"儿童营养法",促成了营养早餐计划的实施,同时扩大了之前学校午餐计划的范围,主要内容是向低收入家庭的在校儿童提供早餐牛奶和补贴。儿童和成人食品照顾计划也就是以前的儿童食品照顾计划,主要是为学龄前儿童提供食物和点心,以及在课后为学龄儿童提供点心。夏天食品供应计划的实施主要是因为,在夏季学生放假后,学校不再提供午餐,因此对于那些主要依靠学校营养午餐获得营养的困难家庭的儿童来说,食物的需求量增加,需要额外增加食物供给。特殊牛奶计划是指没有政府供给餐点计划的学校和夏令营以及儿童看护机构的孩子,可以通过该计划接受牛奶供应,符合条件的儿童可免费或付费获得牛奶。WIC 项目的干预对象主要是低收入孕妇、哺乳期妇女、婴儿和 5 岁以下儿童,该项目的主要内容是为这些困难和弱势群体提供营养教育、健康咨询和卫生保健等服务,以降低婴幼儿死亡率,改善孕妇、新生儿的健康状况。

日本的学校午餐计划起步时间和美国比较接近,也是世界上较早开展营养餐干预项目的国家之一。1946 年,日本政府发布法令,开始鼓励在全国范围内开展学校午餐供应计划;到了 1951 年,日本全国都已经开始实施学校午餐供应活动,并且由政府补贴地方和学校无法承担的部分资金;1954 年,日本政府又颁布《学校供餐法》,在法律的层面上强制幼儿园和小学、初中学校必须向学生提供午餐,而且学校提供午餐的目标也不再是简单解决儿童餐食不足的问题,而是开始强调营养均衡、增强体育、提高身体素质等更深刻的内涵。随着日本学校供餐制度的不断完善,国家财政的不断补贴,日本基本实现了充足、完善的学校午餐供应体系。此后,随着日本经济的发展和人群饮食习惯的改变,校园午餐制度也在不断调整,但总体上朝着覆盖面更广、营养更加丰富的方向发展。

巴西的营养供餐计划进行了一种创新的政策方法,将粮食和营养安全纳入政府议程,通过综合方案和政策把粮食生产、学校膳食和营养教育联系起来。以尊重区域文化、饮食习惯和不同人口的具体营养需求,以及为学生提供多种水果及健康食品作为综合目标,这一计划克服了因群体不同、社会经济和文化因素造成的需求不同的问题,而且将学校与当地农民联系起来,促进了当地经济发展,又帮助改善了学龄儿童及其家庭的营养状况。

(二)营养补充剂

许多贫困或落后地区儿童因膳食不均衡极易发生微量元素缺乏的营养不良疾病,主要是缺铁、缺碘、缺维生素 A 和维生素 D 等,需要对其进行相应营养素的补充干预。莫桑比克在 2008 年推出的"儿童健康周"计划实施比较成功,将维生素 A 补充剂和其他干预措施,如驱虫、分发蚊帐和接种麻疹疫苗等结合起来,通过在人们家附近提供服务从而帮助更多家庭,其维生素 A 补充剂覆盖率达到了 99%。在菲律宾,从 1993 年起政府开始启动并一直在实施维生素 A 补充计划,针对 1—5 岁儿童群体,每年对其实施 2 次(每隔 6 个月 1 次)维生素 A 的补充计划,以缓解维生素 A 缺乏的问题,降低儿童发病率和死亡率。

(三)现金转移支付

现金转移支付项目分为有条件的现金转移支付和无条件的现金转移支付,前者针对贫困群体给予一定的现金补贴,但接受者必须遵循某些要求,比如定期参加营养教育课程,定期带儿童体检、进行免疫接种,或者必须将现金用于子女健康和教育投资等;而后者无条件的现金转移支付项目,则没有要求一定的条件,仅是给予现金补贴。相对来说,有条件的现金转移支付目的性更强,约束力较大,许多国家使用该项措施针对贫困儿童的营养素和教育问题进行干预。

墨西哥的 PROGRESA[2001 年更名为"机会"(Oportunidades)]项目是有条件现金转移支付的标志性项目之一,其起步较早,并经过一系列慎重的改革,至今仍在成功运作。该项目的干预对象是农村地区和城市边缘地区的特别困难人群,以家庭为单位,通过向该家庭中的母亲提供现金补贴促进教育、营养健康状况的改善,从而缓解贫困问题。该项目同时关注儿童的教育问题和营养健康问题。在儿童教育方面,接受现金转移支付的条件是必须保证儿童上课一定的出勤率;而在营养健康方面,通过促进孕妇、哺乳妇女和婴儿补充营养、享受医疗保健服务、加强营养健康教育等改善卫生和健康状况。该计划通过改善特困群体的教育和营养健康状况,起到了显著的减贫效果,主要原因在于它不同于墨西哥以往的扶贫计划,该项目直接识别特困家庭,并且将现金补贴直接交给母亲,因为母亲往往倾向于将资源更多地投入到儿童的教育和营养方面,有效保证了现金转移支付能够直接最大程度地发挥对特困家庭的帮助作用,并且教育和健康水平的提高也能为长期减贫提供动力。此外,该项目能够取得较好效果并成为标志性项目的原因还在于政府一直坚持收集数据并进行影响评估,通过以社区为单位进行监测评估来掌握具体项目进展,及时解决项目实施过程中的问题。

巴西的家庭补助金计划在 2003 年推出,也是一项同时关注儿童教育和健康问题的有条件的现金转移支付项目。在该计划实施之前,国内先后有学校津贴计划、粮食救济金计划、膳食计划、燃气救济补助和杜绝童工计划等,这些项目比较分散,具有特定的针对性,不便于推进、监督和管理,后来家庭补助金计划将这十几个计划整合在一起,为特别贫困家庭提供现金补贴,但是作为有条件的现金转移支付项目,其前提条件为必须保证家庭中的子女经常去上学,而且定期接受免疫接种。除墨西哥和巴西,菲律宾的"家庭桥梁计划",哥伦比亚的"家庭行动计划"以及印度的 Janani Suraksha Yojana 项目也是目前世界上规模较大、覆盖人口较多并且实施效果良好的有条件现金转移支付项目。有条件的现金转移支付项目往往被用于社会减贫或救助,在增加贫困家庭消费、提高入学率和出勤率、改善儿童营养健康状况以及提高性别平等方面发挥重要作用,实施这种项目的国家大多数都是中低收入国家,目前在拉丁美洲、非洲和亚洲的一些国家得到广泛的实施,并取得了较好的效果。

（四）营养教育

为改善儿童营养健康状况而进行的营养教育活动既可以针对儿童的看护人,也可以针对儿童本身,营养教育的内容一般包括婴幼儿的辅食喂养、免疫接种、膳食搭配、环境卫生、体育运动等。

印度作为人口大国,印度因贫富悬殊,相当数量的儿童有营养不良症状,而母亲作为儿童的主要照料者,对儿童的营养健康状况负有主要责任,故印度政府通过各种手段对母亲进行营养健康教育,以提高对儿童的照料水平,改善其营养健康状况。印度的儿童发展综合性服务（ICDS）计划是世界上最大的儿童早期发展干预项目之一,对改善妇女、儿童营养健康状况、缩小贫富差距等起到了重要作用,其中该项目的内容之一就是为妇女和儿童提供营养咨询服务,提高其营养认知水平,进而提高母亲看护儿童的能力,促进儿童健康水平的提高。2005年,印度启动了联合国儿童基金会支持的马姆塔·迪瓦斯(母亲日)项目。印度各邦每月都选择一天为母亲和儿童们提供至关重要的保健服务,主要包括为儿童测量身体指标并做好记录,向母亲提供有关如何健康喂养婴儿的建议等,并且参与该项目的妇女们还可以与卫生工作者们交换联系方式,以便在紧急情况中联系到他们。2015年,针对偏远地区的妇女群体,印度还启动了一项数字教育项目,通过手机为他们提供营养健康相关的知识,并设置一定的奖励机制吸引他们浏览信息,促进他们调整不合理的膳食结构,加强对儿童的看护和照料,从而提高儿童的营养健康水平。

除针对照料人的营养健康教育,厄瓜多尔基于校园的青少年健康膳食和运动推广项目也是通过营养教育行为改善儿童膳食行为的成功案例,项目包括两大部分,即改变个人膳食行为和改善儿童营养环境。老师使用互动式手册向学生讲解如何健康合理的饮用食物以及积极参加体育活动的益处,旨在于通过互动教育改变青少年的膳食行为。在改善儿童营养环境方面,父母在专业餐饮服务人员的陪同下,参观健康食品生产的工作坊,参与准备健康食品的活动。项目的实施显著减少了学生不健康零食的摄入,减小了学生腰围、血压,增加了蔬菜、水果的摄入量和体育运动的普及在社区一级进行规划为其量身定做营养改善方案,这一领先模式在非洲和亚洲许多国家都获得成效。

(五) 社区营养干预

在社区一级进行规划为其量身定做营养干预方案率先在非洲和亚洲许多国家进行,并取得了显著成效。通过社区干预可以有效地调动社区的积极性,信息获取的及时性和准确性也会更高,可以大大提高政策实施的效率、效果和可持续性。

坦桑尼亚的《伊林加营养计划》在1983—1989年扩大覆盖了50多个地区,该计划强调了社区层面的社会动员、地方问题评估、计划实施以及量身定制营养与粮食安全干预措施组合。社区工作者会监测孩子成长,从而识别和评估儿童营养不良情况,与家庭共同制订计划进行改善。而且积极与地方政府组织合作,根据其营养不良原因,干预措施会有所不同。在营养改善过程的各个阶段,社区积极参与和开创性的方法解决了个人和弱势群体的人权问题。斯里兰卡和泰国也将儿童的生长发育指标纳入社区发展的核心衡量指标体系中,并积极公布相关信息,确保信息的完全公开透明,促进各个社区之间形成良性竞争。

在非洲和东南亚地区的社区发展计划(Community-Driven Development,CDD)中,越来越多地将儿童营养健康指标纳入进来,因为在社区一级层面监测儿童的生长发育指标更为直接和精确,也能够更有效地识别困难家庭,对其进行营养干预,同时社区发展计划包含农业投资、社会援助等诸多内容,有助于更好地将营养干预和长期发展计划结合起来。

三、国内外营养干预项目总结及经验借鉴

(一) 因地制宜制定营养政策和营养干预计划

由于面临的儿童营养问题不同,各国应当根据自身的现实情况分别制定详尽的儿童营养政策和干预计划。比如,发达国家可能主要面临儿童膳食不均衡、营养过剩和肥胖等问题,贫困儿童的营养不足问题占比相对较少,那么这些国家的儿童营养干预计划可能更倾向于为儿童提供更加均衡的营养;而发展中国家或中低收入国家,贫困人口占比大,儿童营养健康问题非常严峻,这些国家应该首先关注儿童的营养不足问题,通过免费营养餐、营养包等直接为儿童提供充足的营养,以及提高人们的卫生保健意识,促使他们按时接种疫苗等。我国作为发展中国家,国内贫富差距较大,中西部偏远农村地区儿童的营养状况可能远远差于东部发达地区的儿童,而对于农村留守儿童群体来说,也存在一定的地区差异,因此,针对整体儿童和留守儿童应当分别制定政策,而在不同的儿童群体和地域内,也应该制定不同的政策和干预计划。

(二) 探索实施有条件的现金转移支付计划

拉丁美洲、非洲和亚洲一些国家和地区的有条件现金转移支付项目已经实施得较为成熟,而且取得了良好的效果,但是我国目前还没有专门针对儿童营养健康的大型转移支付项目。诸多国家的实践经验表明,有条件的

现金转移支付项目在改善营养健康状况、提高教育水平以及缓解贫困方面成效显著,成为一些中低收入国家重要的减贫手段和福利政策。对于我国来说,可以尝试探索实施有条件的现金转移支付项目,尤其是对我国中西部贫困地区的农村儿童群体和留守儿童群体通过将现金补贴、营养教育、初级卫生保健等项目结合起来,精准识别困难儿童群体,并长期监督项目进展和效果,切实提高农村地区儿童或留守儿童的营养健康水平。

(三) 充分调动社区的力量

社区相对于家庭来说,是一个更为宏观的群体,但是由于地理距离和人情关系的原因,社区的信息互通性往往较强,而且不同家庭之间容易形成竞争或合作关系。这就使得落实营养政策或干预项目时,能够比较容易识别出受助群体,对于项目实施对象也可以做到更好的指导与监督,不同家庭之间还可能互相帮助,或者受到激励机制的影响,更加认真落实营养政策,提高自己孩子的营养健康水平。同时,尽可能向社区放权,调动基层社区成员的参与积极性,能有效降低管理成本,提高儿童营养政策的可持续性。

(四) 加强各部门的协调配合

儿童营养问题不是孤立存在的,受到社会、家庭、个人等多方面的影响,营养不良问题是一个多层次和多部门的问题,需要一系列利益相关方的参与。而推动各部门参与营养改善行动的前提是把营养目标纳入部门发展目标或评价体系中。不同部门的积极响应提供了良好的协同效应,整体实施效益大于各部分的综合。卫生部门推广厕所使用,改善卫生习惯,减少接触致病性污染,有助于改善健康和营养状况;教育部门紧抓儿童青少年的营养健康教育问题,提高儿童的营养认知水平,树立科学的饮食观念;社会保障部门可以探索营养补助的新方案,在试点基础上进一步尝试有条件的现金转移支付。跨部门的协调需要确定干预措施的优先次序,找到共同的语言,并协调战略计划和优先事项。此外,考虑通过更好地利用研究和监测系统来提高效率。

第三节　农村留守儿童营养健康问题的应对政策与措施

本书围绕农村留守儿童的营养健康问题,从全国、区域、性别、年龄等各方面做了细致分析,并通过回归分析探究了留守儿童生长发育和膳食摄入的影响因素以及干预措施。由此,依据本书的研究结论,按照改善留守儿童营养健康状况的"标本兼治"策略,参考国内外现有政策措施的干预进展,本书从政府、社会组织、社区和家庭四个方面提出相应对策建议,以期帮助农村留守儿童走出生活困境、改善营养健康状况。

一、政府层面

政府层面对农村留守儿童营养健康状况的干预主要在于减少农村留守儿童数量,以及从制度保障、政策扶持和动态管理机制等方面加快构建农村留守儿童关爱保护体系,使得既能够从根本上减少农村留守儿童因父母照料缺失带来的营养健康问题,又能够针对现有留守儿童,切实保障和提高他们的福利。

（一）大力推进农民工市民化或鼓励农民工返乡就业创业,从根本上减少留守儿童数量

首先,应该逐步改革户籍制度,使得那些符合落户条件的农民工可以在城市落户,在户籍上推进农民工群体市民化,帮助农村留守子女进城生活,减少留守现象。同时,在住房、子女入学、医疗保险等方面提高农民工的福利待遇,缩小城乡居民差距,提高农民工将留守子女带入城市共同生活的能力。在住房方面,通过公共租赁、租房补贴或购房优惠等途径保障农民工的基本住房需求,也有利于促进农民工家庭的整体迁移;在子女入学方面,放松城市学校的入学限制,完善落实农民工子女在城市地区参加中、高考的政策,对于在城市入学的农民工子女来说,学校和社会层面应该向其提供更多的帮助,促使农民工子女在城市接收到良好教育;在医疗保障方面,鼓励用人单位为农民工购买相应的医疗保险,同时为在城市生活的农民工提供免

费或优惠的医疗服务,缩小城乡居民福利差距。

其次,因地制宜发展农村特色经济,鼓励和支持农民工返乡就业创业,让留守家庭亲子团聚。通过大力促进农村经济发展,创造更多就业岗位,消化农村剩余劳动力,将那些原本打算外出务工的农村劳动力吸引留在家乡,可以减少儿童留守现象的产生,同时,农村经济发展水平的提高,也有助于吸引外出打工的农民工返乡就业或创业,对于这些有意愿回乡的农民工,政府应该组织实施职业技能培训活动,提供更多有吸引力的岗位,提高返乡农民工的工作技能,保障其就业;对于回乡创业的农民工,可以开展组织创业指导活动,在资金、场地等要素上提供多方面便利和优惠,给予其全方位的支持和引导。

(二)加强制度保障、资金扶持和监督执行力度,加快构建农村留守儿童关爱保护体系

从立法层面应该给予农村留守儿童营养健康状况更多的关注,强化政府各部门的关爱保护责任、家庭的主体责任和社区的监督责任等。民政部门牵头组织建立留守儿童关爱保护体系,加强组织领导职能;教育部门关注留守儿童的教育问题,尤其营养健康方面的教育;医疗卫生部门保障留守儿童的营养和健康状况,包括营养教育、免费体检和咨询问诊等;公安部门强化责任意识,保障留守儿童正当权利等。家庭应当承担起保障儿童营养健康的主要责任,做好对儿童科学饮食观念、膳食摄入、生活习惯等方面的教育、引导和监督,并且尽可能为儿童提供卫生的生活环境等,对于留守儿童来说,外出的父母应当增加联系频率,弥补缺失的关心和照料,而留守儿童的照料者更应该承担起照料儿童的责任,以防留守儿童受到意外伤害等。社区要及时了解掌握留守儿童的监护、营养、教育和心理等各方面情况,对于无人看护的留守儿童、遭受虐待的留守儿童以及家庭特别贫困的留守儿童,要提供帮助和支持,并及时向上报告,申请法律、经济方面的帮助,切实保障留守儿童权利,承担起监督职责。总之,政府部门应从立法层面,针对政府各部门、家庭和社区等各方的职责建立起保障留守儿童营养健康的法律法规。

在资金扶持方面,应该设立专项资金用于干预留守儿童的营养健康,尤其对于中西部贫困地区农村留守儿童来说,存在地区经济发展较为落后、家

庭收入低和思想意识落后等问题,留守儿童的营养健康状况堪忧,政府应该设立专项资金用于改善这些留守儿童的营养健康状况。具体地,借鉴国内外现有营养干预措施的经验,可以在学校层面免费或低价提供营养餐、以社区为单位发放营养包、以家庭为单位实施有条件的现金转移支付项目等等,将食品强化、营养剂补充、现金转移支付、营养教育、社区营养干预等结合起来,建立起留守儿童营养健康的完全防护网,切实改善和提高农村留守儿童的营养健康状况。

此外,政府关爱和保护留守儿童的前提是能够准确掌握留守儿童的信息,因此,各地方政府通过建立留守儿童动态管理数据系统,可帮助及时了解留守儿童信息变动,从而调整经费安排、帮扶举措等具体工作流程。针对留守儿童的动态管理机制还应包括对相关工作人员的监督和考核,确保专项资金的设立、使用和监督形成一个完整、规范的工作流程,对各级部门的工作情况要进行考核和问责,奖励认真履责、做出突出贡献的,惩罚工作不力、措施不实的,以防范资金挪用、"面子工程"等问题,确保相关部门切实开展关爱留守儿童的活动,落实相应政策制度。

二、社会组织层面

社会组织层面对留守儿童营养健康的干预主要通过社会公益组织和学校来实现。关注留守儿童的社会公益组织有很多,他们通过开展形式多样的公益项目对留守儿童群体进行帮扶和照顾;而学校是留守儿童在家庭以外的主要生活场所,不仅负责留守儿童的读书教育,在一些寄宿制学校还将负责儿童的日常起居,因此在留守儿童营养健康问题上,学校负有重要的责任。

(一)社会公益组织积极关注农村留守儿童营养健康问题,并做好宣传引导,营造全民关爱留守儿童的社会氛围

社会公益组织对留守儿童的关爱和帮扶可以通过困难补助、免费营养餐、志愿者辅导、心理疏导和开展文体活动等项目进行展开,这些具体的项目从物质和精神两方面对留守儿童进行关怀,对儿童的健康、学习和心理产生积极影响。具体来说,一些社会公益组织可以组织募捐活动,号召社会爱心人士关注留守儿童群体,并使用募集资金直接补贴留守儿童的生活和教

育支出,或者提供免费或低价营养餐,以改善留守儿童的营养健康状况;社会公益组织可以进家庭、进社区、进学校组织实施关于营养健康教育普及活动,提高留守儿童及其看护人的营养知识水平;同时要格外关注留守儿童的心理健康问题,组织志愿者与留守儿童进行充分的交流,及时发现问题、疏导排解;特殊情况下,如无人监护、遭受遗弃、虐待等,社会公益组织可以为其提供居住场所、法律援助等。同时,社会公益组织由于具有自发性和非营利性特点,往往具有一定的感召力,可以通过手册、演讲、募捐等途径积极宣传引导社会各界关注农村留守儿童群体的营养健康状况,营造全民关爱留守儿童的和谐社会氛围,甚至推动政府相关部门的工作或法律法规的颁布。

(二)学校层面加强对留守儿童的监督管理、心理健康教育和营养健康教育,并加强和留守儿童家庭的联系

对于学龄儿童来说,学校是其学习和生活的主要场所之一,承担着抚育儿童成长、成才的社会责任。留守儿童因父母照料缺失、家庭教育缺位,容易出现心理、情绪等方面的疾病,学校应该重点关注留守儿童的心理状况,及时发现问题,采取积极有效的措施去应对,发挥学校在家庭之外的教育主导地位。对于留守儿童占比较高的学校来说,还应该建立一个留守儿童的信息库,便于对留守儿童的学习、身体健康和心理动态进行记录和管理,及时发现问题、解决问题。此外,学校不仅应当传授课本上的科学文化知识,还应该加强留守儿童的营养健康知识的教育,帮助儿童树立科学的饮食观念;学校应该开设并积极开展体育锻炼活动课,激发儿童对运动的热爱,有助于促进生长发育;还应该关注留守儿童的心理健康问题,及时向外出家长或看护家长汇报儿童的心理动态,双方配合解决,并且敦促外出加强与儿童的联系,不仅仅在物质层面上给予支持,更应该关注儿童内心真正的诉求,建立良好的亲子关系。另外,在留守儿童占比较高的寄宿制学校,由于儿童一周甚至数周的时间都在学校解决衣食住行,学校还要特别注意儿童饮食的卫生和安全问题,在饮食安全的基础上,要注重儿童膳食的营养搭配,尽可能对学生提供卫生的生活环境,保证儿童充足的睡眠等。

三、社区层面

社区对留守儿童具有较强的监督引导与支持帮扶作用,由于宗族关系,农村社区往往是家族聚居,是一个以血缘和地缘为纽带的熟人网络,因此留守儿童周围有更多的亲戚、朋友等熟人,由于熟人的感染力和亲和力又较强,也能够对儿童的行为有更多的监督和约束,这些都能够在很大程度上对留守儿童的健康成长产生积极作用。

(一)做好留守儿童的监督引导、信息管理和健康监测工作,积极开展对留守儿童监护人的营养健康教育

社区的监督与引导作用体现在社区的熟人网络对儿童的教育有更大的感染力,由于社区的熟人对留守儿童及其父母都比较了解,能够更好地把握儿童的情绪和心理,进而更加具有针对性地对儿童的不良行为进行教育和引导。同时,社区内也能够较多地监督儿童的各种行为情况,因此,在家庭教育缺失的情况下,也能够及时地发现和解决留守儿童的生活、心理、学习等方面的问题。

而对于社区管理者来说,则要全面了解留守儿童家庭中家长外出动态、留守儿童看护人情况、儿童生长发育状况、心理健康状况等,必要时建立信息管理系统进行全面监测和动态管理,尤其要注意记录留守儿童的生长发育和身体健康情况。同时,社区还应做好宣传教育工作,一方面是宣传引导社区成员加强对留守儿童的关爱和保护,构建和谐的社区氛围,另一方面,社区可以同时对监护人和儿童双方进行营养健康知识方面的教育和指导,尤其要重视留守儿童监护人的营养教育工作,因为这些监护人往往是祖辈父母,他们年纪较大,受教育水平低,也容易忽视儿童的营养需求,但是他们又在全面负责留守儿童的生活起居,对留守儿童的生长发育和身体健康情况负有主要责任。因此,要特别重视对留守儿童监护人的营养教育工作,可以通过定期开展相关教育活动,并提供一定的奖品吸引看护家长前来参加学习。

(二)建立农村困难留守儿童的帮扶救助机制,并大力支持有关部门和社会力量参与留守儿童的关爱保护工作

对于具有特殊困难的留守儿童,社区应当建立特别的帮扶和救助机制,比如发放现金补贴、发放生活日用品、优先提供就业岗位等;在社区基础设施建设方面,社区可以推动建设留守儿童之家、家庭教育咨询站等组织,提

高家长或监护人对留守儿童的看护水平;可以发动组织志愿者,关注留守儿童的思想动态、学习情况和行为习惯等,及时发现问题并采取有效措施积极解决问题;还可以通过社区的力量扩大建设体育锻炼、文化娱乐等场所,帮助留守儿童强身健体、陶冶情操,或者组织建设兴趣小组、营养小课堂、知识竞赛等活动,帮助拓展儿童的视野、提高认知水平,这些都有益于儿童身心健康成长;最后,对于有关部门和社会力量开展的留守儿童关爱保护工作,社区要主动提供场地、资金、宣传、组织等方面的支持,同时社区也可以主动联合社会有关力量共同开展留守儿童营养健康的干预工作。

四、家庭层面

家庭对儿童的营养健康负有最直接和主要的责任。对于留守儿童来说,家庭经济和环境卫生、父母外出情况、监护人照料水平以及家长行为习惯等都会对儿童的身心成长产生深刻影响,家庭对儿童的影响既有主动约束的结果,也有潜移默化的示范效应的结果,故可以从以下几个方面入手改善留守儿童的营养健康状况。

(一) 保持卫生清洁的家庭环境,为儿童膳食提供多样化选择

家庭清洁的卫生环境有利于儿童的生长发育,尤其是清洁的做饭用水和燃料有助于降低儿童低体重的风险,清洁的卫生间类型也有助于减少细菌的滋生,降低儿童患病的风险。因此,家庭要尽量使用清洁水源做饭,或者对饮用水源尽可能做杀菌消毒处理,保证饮用水源的安全性;在做饭燃料的选择上,在有条件的情况下尽可能选择电、煤气、液化气等较为清洁的燃料,减少使用煤、柴草等容易产生较多烟尘的燃料,保证食物的清洁性;卫生间环境也要保持清洁,尽量设计为冲水式,或者勤于打扫,减少细菌滋生和感染,降低儿童患病率。同时,经济条件较好的家庭可以为儿童提供更多的膳食选择,经济条件较差时则可能会忽略儿童的均衡营养需求,但是无论家庭的经济状况如何,作为家长都应该首先要有为儿童提供健康、均衡的膳食的意识,然后在自己可负担的范围内,为儿童提供尽可能科学合理、有益健康的饮食,增加电饭煲、微波炉、冰箱等家用电器的使用也能够在一定程度上增加儿童的膳食种类,有利于促进儿童的膳食营养摄入。

(二) 转变父母的外出务工方式,增加父母联系频率

父母不同的外出情况对留守儿童营养健康状况的影响效应不同。双亲同时外出时,孩子缺少了父母的陪伴,心理方面可能会受到不利影响,这也不利于儿童的生长发育,虽然父母同时外出可能减轻了家庭的经济压力,但是父母在做决定时应当综合考虑同时外出带来的正面影响和负面影响,尽可能将对儿童营养健康的不利影响降至最低;母亲通常承担了更多照料儿童的责任,对儿童的成长发育具有更显著的影响,因此当母亲单方外出时可能会直接影响到儿童的生活质量,尤其对于低年龄儿童来说,生活自理能力较差,更需要看护人的精心照料。因此,当孩子年龄较小时,母亲尽可能减少外出,陪伴在孩子的身边照顾其生活;父亲单方外出对留守儿童的生活也会产生不利影响,在一些情况下,母亲和孩子同时被留守在家不仅会令儿童缺失父亲的关爱,也会让母亲感觉无助,感受到更大的压力,有可能会造成整个家庭生活的不和谐,不利于儿童的健康成长。因此,父母应该综合考虑儿童的年龄、性别、照料人情况,权衡利弊,选择合适的时机外出务工,并尽可能创造回家探亲的便利条件,尽可能降低对留守儿童身心成长的伤害。同时,外出的父亲或母亲,要加强与孩子和监护人的沟通,及时发现儿童在生活、学习和心理上的困难,及时解决问题。

(三) 加强对留守儿童监护人的教育,提高看护水平

留守儿童的看护人直接对儿童的饮食起居负责,影响着儿童的营养健康状况。当看护人为祖辈父母时,往往年龄较大、文化水平较低,而且对儿童有溺爱心理,比如放纵其非健康饮食、无视其挑食的毛病等,这不利于儿童均衡营养的摄入,需要对这些祖辈监护人进行营养健康知识方面的教育,加强对儿童的监督和管理。此外,看护人还要注意自身的饮食习惯是否影响儿童的饮食,比如看护人偏好高油高脂肪的食物,或者偏好清淡寡味的素食,正在成长发育中的儿童需要更加均衡的饮食,因此看护人要充分考虑有益于儿童营养健康的饮食,不能将自己不健康的饮食习惯强加给孩子,可以通过对这些看护人进行提醒,或者将家长与儿童的膳食分开等途径减少这一不良影响。加强对留守儿童看护人营养健康知识的普及教育,可以通过社区、社会公益组织等以宣传手册、海报、视频或者现场演讲的形式进行,采

取多种形式,保证不同文化水平的看护人都能够理解明白,并培养起科学喂养的方式。营养健康教育的内容不仅应该包括膳食摄入、营养搭配等方面,还要着重强调儿童的医疗保障问题,因为一些祖辈监护人可能会盲目轻信"偏方"而耽误了儿童患病的最佳治疗时间,因此要向监护人强调及时带领儿童到正规医疗机构问诊就医、谨慎服用药物,如果有能力负担,可以再为儿童补充商业医疗保险,更好地保障儿童的医疗支出。同时,外出的父亲或母亲也可以通过电话、网络等途径多关心孩子的身体健康状况和饮食起居问题,对看护人的照料行为进行一定的监督和指导。

(四)加强对留守儿童营养健康知识的教育,督促其养成良好生活习惯

父母或其监护人可以通过口头教育、文字图书、电视、网络等渠道向留守儿童个人普及营养健康的相关知识,帮助其树立科学的饮食观念,学会膳食搭配,减少非健康食物的摄入。此外,不仅要在观念上强化儿童的营养健康意识,还应该从行动上监督儿童的饮食行为或生活习惯,家长可通过约束和示范效应纠正儿童不良的生活习惯,关注培养良好的生活习惯。比如,偏好洋快餐、高糖饮料、垃圾食品等也不利于儿童的营养健康,因此,家长也要尽可能控制儿童对这些非健康食物的摄入;体育锻炼是良好的生活习惯,可以帮助儿童放松身心、拓展交友、强身健体,家庭应该支持孩子对体育运动的兴趣爱好,或者通过言传身教使得原本懒于运动的儿童能够积极主动地进行体育锻炼,比如家长可以主动带领孩子参与趣味性运动,陪伴儿童一起进行体育锻炼、探索兴趣等。对于留守儿童的教育和监督要注意方式方法,使得儿童乐于接受,最后主动去改变,直至养成良好的生活习惯。

第八章

结　语

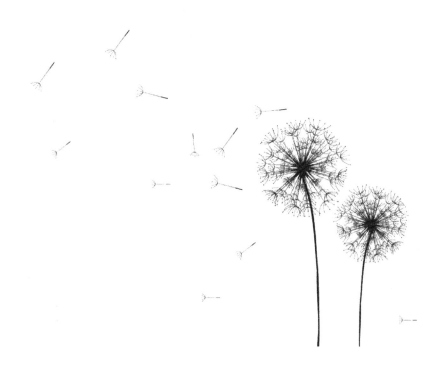

第一节 结论与探讨

留守儿童这一社会现象在我国存在已久,究其根源,它产生于人口流动与举家难迁的矛盾关系中。"留守儿童"的概念最早出现于 20 世纪 90 年代,主要背景是大量知识分子因出国留学导致其子女被迫留在国内交由其他亲属抚养,但是此时的留守儿童群体并没有引起社会上的广泛关注。伴随着我国快速的工业化和城镇化,农村父母外出务工产生了越来越多的"留守儿童",引起了学界、社会和政府的关注。农村留守儿童因缺失了父母的关爱和照料,面临着照料不足、监护不到位等一系列问题,其营养健康状况必然受到一定的影响,而数量庞大的留守儿童作为祖国的未来,其营养健康和生存发展状况直接关系着我国未来的发展与建设,因此,关注留守儿童的营养健康问题极具现实意义。

基于此,本书依托 2004 年、2006 年、2009 年、2011 年和 2015 年五轮 CHNS 调查数据,以及 2012 年、2014 年、2016 年和 2018 年四轮 CFPS 调查数据,运用描述性统计、多元线性回归分析和结构方程模型等方法,介绍了我国农村留守儿童的基本情况,详尽对比和描述了我国农村留守儿童的营养健康现状,并从个人、父母、家庭和学校层面分析了其对留守儿童营养健康状况的影响效应,最后,进一步探讨了干预机制并提出了干预措施。因此,本书的研究结论可从农村留守儿童基本情况、营养健康现状、营养健康的影响因素和干预机制这四个方面进行总结概括,具体结论如下。

一、农村留守儿童基本情况

根据 CHNS 和 CFPS 调查数据,本书对留守儿童规模测算的结果显示我国农村留守儿童占比逐渐上升,这表明随着我国城市化进程的持续深入,更多农村劳动力开始选择外出务工,而将自己的子女留在农村地区,催生了越来越多的留守儿童。留守儿童数量和占比不断上升的这一趋势从全国人口普查数据中也可以得到。根据 2000 年的第五次人口普查、2005 年全国 1‰抽样调查和 2010 年第六次人口普查数据,分别估算得到全国约有

2433 万、5681 万和 6103 万留守儿童。(段成荣、杨舸，2008[1]；段成荣等，2013[2])可见农村留守儿童数量在 10 年间增长了约 1.5 倍，反映出我国农村留守儿童呈现出数量多、增长快的态势。在国家工业化和城镇化加速推进的过程中，可以预见农村留守儿童将会在未来较长一段时期内存在并不断增加。

从不同类型的留守儿童来看，双亲外出的留守儿童占多数，其次是父亲单独外出和母亲单独外出的留守儿童。段成荣等(2013)[2]对全国第六次人口普查推算的结果也显示，双亲都外出的留守儿童占比高达 46.74％，其次父亲外出比例显著高于母亲。男性劳动收入作为农村家庭的主要经济来源，外出比例高且在一定程度上是不可避免的；而母亲往往扮演着陪伴孩子成长的家庭角色，留在家中照顾和关心孩子、负责农业方面的生产活动，从整个家庭的角度来看是较为理性的选择。因此，父亲单独外出的比例高于母亲单独外出是符合现实情况的。邬志辉、李静美(2015)[58]对全国 10 省(市)农村义务教育阶段留守儿童的实证调查结果也是如此。

从留守儿童分布的地区来看，东部地区各省份留守儿童占比普遍较低，其次为中部地区，而西部地区留守儿童占的比重最高，这显示出我国农村留守儿童占比在全国范围内呈现从东部省份到西部省份的阶梯式上升分布。但同时西部地区各省份的留守儿童占比也呈现两极分化的形势，CFPS 调查结果显示，陕西省、甘肃省和重庆市的留守儿童占比较高，相对来说，四川省和云南省的劳动力则多为本地务工，留守儿童占比较低。留守儿童的地区分布特征在一定程度上与地区经济发展状况紧密关联，东部地区的经济发展较好，就业岗位较多，且平均工资水平较高，相比中西部地区，更少比重的农村劳动力远离家乡到城市务工，而中西部地区经济发展较为落后，像河南、山西、重庆、湖北等地区都是我国的劳务输出大省，这些地区的农村留守儿童相应较为集中。(邬志辉、李静美，2015)[58]然而，根据全国第六次人口普查数据，江苏、广东等东部发达地区也分布了大量农村留守儿童，因为省内相对落后地区的农村剩余劳动力也会向更为发达的地区流动，这些地区的留守儿童也一样值得我们关注。(段成荣等，2013)[2]

在监护情况方面，可以发现我国农村留守儿童白天更多是由祖辈照料，同时年龄较大的留守儿童也存在自己照顾自己的情况，将孩子完全托付给托儿所/幼儿园和保姆的情况较少。留守儿童多数由其祖父母进行照管在诸多学者的研究和分析中得到了验证(段成荣、周福林,2005[6];段成荣等,2013[2];邬志辉、李静美,2015[58]),并且发现这些祖父母的文化水平普遍较低,还肩负着较重的生活负担,难以同时兼顾儿童的生活、学习及健康状况。

在个人特征方面,我国农村留守男童占比高于女童。这与段成荣等(2013)[2]对全国第六次人口普查数据的研究结论一致,同时,对该普查数据的分析还得到留守儿童与非留守儿童、流动儿童的性别比相差不大,这表明我国农村留守男童占比较高可能是由于总体样本中男童占比较高,而性别与是否留守没有明显关联。我国农村留守儿童在各个年龄段的分布并不平均,0岁儿童留守比例最低,且留守儿童的低龄化趋势明显,处于小学阶段的留守儿童占比高于幼儿园/学前班和初中阶段的留守儿童。小学阶段留守儿童占比高与该年龄阶段儿童占比本身就较高有关,但也可能是由目前大量农村年轻劳动力外出务工所致。一方面,才创建家庭的年轻人缺乏一定的经济基础,需要外出务工来提高家庭收入水平;另一方面,青年人在身体健康、精神状态、知识资本等方面有着一定优势,而其父辈又较为年轻可以帮忙照料年幼子女,因此具备外出务工的良好条件,这就导致青年人年幼的留守子女占比不断上升,留守儿童呈低龄化趋势。此外,邬志辉、李静美(2015)[58]还进一步分析得到母亲单独外出务工条件下的留守儿童年龄普遍偏低,我们应当给予这些母亲外出的低龄留守儿童特别关注。

此外,从家庭条件来看,农村留守儿童家庭的经济条件普遍提高,表现为高收入家庭的留守儿童占比不断增加,同时,留守儿童家庭的卫生条件和物质条件也都得到了显著改善,但是仍有相当一部分留守儿童的家庭人均年收入在1000元以下,处于较为贫困的状态,这表明留守儿童家庭之间的收入差距也在扩大。从学校条件来看,大部分农村留守儿童就读于普通公立学校,但是进入重点/示范学校的留守儿童比例不断提高;寄宿的留守儿童占比较高,但随着时间的推移,这一比例在缓慢下降,这在一定程度上也反映出留守儿童就读的学校条件有所改善。

二、农村留守儿童营养健康现状

本书从生长发育、每日能量和宏量营养素摄入和营养健康状况三个维度分析了我国农村留守儿童的营养健康现状。总体来看,我国农村留守儿童的生长发育状况得到了改善,尤其表现在生长迟缓率、低体重率和低BMI率均有一定程度的下降,但是从膳食摄入方面来看,留守儿童对高油脂、高热量的膳食摄入逐渐增加,肥胖问题也开始显现,这表明我国农村留守儿童的营养不良问题逐渐转化为营养失衡和营养过剩问题。相对于父母均外出以及父亲单独外出的留守儿童来说,生长迟缓、低体重和低BMI这些问题在母亲单独外出的留守儿童身上较为严重,可见母亲作为儿童主要生活照料人的作用十分显著,缺失了母亲的照料,儿童将面临更高的营养不良风险,曾嵘等(2009)[28]和富振英等(1996)[108]的研究也均表明儿童非母亲照顾容易导致营养不良问题,并且拥有母亲陪伴和照顾的儿童往往生长发育得更好。(刘靖,2008)[80]对于双亲均外出的留守儿童来说,其对能量和宏量营养素的摄入量较低,可能是由于祖辈监护人或其他亲友在儿童膳食搭配方面经验不足。已有研究指出,留守儿童看护人多为祖辈父母,文化水平较低,营养知识不足,对儿童的照料并不到位,使得相较于非留守儿童来说,摄入蛋白质的量和比例明显更低,而碳水化合物的摄入比例更高。(段丹辉等,2011)[100]这与本书的研究结论一致,均表明了双亲外出的留守儿童因受到祖辈监护人照料而面临更大的营养不足或失衡风险。

从不同省份留守儿童的营养健康状况来看,留守儿童的生长迟缓率、低体重率和低BMI率基本呈现自东部向中西部地区递增的趋势,而肥胖率则阶梯式下降。这与东中西部地区的经济发展水平存在一定关联,经济较为发达的东部地区的留守儿童身高更高、体重更重,而中西部地区留守儿童的生长发育状况则相对较差。由于南北方气候条件和饮食习惯的不同,南北地区留守儿童的膳食摄入情况存在较大差异,本书的研究表明南方地区留守儿童对高热量、高脂肪以及高蛋白食物的摄入高于北方,但南北方省份在主食的摄入量上比较相近。在营养及消化系统疾病患病率方面,北方地区各省份的患病率相对比较接近,而南方地区内部各省份间存在显著差异。

尽管一些研究表明祖辈监护人对留守儿童的照料存在营养知识不足、膳食搭配不均衡、溺爱心理等问题(段丹辉等,2011[100];张晶晶等,2014[101];刘贝贝等,2019[97]),但本书发现,相对于外人照看留守儿童来说,祖辈监护人的照料略优于外人。同时,留守儿童在自家被照料或是住在学校宿舍的营养健康状况并不相同,幼儿园/托儿所以及学校宿舍更有益于留守儿童的生长发育。这和一些学者认为寄宿不利于儿童营养健康状况的研究结论不同。(李文,2008[120];姜楠、续竞秦,2020[114])寄宿生活对儿童营养健康状况的影响主要有两个效应:一是寄宿生活可以规避监护人膳食知识不足对儿童生活照料、营养摄入的负面影响;二是如果寄宿条件太差、管理不到位的话,那么儿童在学校寄宿反而不如在家里被照料得更好。因此,寄宿对儿童营养健康的影响效应需要基于实地调查数据得到,而本书从全国层面的统计结果来看,认为学校寄宿或幼儿园/托儿所有利于儿童的生长发育,可能会和一些学者基于个别地区的调查结论相反。

对比我国农村留守儿童与农村非留守儿童和城市流动儿童的生长发育状况,可以发现所有儿童的生长迟缓率、低体重率均在下降,反映出我国儿童生长发育状况总体得到了改善,但是相对来说,留守儿童比非留守儿童的改善幅度更大。同时,所有儿童的肥胖率均处于不断上升趋势,但农村非留守儿童和城市流动儿童的上升幅度更大。诸多学者开展的农村留守儿童与非留守儿童生长发育状况的对比研究,均发现留守儿童的生长发育状况要差于非留守儿童(李春梅等,2011[62];陈家言等,2012[63];邬志辉、李静美,2015[58]),但也有学者对四川(边慧敏等,2018)[42]、贵州(冯海哲等,2010)[66]和江西(陈绍红等,2013)[67]等地的调查发现,留守儿童与非留守儿童的身体健康水平差异不大,可能是由于当地儿童整体健康状况较差的缘故。然而,上述研究多是基于某一年份某一地区的调查结果,少有对留守儿童和非留守儿童的营养健康状况进行追踪和比较,因此并未发现留守儿童与非留守儿童生长发育的改善情况以及改善程度的差异性。一些研究也同样注意到了我国儿童营养过剩和肥胖率上升的问题(李廷玉,2015)[184],并且指出流动儿童的营养过剩主要是因为在城市有更多的机会获得高热量的快餐、甜食等食物,再加上家长的健康知识不完善、打工子弟学校的营养教育不足等等,使得流动儿童因营养过剩导致肥胖的风险增加(陈丽等,2010)[74],这在一定程度上验证了本书关于流动儿童肥胖率上升较快的研究结论。

在膳食摄入方面,相对农村留守儿童和城市流动儿童来说,农村留守儿童对能量、碳水化合物摄入更多,而对蛋白质和脂肪的摄入相对较少,这反映出留守儿童膳食结构中高脂肪、高蛋白质这类高成本的食物占比较少，可能来自监护人对营养搭配的忽视效应，也可能限于家庭经济水平不能为儿童负担更多高脂肪和高蛋白的食物。总体来看，与非留守儿童和流动儿童相比，留守儿童的营养摄入情况更差，这一结论得到了大多数调查研究的证实。（龚正涛等，2010[68]；王廷月等，2013[70]；韩嘉玲、王婷婷，2015[73]；束莉等，2020[69]）同时，留守儿童与非留守儿童、流动儿童在膳食结构上的差异也在一定程度上解释了留守儿童肥胖率并不如非留守儿童和流动儿童上升得快这一发现。

最后，根据 CFPS 调查结果，在营养健康方面，留守儿童的低 BMI 率总体上要高于非留守儿童和流动儿童，这与大多数学者关于留守儿童生长发育状况差于非留守和流动儿童的研究结论一致，但是三类儿童的营养及消化系统疾病患病率比较接近，而且都呈下降趋势。一方面，这表明了我国儿童的营养健康水平得到了提升；另一方面，可能是因为这三类儿童患病率本身就较低的原因，他们的患病率并没有显示出明显的差异。

三、农村留守儿童营养健康的影响因素

本书经回归分析发现"留守"因素对儿童营养健康状况具有显著的负向影响，表现为农村留守儿童生长发育状况显著差于非留守儿童，能量和各宏量营养素的日均摄入量显著低于非留守儿童，低 BMI 率和营养及消化系统疾病患病率也较非留守儿童更高。这与崔嵩等（2015）[37]的研究结论一致，认为父母外出务工会对留守儿童的营养健康产生不利影响，但也有学者指出儿童自评健康受父母外出工作的影响总体来说不显著，收入提高对儿童营养健康的正向效应可能与照料缺失带来的负向效应相抵消。（孙文凯、王乙杰，2016）[40]此外，对于不同年龄阶段的留守儿童，父母外出务工带来的影响可能并不相同，比如父母外出工作不利于 0—6 岁和 12—18 岁留守儿童的健康成长，却可以显著提高 6—12 岁儿童的体重水平（陈玥、赵忠，2012）[78]。可见目前关于父母外出务工对儿童营养健康影响效应的研究结论仍然存在争议。

进一步地，不同留守类型对儿童营养健康产生的影响不同。首先，母亲单独外出不利于儿童的生长发育，显著增加了生长迟缓率和低体重率。母

亲在儿童生活照料和生长发育中的重要作用得到了大多数研究的支持(刘靖,2008[80];王震,2013[81]),并且一些研究还发现母亲外出务工的影响效应因留守儿童年龄的不同存在着显著的差异性(陈在余,2009[77];李钟帅、苏群,2014[35];苏华山等,2017[38])。其次,对于父亲单独外出的留守儿童来说,本书发现儿童的营养及消化系统疾病患病率显著增加,但是李强、臧文斌(2011)[34]研究发现留守儿童的患病情况受父亲单独外出的影响并不显著,反而在母亲单独外出以及父母均外出务工的情况下,留守儿童的患病率显著增加。这和本书的研究结论相悖,主要原因在于李强、臧文斌(2011)[34]研究中对儿童患病率的衡量使用的是"四周内是否受伤或患病、是否患有慢性病或者是急性病"这一指标,与本书使用的"过去一年患过最严重的疾病是否属于营养及消化系统方面"这一指标不同,而且研究数据和方法也不同,因此二者的结论不具有较强的可比性。最后,在双亲均外出的情况下,儿童对能量和宏量营养素的摄入受到更大的影响,即双亲均外出显著降低了儿童对能量与宏量营养素的摄入量,这和前文的统计分析结果一致,也得到了许多研究的证实(陈玥、赵忠,2012[78];徐志刚等,2017[33];田旭等,2017[25]),而且对于双亲均外出的留守儿童来说,其往往由祖辈父母进行照料,由于祖辈父母文化水平不高、营养知识不足,很容易导致儿童膳食摄入的不足或不均衡。(段丹辉等,2011)[100]

综上所述,由于指标、数据和研究方法的不同,目前学术界关于父母外出对留守儿童营养健康影响的研究结论并不一致,但是这些研究为进一步深入分析父母外出务工影响效应提供了多元的切入视角,有助于全面了解父母外出务工对留守儿童营养健康的影响效应。在此基础上,本书进一步从个人层面、父母层面、家庭层面和学校层面分析了影响儿童营养健康的因素和机制。

首先,从个人层面来看,性别和年龄作为重要的人口学特征,必然要被纳入儿童营养健康的影响因素之中,本书经回归分析发现性别对留守儿童营养健康状况具有显著影响,表现为留守女童比男童面临着更差的生长发育状况,能量和宏量营养素摄入量也显著低于男童;年龄对留守儿童生长发育指标的影响则呈"U 形",随着年龄的增长,营养不良率先降后升。然而,与本书的"U 形"影响结论并不一致的是,现有研究多数表明了低年龄阶段儿童更容易受到父母外出务工的影响(李钟帅、苏群,2014[35];苏华山等,2017[38]),而年龄较大者通常由于生活自理和自身抵抗力的增强,受父母外出务工影响并不显著。结论不同的原因一方面是儿童年龄范围的界定不同;另一方面数据和研究方法对于结论的产生具有决定性的作用,因此导致结论有较大的差异。关于性别因素的影响,有的学者从性别偏好的角度分析得到,女童的营养健康状况差于男童(宋月萍、谭琳,2008)[113],也有学者的研究并没有发现留守男童和女童营养健康状况存在显著差异。(丁继红、徐宁吟,2018[36];孙文凯、王乙杰,2016[40])因此,可以发现性别和年龄作为个人层面的重要指标对儿童的营养健康状况确有一定影响,但是研究结论并未达成统一。

其次,从父母层面来看,父母的身高、体重和留守儿童的身高、体重之间呈现显著的正相关关系,这表明儿童的生长发育情况受到父母遗传因素的影响,大量学者的研究证实了这一结论。(吴蓓蓓等,2009[60];丁继红、徐宁吟,2018[36];冯群娣等,2020[90])同时本书还发现父母体重对儿童蛋白质的摄入具有显著正向影响,这表明不同体态的父母还可能通过膳食习惯影响儿童日常的膳食摄入,进而对儿童的生长发育产生影响。父母的健康状况也会显著影响儿童的身体健康水平,表现在母亲的健康状况对儿童的生长发育状况有影响,而父亲的健康状况则对儿童的低 BMI 率和营养及消化系统疾病患病率有更显著的影响。此外,本书还发现父母具有较高学历时,儿童的生长迟缓率和低体重率均会显著降低,对脂肪和蛋白质的摄入量也会显著增加。许多学者关注了母亲受教育程度对儿童健康的影响,并认为母亲学历较高对儿童的健康具有促进作用(鲁婧颉、臧旭恒,2011[91];冯群娣等,2020[90];江汉等,2002[92]),但是也有学者发现父母的受教育年限对儿童患病率的影响并不明显,可能是由于患病这一短期内的临床指标并不能完全体现基因、抚育情况等长期影响。

然后,从家庭层面来看,家庭收入的提高对儿童的生长发育和膳食摄入均有显著正向影响,父母外出务工有助于增加家庭的收入(陈玥、赵忠,2012)[78],而收入的增加能够更好地保障儿童医疗和营养方面的支出,有助于促进儿童的健康。(陈在余,2009[77];丁继红、徐宁吟,2018[36])清洁的饮用水、做饭燃料和卫生间类型也有助于降低儿童的低体重率,增加儿童对能量和宏量营养素的摄入,以及降低儿童患营养及消化系统疾病的概率。许多学者基于家庭环境卫生条件的影响研究也得到了这一结论。(富振英等,1996[108];常素英等,1996[109];宋月萍,2007[103];李强、臧文斌,2011[34])在物质条件方面,本书发现家庭拥有电冰箱、微波炉和电饭煲有利于促进儿童的生长发育,能够显著降低儿童的生长迟缓率和低体重率,且拥有电饭煲的家庭能够显著增加儿童能量和各类营养素的摄入量。可见家庭物质条件较为丰富不仅有利于促进儿童膳食的多样性和均衡性,而且也说明儿童的家庭经济条件比较优越,这些均有利于儿童生长发育。

最后,从学校层面来看,留守儿童是否寄宿于学校对其低 BMI 率和营养及消化系统疾病患病率没有显著影响,这与很多学者研究得到寄宿生活对儿童的营养健康状况有所损害(李文,2008[120];罗仁福等,2011[121];罗建忠等,2017[123])并不一致,这可能受到不同年份、不同地区和不同群体数据的影响,比如姜楠、续竞秦(2020)[114]研究发现校寄宿对农村儿童的身高和体重造成一定负面影响主要发生在中西部地区,特别是西部地区,在东部地区的影响并不明显,此外,在校寄宿对农村儿童健康的负面影响主要发生在小学寄宿生群体。不过,本书发现当留守儿童就读于示范/重点学校时,其营养及消化系统疾病患病率显著降低,因此可以认为示范/重点学校能够为儿童提供更加卫生健康的饮食环境和学习环境,有助于儿童整体健康水平的提高。

四、农村留守儿童营养健康的干预机制

首先,本书通过多元线性回归模型和结构方程模型分析得到增加能量和三种宏量营养素的摄入有助于促进儿童的生长发育状况,在此基础上,本书分别从体育运动、营养知识、饮食偏好和饮食习惯四个方面分析其对儿童能量和宏量营养素摄入的干预机制,进而影响了儿童的生长发育。

在体育运动方面,日常参加体育锻炼的儿童对各项营养素的摄入量都要高于不参加体育锻炼的儿童,而且运动频率越高,对脂肪和蛋白质的摄入量也更高。诸多学者的调研结果证实了体育锻炼对儿童生长发育的有益作用(贾晓东等,1990[151];陈姜等,2002[152];刘毅、李明灯,2017[153]),基于运动营养学的视角,营养与运动的交互作用可以通过葡萄糖转化机制、维生素

合成机制以及后天神经网络形成机制促进儿童的健康成长。(方莹等,2017)[185]因此,保持一定频率与强度的运动,能够促进儿童生长发育,并能增加儿童的食欲,加速身体对营养物质的吸收和新陈代谢,家庭、学校应该多鼓励儿童参与体育运动,培养其运动健身的兴趣。

在营养知识方面,儿童对营养健康相关知识了解更多,具有更科学的营养饮食观念时,能够促进其对各种营养素的足量和均衡摄入,有利于生长发育,而当儿童营养知识不足或持有非健康饮食观念时,则容易导致营养失衡而产生营养不良等问题。一些学者基于对儿童营养教育干预的调查研究表明,从家庭、学校以及社区的层面对儿童本人和监护人进行营养健康知识的普及和教育,能够对儿童本身的饮食行为和监护人的照料行为产生积极影响,促进其营养健康水平的提升。(陆青梅等,2012[161];夏燕琼等,2013[76];常芳等,2013[163];黄艳芳,2014[168];岳莉等,2015[160])因此,开展营养健康教育、提高儿童本人和监护人的营养健康认知水平是非常有必要的。

在饮食偏好和饮食习惯方面,本书的回归分析结果显示出儿童饮食偏好和习惯对其膳食摄入均有显著影响,表现为对于健康食物的偏好有助于儿童的膳食平衡而免于肥胖,而不健康的饮食习惯将会导致儿童膳食摄入不均,增加超重风险。一些学者对儿童吃早餐、喝牛奶、吃蔬菜水果以及消费洋快餐的情况做了研究分析,也都得到了儿童饮食习惯和偏好对其营养摄入以及生长发育状况的显著影响效应(曾嵘等,2009[28];秦新红等,2010[170];倪国华、郑风田,2012[171]),而儿童饮食习惯或行为通常受到食物特征、个人因素及家庭社会环境的影响(范新宇、陈忠龙,2005[173];马文军等,2001[174]),因此,可以从改良食品口味、家长言传身教等方面纠正儿童非健康的饮食偏好和习惯,帮助其树立健康饮食的观念并坚持执行,促进均衡膳食营养的摄入,避免营养不良。

第二节 创新与完善

一、完善重要概念内涵

本书系统梳理了目前已有的学术文献和政策文件,厘清了与本研究相关的重要概念,并创新性地完善了其内涵。

首先,关于"留守儿童"的概念,学术界的说法不一,很多关键性的界定细节也依然莫衷一是,但普遍认同其核心内涵为"父母外出所造成的亲子分离"。不过,单纯地限定"父母一方或双方外出"对于理解留守儿童是片面的,因为父母外出的时间点、外出务工的空间距离、外出的连续时长、回家探望的频率、日常联系的频率等这些信息是非常复杂且不确定的。因此,本书从"农村""留守""儿童"三个角度对农村留守儿童的概念进行了更为清晰的界定,认为农村留守儿童是指我国农村家庭中因父母双方中的一方(或双方)离家外出务工半年以上,而被迫留守在农村且需要其他亲人或监护人照顾的16周岁以下的儿童。这一定义同样秉持着"父母外出造成亲子分离"的这一核心内涵,但在此基础上更加明确了三个方面的细节。一是父母双方中的一方(或双方)离家外出,部分文献仅认可父母同时外出务工才属于留守儿童,但由于父亲和母亲在照顾儿童生长发育和营养膳食方面所起到的作用截然不同,哪怕母亲单独一方外出务工,也会对儿童的营养健康产生严重影响,因此有必要明确父母双方中的任意一方(或双方)离家外出都属于留守儿童,并可以进一步区分双亲均外出、父亲单独外出和母亲单独外出等三种类型;二是父母外出的时间长度,本书将多数学者所笼统定义的"长期在外务工"更加细化为"半年以上";三是儿童的年龄,不同文献的年龄界定包括"18岁以下""16岁以下""14岁以下",本书将其统一为"16周岁以下"。

其次,关于儿童"营养健康"的概念,目前大部分学术研究以及政策文件将焦点主要集中在儿童营养不良问题方面,即由于营养摄入不足或者微量元素缺乏所导致的儿童生长迟缓、低体重、消瘦、贫血等。事实上,通过梳理前人文献与世界卫生组织(WHO)发布的相关报告,本书认为儿童的营养健康问题至少包括三个方面的内涵。一是营养元素的摄入问题,本书的创新之处在于不仅考虑到了前人所提及的营养摄入不足,还进一步考虑到了儿童营养结构的失衡问题,表现为偏食、挑食。二是生长发育问题,这是营养元素摄入不足或者儿童营养结构失衡所导致的直接后果,前者表现为生长迟缓、低体重、消瘦、贫血等,后者主要是营养过剩引起的肥胖/超重问题。三是营养健康疾病,前人研究中这一问题很容易被忽视,不过由于农村留守儿童家庭收入较低,饮食卫生条件也就相应较差,例如饮用水是否卫生,厕所是否干净,以及做饭燃料是否清洁,都与儿童营养和消化类疾病息息相关。本书综合了上述三个方面的内涵,全面界定了儿童营养健康的概念,即儿童因营养元素摄入不足所导致的营养缺乏,或因营养元素摄入过多所导致的营养过剩,进而影响儿童正常的身体生长发育,甚至造成儿童身患营养和消化类疾病。

二、构建多维专业指标

通过对比学术文献与国际卫生组织的研究报告,本书从不同维度创新性地构建了农村留守儿童营养健康的具体测量指标。

首先,本书所构建的儿童营养健康测量指标其维度立体且丰富,多角度地描绘了儿童生长发育期间所面临的营养健康风险。前面指出本书完善了儿童营养健康的三个方面的内涵,在此基础之上,本书又从体格测量、膳食调查和营养疾病这三个维度创新性地构建了儿童营养健康的具体测量指标,主要包括:生长发育状况(生长迟缓率、低体重率、肥胖率)、每日能量和宏量营养素摄入情况(能量、碳水化合物、脂肪和蛋白质的日均摄入量)以及营养健康状况(低 BMI 率、营养及消化系统疾病患病率)等九项指标。同时,这九项指标数据来源 CHNS 和 CFPS 两组数据库,二者可以起到相互补充以及相互印证的作用。

其次,本书所构建的儿童营养健康测量指标界定专业且对各年龄各性别的儿童的针对性强。例如,在界定儿童生长发育状况的三项指标以及反映儿童营养健康状况的 BMI 指标时,本书无法仅通过儿童的身高和体重信息就来评估其生长发育是否达标,而世界卫生组织(WHO)提供的最新的儿童生长标准恰好可以作为儿童营养健康指标的参考标准。这一标准区分了不同生长发育阶段以及不同性别的儿童,并抽取世界各国的样本来测算0—18岁儿童的平均年龄别身长(身高)、年龄别体重、年龄别BMI等数据。以此标准所构建出来的测量指标既符合国际专业性,又具备人群针对性。

再次,本书所构建的儿童营养健康测量指标能够结合和反映中国实际情况。例如,在构建儿童每日能量和宏量营养素摄入情况的四项指标时,本书也参考了《中国营养膳食指南》。该指南为居民的各种膳食营养素的摄入量提供了详细参考值,包括能量、总碳水化合物、总脂肪和蛋白质,恰好匹配本书所构建的四项营养摄入指标。根据指南所列出的参考标准,可以初步判断儿童这四项指标的日均摄入量处于何种水平,从而有针对性地调整膳食结构,保证儿童营养充足且均衡。在此基础之上,该指南还根据不同年龄和不同性别提供了碳水化合物和脂肪的供能比的可接受范围。以此标准所构建出来的测量指标既符合中国儿童的实情,也同样具备人群针对性。

最后,本书所构建的儿童营养健康测量指标避免了传统年龄别身高和年龄别体重等连续变量本身的非单调性缺陷。通过梳理前人文献中关于儿童生长发育的实证研究,多数学者采用了传统的年龄别身高和年龄别体重Z评分,当Z评分小于−2时即被认定为生长迟缓和低体重,Z评分大于2时即被认定为生长过快和超重,而Z评分介于−2和2之间时则被认定为正常发育。这类传统指标虽为连续变量,但其变化规律并非单调线性(即并非越大越好、也非均匀变化),因此无法直接用于统计与回归。而本书创新性地构建生长迟缓和低体重等二元解释变量,当儿童身高或体重低于相应年龄和性别的标准时,便被界定为生长迟缓或低体重;相反,则便被界定为正常。这类指标,既有利于计算生长迟缓率和低体重率等直观百分比,又符合回归分析中解释变量的特点要求。

三、综合多样研究方法

本书的实证分析部分充分结合了描述性统计与回归分析的研究方法,前者有利于从宏观层面把握指标分布差异和变化趋势,后者则有利于从总体分析影响效果的显著性及其统计意义。

首先,本书通过描述性统计的方式从不同角度描绘了我国农村留守儿童的基本生活情况。结合 CHNS 和 CFPS 两组数据库的调查结果,CHNS 侧重专业的营养健康指标,CFPS 则具有覆盖面广、人口社会学指标丰富的特点,二者互为补充,相互印证。本书的描述性统计主要用于测算我国农村留守儿童的总体规模、人群分布、年代变化趋势等,并进一步从留守儿童的监护类型、个人特征、父母特征、家庭条件和学校条件等五个方面进行多维度的描述。描述统计结果清晰直观,年代变化趋势规律可循,百分比分布差异可比性强,涉及地区省份的描述结果更是结合了中国地图进行展示。总体来看,本书的描述性统计结果全面系统地介绍了近 20 年来农村留守儿童的生活状况,同时有针对性地分析了与儿童营养健康相关的家庭人口特征。

其次,本书借助回归分析方法将父母外出务工对农村留守儿童营养健康的影响机制进一步分解细化。儿童留守与否以及属于哪种留守类型对儿童生长发育、膳食摄入和营养健康等方面的影响是本书关注的重点。简单的描述性统计虽然能够通过百分比分布及其变化趋势初步判断出父母外出务工对儿童营养健康的影响,但由于部分年份不同指标之间的变化趋势互有更迭,留守与非留守儿童在某些维度上的营养健康指标又有可能十分接近,因此多元线性回归分析的方法便成为本书实证分析中的重要工具,不但能够通过回归结果的显著性检验来判断留守与否以及属于哪种留守类型是否对儿童营养健康产生影响,更能够通过添加必要的控制变量使得多元线性回归对父母外出务工的影响机制呈现出更加准确的估计。

再次,本书结合了描述性统计与回归分析的研究方法将影响农村留守儿童营养健康的因素层次化、体系化。如上所述,描述性统计方法适用于对指标结果进行初步呈现,尤其利于对不同组别的儿童进行测量对比。因此,本书在考察农村留守儿童个人层面、父母层面、家庭层面以及学校层面等方面的营养健康影响因素时,首先通过描述性统计的方法观测这些影响因素所区分的不同组别儿童的营养健康状况,便于对不同层面影响因素进行筛选。然而,这类描述性的对比分析并不具有统计意义,既不能否定那些看似差别不大的组别,也不能断定那些看似有显著差异实则有可能是由于其他因素而产生的区别。因此,本书通过多元线性回归的方法进一步对各层面的影响机制进行实证检验,同时控制各类影响因素以获得更为准确的估计。

最后,本书结合了多元线性回归以及结构方程模型等定量分析方法对农村留守儿童营养健康的干预机制进行检验。已有学术文献对于儿童营养健康干预机制的研究并不充分,也甚少提出有体系且易操作的干预手段。本书通过多元线性回归的方法,实证检验了五项直观并易于执行的营养健康干预手段,鼓励家长从膳食摄入、体育运动、营养知识、饮食偏好和饮食习惯等五个方面对儿童进行干预,填补了实践干预领域的空白。同时,本书通过引入结构方程模型,更加有效地弥补了多元线性回归方法的不足。一方面,结构方程模型能够将单一的可观测变量组织起来,共同测量和反映同一个抽象概念;另一方面结构方程模型能够同时处理多个因变量。这两点优势允许本书从整体上把握概念之间的逻辑关系,搭建更为完整的干预机制。

第三节　不足与展望

一、调查数据不尽完美

首先,两组调查数据的样本基本情况各有局限。从抽样年份来看,CHNS 数据库选取了 2004 年至 2015 年里五个调查年份,缺少最近五年的最新数据;而 CFPS 数据库则选取了 2012 年至 2018 年里四个调查年份,缺少农村留守儿童现象产生之初的几年的数据。二者均未能涵盖近 20 年农村留守儿童营养健康状况发展的完整变化趋势。从抽样省份来看,CHNS 数据库选取了 12 个省、自治区、直辖市,因广泛分布于我国的东中西部,其全国代表性不足,尤其是西部省份的涵盖面不够;而 CFPS 数据库则选取了全国 31 个省、自治区、直辖市,虽然省份抽样全面,但由于部分省份农村人口样本不足,或部分省份 16 岁以下儿童人口样本不足,本书仅展示了 23 个省、自治区、直辖市的农村留守儿童结果,而涉及具体营养健康指标时,省份样本则更少。从样本量来看,虽然 CHNS 和 CFPS 数据库各年的基础样本量足够,但部分变量和指标的缺失值较多,当对不同层面的影响因素或干预手段进行回归分析时,有效样本量则缺失严重。

其次,两组调查数据所提供的营养健康指标并不丰富,无法完全涵盖儿童营养健康的概念。从营养摄入的角度来看,营养元素主要包括宏量营养素和微量营养素,CHNS数据库中提供了能量和三类宏量营养素的日均摄入量,并未涉及维生素和矿物质等微量营养素的摄入情况,更没有精确地诊疗儿童是否贫血。从营养健康疾病的角度来看,除了本书选取的营养及消化系统疾病之外,营养元素摄入不足或摄入过多还有可能引发次生性疾病,如糖尿病、心脏病、中风甚至某些癌症,但均未在调查数据中体现,也无法追踪其病因。不过,作为旨在分析我国人口健康和营养现状的CHNS数据库,其专业性就体现在涉及儿童身体健康状态的数据皆为实地人工测量,而在2009年和2015年的两次抽样调查中,项目组对儿童分别开展了采血调查和生物样品调查,能够更为专业地反映儿童营养健康现状。不过,受限于这两次调查的样本量和数据质量,相关变量和指标并未纳入本书的研究分析之中。

再次,两组调查数据对于本书中的关键变量界定并不准确。从解释变量来看,反映儿童生长发育的指标如生长迟缓率、低体重率、肥胖率等,其界定均基于世界卫生组织的儿童生长标准,而这一生长标准严格区分了儿童的性别与年龄,其中年龄以月份为单位。然而,CHNS和CFPS两组数据库均未提供儿童的月龄,因此在测算中只得粗略地使用WHO儿童生长标准中每一岁儿童的平均身高和体重标准,使得本书在界定儿童生长发育的各指标时不尽准确。此外,反映儿童营养摄入的四项指标是根据近三日的每日膳食食谱及数量计算出来的,仅涉及三餐正餐,因而有可能忽略了三餐之外的零食、加餐等营养物质的摄入。从被解释变量来看,本书对于留守儿童的定义中限定父母外出的时间为半年以上,然而CHNS数据库的相关问题并未提及具体时长,CFPS数据库相关问题所涉及的回答也并非刚好半年,因此,本书对于留守儿童的界定存在一定的不严谨性,有可能低估,也有可能高估留守儿童的人数。

针对上述研究不足,本书提出以下三点对未来研究的展望。第一,充分利用现有数据资源。一方面,我们将继续追踪CHNS和CFPS这两组数据库,并及时将最新发布的调查数据纳入研究之中,进一步观察农村留守儿童营养健康现状的发展变化趋势;另一方面,我们将深入挖掘CHNS和CFPS这两组数据中尚未被考察的变量与信息,包括某一年份的小型调查以及子样本信息,以丰富儿童营养健康指标构成,并深化影响与干预机制构建,延续本书的研究。第二,对比探寻其它微观调查数据。诚然,CHNS和CFPS

这两组数据已具有较强的专业性和代表性,但目前仍然存在其他微观调查数据可供我们进行对照研究和印证研究,以检验本书结果的稳健性;同时,未来其他社会组织和机构也将开展更多的家庭调查可供我们进行补充研究,以拓展本书的研究外延。第三,积极开展一手调查研究。不论是本书中采用的 CHNS 和 CFPS 数据资源,还是其他可获得的微观调查数据,都具有其自身的数据局限性,与本书的研究设计无法做到完美契合。因此,未来针对本项目的具体研究问题,我们将设计科学严谨的调查问卷,以若干地区的学校和家庭作为研究对象开展小型调查研究,从而获取更有针对性和时效性的一手数据。

二、内生性问题难以忽视

内生性问题是指回归分析中,一个或多个解释变量与随机误差项之间存在相关关系,导致参数估计结果不一致。而本书中在对农村留守儿童营养健康的影响因素进行回归分析时,存在着以下三个方面的内生性风险。

第一,本书的回归分析中可能存在遗漏解释变量的风险。遗漏变量是指本来应当作为解释变量的变量,并没有纳入回归模型之中。之所以会发生遗漏变量的情形,一是由于在回归分析中无法穷举所有可能的解释变量,例如在本书对农村留守儿童营养健康影响因素的回归分析中,虽然已经从个人层面、父母层面、家庭层面以及学校层面等多方面选取了可能的影响因素,但依然会有所疏漏;二是由于调查数据本身的局限性,无法在调查问卷中提供所有可能的影响因素,例如,CFPS 数据库为综合型家庭调查,而CHNS 数据库则为专业的营养健康调查,后者问及的关于营养健康的问题自然较前者更为丰富,同时由于两组数据的调查侧重点不同,导致不同层面影响因素的变量选择也不一致,使得本书中影响因素回归分析所控制的变量也互不匹配;三是由于很多解释变量自身无法被直接观测,导致其成为随机误差项的一部分,比如在本书中影响儿童营养健康的影响因素里,儿童个人的自我照顾能力,尤其是营养膳食方面的自我照顾能力便无法直接观测,导致该因素无法被纳入回归模型之中。上述诸多遗漏变量与主要自变量父母外出务工行为都存在着关联,导致随机误差项与解释变量存在相关关系,进而加剧了回归分析中的内生性风险。

第二，本书的回归分析中可能存在反向因果关系的风险。反向因果关系是指与回归分析中的假设相反的因果关系，即被解释变量反过来影响解释变量。而且，正向与反向的影响关系可能同时存在，这便导致回归分析中可能存在双向因果关系。在本书对农村留守儿童营养健康影响因素的回归分析中，主要自变量父母是否外出以及父母外出的类型与因变量儿童营养健康的各指标之间便有可能存在着反向因果关系。例如，儿童营养健康状况良好的父母可能更加放心离家外出务工，这便导致作为被解释变量的儿童营养健康状况反向影响作为解释变量的父母外出行为；又如儿童营养健康状况不佳也有可能导致父母更加急切地想要改善家庭收入以至于选择离家外出务工，这也使得作为被解释变量的儿童营养健康状况反向影响作为解释变量的父母外出行为。进一步区分父母外出务工的类型也具有同样的反向因果风险，例如，儿童营养健康状况不佳有可能导致父母一方面想要改善家庭收入，另一方面又无法放心其他监护人对孩子的膳食照料，因此便更有可能促使父亲单独外出务工以改善家庭收入，而母亲单独在家照顾孩子饮食。上述诸多反向因果关系的可能性都加剧了回归分析中的内生性风险。

第三，本书的回归分析中可能存在自选择偏误的风险。自选择偏误是指回归分析中的解释变量并不是随机的，而是被调查者自主选择的结果，而这样的自选择过程会影响回归结果中主要解释变量的系数准确性。具体在本书中，父母是否外出务工这一解释变量有可能并非随机，即具有某些特征的样本人群可能更倾向于外出务工，相反不具有这些特征的父母可能更倾向于留在农村陪伴子女。例如，身体素质和营养健康状况较好的父母更有可能外出务工，同时由于基因传承的影响，父母的身高体重和营养健康状况直接决定了儿童生长发育的基础，因此父母外出务工与更为健康的儿童生长发育状况便建立起了非随机的关联。又如，具有较高学历背景的父母更有可能外出务工，同时由于父母言传身教的影响，高学历父母的育儿知识、思想观念和饮食习惯都对儿童的成长发展产生有益影响，因此父母外出务工与更为健康的儿童生长发育状况便建立起了非随机的关联。同样地，进一步区分父亲或母亲单独外出务工也依然存在样本自选择偏误。上述诸多非随机性的因素均主导着父母做出是否外出务工的决定，使得外出务工与留守在家的两组样本本身具有非随机性的自我选择问题，导致对儿童营养健康状况的影响结果产生偏误，加剧了回归分析中的内生性风险。

　　针对上述研究不足，本书提出以下四点对未来研究的展望。第一，在已有数据分析基础上应用较为常规的处理内生性问题的计量经济学方法，例如选择适合的工具变量或代理变量，采用两阶段最小二乘回归方法来进行系数估计；又如借助倾向评分匹配的统计方法对数据进行分组匹配，消除随机误差所带来的干扰影响。第二，结合具体地方政策及干预项目，对本研究中的影响干预机制进行政策效果分析，例如设计倍差法、断点回归法等政策相关类计量经济学方法，巧妙构建样本对照，评估政策效果的净影响，以此解决回归估计中所面临的内生性问题。第三，根据已有数据资源的特点，抽取样本中的生命历程，构建更为严谨的面板数据，并在此基础上运用较为前沿的面板数据工具变量法以及生存分析法来建立父母外出务工对儿童营养健康影响的综合机制。第四，开展实地采访调查。一方面，通过采访可以深入了解父母外出打工的真实原因，排查现实数据中是否存在上述假设的反向因果、自选择偏误等内生性问题；另一方面，通过实地观察儿童的生存环境以及针对性提问还有助于消除不可观测变量和遗漏变量所产生的内生性影响。

三、理论机制尚存分歧

　　首先，农村留守儿童营养健康影响因素与干预机制的结构层次尚不明晰。在第五章中，我们从农村留守儿童的个人层面、父母层面、家庭层面以及学校层面等四个层面来分析有可能影响儿童营养健康的因素；而在第六章中，又针对儿童的膳食补充、体育运动、营养知识、饮食偏好和饮食习惯等五个方面来对儿童营养健康进行干预。但不论是四个层面的影响因素还是五个方面的干预机制，它们各自的理论结构关系都有待厘清，具体表现为以下三点局限。第一，上述影响因素与干预机制的讨论涉及营养学、生理学、心理学、教育学、社会学、经济学等多个学科的交叉知识，但目前尚未有一套成熟且完整的理论能够同时梳理清楚这两大系统的结构层次。第二，针对其中某一层面的影响因素或某一方面的干预机制，部分理论仅在机制探讨中相对完善，但目前尚未构建起比较严谨的数理模型，实证分析也多数建立在经验之上。第三,四个层面的影响因素其影响机制较为间接且长期,而五个方面的干预机制则较为直接且收效迅速,两类机制之间既有共通也有互补,但目前尚未有学术研究探索直接影响与间接影响的理论关系,或者并未有学术研究考察干预手段在不同层面影响因素环境异质性上所表现出来的不同效果。

其次,父母外出务工对农村留守儿童营养健康影响的收入效应与替代效应机制尚存分歧。一方面,父母外出务工所获得的家庭收入改善了农村留守儿童营养膳食的质量,增加了家庭对医疗保险及其他商品的消费,同时降低了儿童营养类疾病的患病率;另一方面,父母外出务工对孩子照料的时间便相应减少,疏于对儿童营养膳食的照料,同时祖辈或其他监护人的营养健康知识不足、饮食习惯不健康等因素反而对农村留守儿童营养健康产生不利的影响。这两类影响机制在多数留守儿童家庭中同时存在,但影响效果方向相反,学术界目前针对这两类影响机制的理论探讨仍然存在分歧,现有数理模型并未能够明确区分收入效应与替代效应的综合影响效果,而在多数实证分析中也很难对二者进行效果评估。结合本书中对于农村留守儿童营养健康干预机制的探讨,家庭收入的增加有利于家庭物质条件的改善,在儿童膳食补充和卫生环境方面关联更为紧密,其影响较为直接且有效;相反,照料时间的减少则不利于儿童营养知识的增加和健康行为习惯的养成,其影响则较为间接且长期负面影响更具危害性。

再次,缺少针对农村留守儿童营养健康的相关政策和项目的效果评估,以及对这些直接干预手段的理论分析。本书所探讨的儿童营养健康的影响因素和干预机制主要局限于农村家庭内部环境,而以政府为主导的儿童营养健康相关政策和干预项目则从外部对儿童发挥直接作用,例如营养改善计划、现金转移支付以及各类教育宣传活动,一方面直接改善了儿童的膳食营养和卫生环境,另一方面则间接影响了儿童营养知识的增加和健康行为习惯的养成。然而,局限于本研究的数据条件与样本信息,无法将已有数据资源与各地方政府出台的政策措施进行有效结合,或较难以实现符合政策效果评估方法所要求的数据条件。例如,构建倍差法分析政策影响的净效果要求实验组与控制组在初始条件下具有相同的趋势,又如构建断点回归方法分析政策影响的净效果要求样本在临界值附近具有系统性变化,而本书所使用的 CHNS 和 CFPS 两组数据库在调查年份、调查省份、样本构成和变量信息等多个方面均难以满足政策效果评估方法的假设条件。

针对上述研究不足,本书提出以下三点对未来研究的展望。第一,从理论机制来看,目前应尽快打通各学科之间的知识壁垒。本项目组将进一步吸收各专业相关研究人员,以儿童营养健康为切入点组建跨专业学术团队,开展理论研讨、共享实证成果,力图构建系统的儿童健康产出模型,以囊括本书中所提出的影响因素与干预机制及其层次关系,并将其有效地应用到我国农村留守儿童乃至其他儿童群体之中。第二,从收入效应与替代效应的辨析来看,上述儿童健康产出模型需进一步增加不同效应的理论变形,同时,在实证分析之中,我们也将通过采用分位数回归模型对不同程度的营养不良儿童进行估计,以及通过开展实地抽样调查观察儿童家庭环境、询问儿童生活习惯,辨明父母外出所带来的真实影响,实现对现有理论模型的重要扩展。第三,从政策效果评估来看,设计科学严谨的调查问卷,进行抽样调查研究。通过以若干地区的学校和家庭作为研究对象开展小型实验研究,能够有效地筛选实验组与控制组,构建较为严格的随机对照实验。同时,经过几轮追踪调查采访之后,科学地评估干预实验对留守儿童营养健康所产生的净效果,从而提出有针对性的改善留守儿童生活水平的政策建议,进一步推进本书的研究深度。

参考文献

[1] 段成荣,杨舸.我国农村留守儿童状况研究[J].人口研究,2008(3):15-25.

[2] 段成荣,吕利丹,郭静,等.我国农村留守儿童生存和发展基本状况:基于第六次人口普查数据的分析[J].人口学刊,2013,35(3):37-49.

[3] 全国妇联课题组.全国农村留守儿童城乡流动儿童状况研究报告[J].中国妇运,2013(6):30-34.

[4] 上官子木.隔代抚养与"留守"儿童[J].父母必读,1993(11):16-17.

[5] 吴霓.农村留守儿童问题调研报告[J].教育研究,2004(10):15-18,53.

[6] 段成荣,周福林.我国留守儿童状况研究[J].人口研究,2005(1):29-36.

[7] 叶敬忠,王伊欢,张克云,等.对留守儿童问题的研究综述[J].农业经济问题,2005(10):75-80,82.

[8] 江荣华.农村留守儿童心理问题现状及对策[J].成都行政学院学报(哲学社会科学),2006(1):71-72.

[9] 吕绍清.150个访谈个案的分析报告(上)孩子在老家农村留守儿童:生活与心理的双重冲突[J].中国发展观察,2005(8):16-26.

[10] 叶敬忠,詹姆斯·莫瑞.关注留守儿童:中国中西部农村地区劳动力外出务工对留守儿童的影响[M].北京:社会科学文献出版社,2005.

[11] 周福林,段成荣.留守儿童研究综述[J].人口学刊,2006(3):60-65.

[12] 贾勇宏.人口流动中的教育难题:中国农村留守儿童教育问题研究[M].北京:中国社会科学出版社,2013.

[13] 康芳民.构建和谐农村的根本:对"留守妇女"问题的思考[J].新西部

(下半月),2008(1):27-28.

[14] 王春光.农民工的社会流动和社会地位的变化[J].江苏行政学院学报,2003(4):51-56.

[15] 万向东.农民工非正式就业研究的回顾与展望[J].中山大学学报(社会科学版),2009,49(1):159-170.

[16] 吕绍清.农村儿童:留守生活的挑战:150个访谈个案分析报告[J].中国农村经济,2006(1):49-56.

[17] 石汉平,许红霞,林宁,等.营养不良再认识[J].肿瘤代谢与营养电子杂志,2015,2(4):1-5.

[18] LOCHS H, ALLISON S P, MEIER R, et al. Introductory to the ESPEN Guidelines on Enteral Nutrition: Terminology, Definitions and General Topics[J]. Clinical Nutrition, 2006, 25(2):180-186.

[19] CEDERHOLM T, BOSAEUS I, BARAZZONI R, et al. Diagnostic criteria for malnutrition—An ESPEN Consensus Statement [J]. Clinical Nutrition,2015,34(3):335-340.

[20] 黎海芪.儿童营养状况评估研究进展[J].中国当代儿科杂志,2014,16(1):5-10.

[21] 郑举鹏,刘筱娴.学龄前儿童生长发育与营养不良的评价方法[J].国外医学(社会医学分册),2003(2):65-69.

[22] 葛可佑,常素英.儿童营养不良的评价方法[J].中国食物与营养,2001(3):5-7.

[23] 刘精明.我国儿童营养不良状况分析[J].江苏社会科学,2019(1):59-68.

[24] 富振英,贾凤梅,何武,等.我国5岁以下儿童及其母亲贫血状况及相关因素分析[J].营养学报,2003(1):70-73.

[25] 田旭,黄莹莹,钟力,等.中国农村留守儿童营养状况分析[J].经济学(季刊),2018,17(1):247-276.

[26] 尤婧,韩维春,封岩.正式小额信贷对农村儿童健康与营养水平的影响[J].中国农村经济,2014(3):58-72.

[27] 刘桐,赵晶,杨月欣,等.甘肃省某农村地区学龄儿童维生素营养状况

调查[J].营养学报,2016,38(6):604－606.

[28] 曾嵘,牟劲松,罗家有,等.15142名农村7岁及以下儿童营养不良现状及影响因素分析[J].卫生研究,2009,38(5):624－627.

[29] 石汉平,赵青川,王昆华,等.营养不良的三级诊断[J].肿瘤代谢与营养电子杂志,2015,2(2):31－36.

[30] 李慧,黄坚,常小芳,等.深圳市学龄儿童BMI肥胖标准参考值的建立[J].现代预防医学,2001(2):138－140.

[31] 孙波,葛恒明,李忠典,等.农村0—5岁留守儿童的膳食营养调查[J].中国妇幼保健,2010,25(9):1237－1240.

[32] 于盼,王欢,赵艾,等.中国7城市2农村学前儿童能量摄入调查研究[J].营养学报,2015,37(5):430－436.

[33] 徐志刚,钟龙汉,周宁,等.父母异地非农就业对农村儿童营养摄入的影响研究[J].东南大学学报(哲学社会科学版),2017,19(4):111－119,148.

[34] 李强,臧文斌.父母外出对留守儿童健康的影响[J].经济学(季刊),2011,10(1):341－360.

[35] 李钟帅,苏群.父母外出务工与留守儿童健康:来自中国农村的证据[J].人口与经济,2014(3):51－58.

[36] 丁继红,徐宁吟.父母外出务工对留守儿童健康与教育的影响[J].人口研究,2018,42(1):76－89.

[37] 崔嵩,周振,孔祥智.父母外出对留守儿童营养健康的影响研究:基于PSM的分析[J].农村经济,2015(2):103－108.

[38] 苏华山,吕文慧,黄姗姗.父母外出对留守儿童健康的影响:来自中国家庭追踪调查的证据[J].经济科学,2017(6):102－114.

[39] 赵忠.我国农村人口的健康状况及影响因素[J].管理世界,2006(3):78－85.

[40] 孙文凯,王乙杰.父母外出务工对留守儿童健康的影响:基于微观面板数据的再考察[J].经济学(季刊),2016,15(3):963－988.

[41] 沈纪.留守和流动对儿童健康的影响:基于儿童健康综合测量的一项研究[J].江苏社会科学,2019(1):80－90.

[42] 边慧敏,崔佳春,唐代盛.中国欠发达地区农村留守儿童健康水平及其治理思考[J].社会科学研究,2018(2):114 – 124.

[43] KUCZMARSKI R J, OGDEN C L, GUO S S, et al. 2000 CDC Growth Charts for the United States: methods and development[J]. Vital Health Stat, 2002, 11(246):1 – 190.

[44] WHO Multicentre Growth Reference Study Group. WHO Child Growth Standards: length/height-for-age, weight-for-age, weight-for-length, weight-for-height and body mass index-for-age: methods and development[S]. Geneva: World Health Organization, 2006.

[45] WHO Multicentre Growth Reference Study Group. WHO child growth standards: head circumference-for-age, arm circumference-for-age, triceps skinfold-for-age and subscapular skinfold-for-age: methods and development[S]. Geneva: World Health Organization, 2007.

[46] 中国肥胖问题工作组.中国学龄儿童青少年超重、肥胖筛查体重指数值分类标准[J].中华流行病学杂志,2004(2):97 – 102.

[47] 王玉英,陈春明,何武.中国儿童营养状况 15 年变化分析:应用 2006 世界卫生组织儿童生长标准评价中国儿童营养状况[J].卫生研究,2007(2):203 – 206.

[48] 周文渊,王晓莉,罗树生,等.中西部 50 个县 5 岁以下儿童生长迟缓研究[J].中国儿童保健杂志,2008(3):265 – 267.

[49] 康宇,梁小华,李廷玉,等.中国标准和 WHO 标准检出婴儿生长迟缓、消瘦、低体质量和超重率的差异分析[J].临床儿科杂志,2014,32(5):442 – 445.

[50] 宗心南,李辉.7 岁以下儿童中国生长标准与世界卫生组织新标准比较[J].中国儿童保健杂志,2010,18(3):195 – 198,201.

[51] 季成叶.我国城市中小学生营养不良现状和 20 年动态变化[J].中国儿童保健杂志,2008,16(6):622 – 625.

[52] 季成叶.中国乡村学生群体营养不良流行状况 20 年动态分析[J].中国儿童保健杂志,2009,17(1):11 – 14.

[53] 袁平,王晓莉,王燕.我国常用的三种儿童生长发育评价标准的比较[J].中国儿童保健杂志,2008,16(6):682-684.

[54] 常素英,何武,陈春明.中国儿童营养状况15年变化分析:5岁以下儿童生长发育变化特点[J].卫生研究,2006(6):768-771.

[55] 刘爱东,赵丽云,于冬梅,等.中国5岁以下儿童营养不良现状及其变化趋势的研究[J].卫生研究,2008(3):324-326.

[56] 董彦会,王政和,杨招庚,等.2005年至2014年中国7—18岁儿童青少年营养不良流行现状及趋势变化分析[J].北京大学学报(医学版),2017,49(3):424-432.

[57] 房红芸,于冬梅,郭海军,等.2013年中国0—5岁儿童营养不良流行现状[J].营养学报,2018,40(6):550-553,558.

[58] 邬志辉,李静美.农村留守儿童生存现状调查报告[J].中国农业大学学报(社会科学版),2015,32(1):65-74.

[59] 文育锋,王金权,刘荣强,等.皖南农村留守儿童健康状况的研究[J].现代预防医学,2008(4):690-692.

[60] 吴蓓蓓,栾敬东,吕开宇.安徽省农村留守儿童健康状况的调查与分析[J].技术经济,2009,28(7):121-12.

[61] 穆敏,王素芳,万艳梅,等.安徽某地区农村留守儿童营养健康状况分析[J].安徽医科大学学报,2010,45(6):829-831.

[62] 李春梅,杨娜,张惠娟,等.湘西地区农村留守儿童体格发育状况调查分析[J].中国全科医学,2011,14(9):1000-1002,1005.

[63] 陈家言,周欢,曹欣,等.四川资阳农村留守儿童生长发育状况分析[J].中国学校卫生,2012,33(2):236-237.

[64] 赵秀峰,孙涛.山东省农村3—7岁留守儿童生长发育与健康状况调查[J].中国妇幼保健,2016,31(1):145-148.

[65] 蔡啸镝,刘跃峰.伊犁地区留守与非留守儿童青少年营养状况比较分析[J].中国儿童保健杂志,2020,28(10):1135-1139.

[66] 冯海哲,张谊,鲜义辉,等.贵州省0—7岁农村留守儿童生长发育与营养状况分析[J].中国妇幼保健,2010,25(17):2407-2409.

[67] 陈绍红,廖珠根,何仕劼.江西省农村留守儿童营养状况分析[J].中国

妇幼保健,2013,28(1):68-70.

[68] 龚正涛,杨勤.湖北省农村留守儿童营养供给状况及影响因素配对调查[J].中国妇幼保健,2010,25(26):3775-3778.

[69] 束莉,靳晓东,魏筱礼,等.安徽部分农村地区3—6岁留守儿童膳食模式与缺铁性贫血、肥胖的关系[J].卫生研究,2020,49(3):490-494.

[70] 王廷月,闫茂华,王继顺,等.连云港地区农村留守儿童营养状况调查分析[J].中国食物与营养,2013,19(1):81-84.

[71] 杜其云,姚宽保,胡茹珊,等.湖南省农村7岁以下留守儿童喂养及健康状况研究[J].实用预防医学,2010,17(9):1741-1743.

[72] 王璇,范振崴.吉林市3—6岁农村留守儿童缺铁性贫血及影响因素分析[J].中国学校卫生,2018,39(1):109-110.

[73] 韩嘉玲,王婷婷.行走在困境中:我国流动留守儿童的生存和发展[J].中国民政,2015(19):19-22.

[74] 陈丽,王晓华,屈智勇.流动儿童和留守儿童的生长发育与营养状况分析[J].中国特殊教育,2010(8):48-54.

[75] 陶行,尹小俭.留守儿童、随迁儿童和城市儿童营养状况的比较研究[J].体育与科学,2015,36(5):112-120.

[76] 夏燕琼,秦祖国,苏胜华,等.广东农村留守学生生长发育与营养状况[J].中国学校卫生,2011,32(12):1521-1522.

[77] 陈在余.中国农村留守儿童营养与健康状况分析[J].中国人口科学,2009(5):95-102,112.

[78] 陈玥,赵忠.我国农村父母外出务工对留守儿童健康的影响[J].中国卫生政策研究,2012,5(11):48-54.

[79] 吴培材.父母外出务工对农村留守儿童身心健康的影响研究[J].南方经济,2020(1):95-111.

[80] 刘靖.非农就业、母亲照料与儿童健康:来自中国乡村的证据[J].经济研究,2008,43(9):136-149.

[81] 王震.农村地区母亲就业对儿童营养状况的影响[J].中国人口科学,2013(1):118-125,128.

[82] 张车伟,蔡昉.中国贫困农村的食物需求与营养弹性[J].经济学(季

刊),2002(4):199-216.

[83] 徐志刚,吴蓓蓓,周宁.家庭分离、父母分工与农村留守儿童营养[J].东岳论丛,2019,40(9):42-53.

[84] 顾和军,刘云平.母亲劳动供给行为与中国农村儿童健康[J].人口与经济,2012(3):8-12.

[85] WAGSTAFF A, VAN D E, WATANABE N. On decomposing the causes of health sector inequalities with an application to malnutrition inequalities in Vietnam[J]. Journal of Econometrics, 2003, 112(1): 207-223.

[86] 翟凤英,吕斌,金水高,等.中国八省学龄前儿童的膳食摄入和生长发育状况[J].营养学报,1998,20(3):542-942.

[87] 薛红丽,李芝兰,谢鹏敏,等.甘肃省农村7岁以下儿童营养不良影响因素的调查研究[J].中国当代儿科杂志,2010,12(12):950-953.

[88] 许诺,张国宝,谢国蝶,等.学龄儿童饮食行为与营养状况关系及其性别差异[J].中国公共卫生,2020,36(9).

[89] 陈茁,East wood,颜子仪,等.中国儿童营养不良的不平等:所居之处实为重要[J].世界经济文汇,2006(1):54-66.

[90] 冯群娣,何勤英,李强.母亲受教育水平对儿童健康的影响及其路径[J].南方人口,2020,35(3):46-59.

[91] 鲁婧颉,臧旭恒.女性受教育程度对儿童健康的作用机制研究[J].山东社会科学,2011(5):80-84.

[92] 江汉,台保军,许仙枝,等.母亲文化程度对儿童饮食习惯的影响[J].武汉大学学报(医学版),2002(3):282-284.

[93] ALMOND D, CHEN Y Y, GREENSTONE M, et al. Winter Heating or Clean Air? Unintended Impacts of China's Huai River Policy[J]. American Economic Review, 2009, 99(2): 184-190.

[94] ALLIN S, STABILE M. Socio-Economic Status and Child Health: What is the Role of Health Care, health conditions, injuries and maternal health? [J]. Health economics, policy and law, 2012, 7(2): 227-242.

[95] LI B, ADAB P, CHENG K K. The role of grandparents in childhood obesity in China-evidence from a mixed methods study[J]. International Journal of Behavioral Nutrition and Physical Activity, 2015,12(1), 91-100.

[96] FOLEY J T, LLOYD M, VOGL D, et al. Obesity trends of 8-18 year old Special Olympians: 2005 - 2010 [J]. Research in developmental disabilities, 2014, 35(3): 705-710.

[97] 刘贝贝,青平,肖述莹,等.食物消费视角下祖辈隔代溺爱对农村留守儿童身体健康的影响:以湖北省为例[J].中国农村经济,2019(1):32-46.

[98] SKOUTERIS H, HILL B, MCCABE M, et al. A parent-based intervention to promote healthy eating and active behaviours in pre-school children: evaluation of the MEND 2-4 randomized controlled trial[J]. Pediatric Obesity, 2016, 11(1): 4-10.

[99] 纪颖,何欢,李子耕,等.家庭因素对农村留守儿童饮食行为的影响[J].中国学校卫生,2020,41(1):32-35.

[100] 段丹辉,李林艳,朱明元,等.看护人营养行为对农村留守儿童膳食摄入的影响的调查[J].卫生研究,2011,40(5):608-610.

[101] 张晶晶,李士雪,徐凌忠,等.山东省农村学龄前留守儿童监护人健康素养知识、膳食营养态度及行为状况研究[J].中国卫生统计,2014,31(5):784-786.

[102] CURRIE J, STABILE M. Socioeconomic Status and Child Health: Why is the Relationship Stronger for Older Children? [J]. American Economic Review, 2003, 93(5): 1813-1823.

[103] 宋月萍.中国农村儿童健康:家庭及社区影响因素分析[J].中国农村经济,2007(10):69-76.

[104] BECKER G, TOMES N. Child Endowment and The Quantity and Quality of Children[J]. Journal of Political Economy,1976,84(4):143-162.

[105] 赵丽云,翟凤英,郝宏菲,等.我国贫困地区学龄前儿童生长发育状况

及影响因素[J].营养学报,1999(3):299-305.

[106] 宋月萍,谭琳.男孩偏好与儿童健康的性别差异:基于农村计划生育政策环境的考察[J].人口研究,2008(3):67-74.

[107] 王芳,周兴.家庭因素对中国儿童健康的影响分析[J].人口研究,2012,36(2):50-59.

[108] 富振英,陈春明,郭百明,等.中国农村5岁以下儿童营养不良的多因素分析[J].卫生研究,1996(S1):87-91.

[109] 常素英,常莹,富振英,等.我国贫困农村儿童营养状况的多因素分析:有关我国贫困县脱贫的卫生健康指标的建议[J].卫生研究,1996(S1):83-86.

[110] JALAN J, RAVALLION M. Does piped water reduce diarrhea for children in rural India? [J]. Journal of Econometrics, 2003, 112(1):153-173.

[111] 于冬梅,刘爱东,于文涛,等.2009年中国贫困地区5岁以下儿童营养不良状况及其影响因素[J].卫生研究,2011,40(6):714-718.

[112] ALDERMAN H, HENTSCHEL J, SABATES R. With the help of one's neighbors: externalities in the production of nutrition in Peru [J]. Social Science & Medicine, 2003, 56(10): 2019.

[113] 宋月萍,谭琳.卫生医疗资源的可及性与农村儿童的健康问题[J].中国人口科学,2006(6):43-48,95-96.

[114] 姜楠,续竞秦.在校寄宿对农村儿童健康的影响[J].教育与经济,2020,36(4):21-29.

[115] 杜屏,赵汝英,赵德成.西部五省区农村小学寄宿生的学业成绩与学校适应性研究[J].教育学报,2010,6(6):84-91.

[116] 乔天宇,狄雷.农村中小学教育中寄宿制影响的因果推断研究[J].社会发展研究,2014,1(2):138-152,245.

[117] 黎煦,朱志胜,宋映泉,等.寄宿对贫困地区农村儿童阅读能力的影响:基于两省5县137所农村寄宿制学校的经验证据[J].中国农村观察,2018(2):129-144.

[118] 侯海波,吴要武,宋映泉.低龄寄宿与农村小学生人力资本积累:来自

"撤点并校"的证据[J].中国农村经济,2018(7):113-129.

[119] 姚松,高莉亚.大规模兴建寄宿学校能更好促进农村学生发展吗?
[J].教育与经济,2018(4):53-60.

[120] 李文.贫困地区农村寄宿制小学儿童膳食营养状况评估[J].中国农
村经济,2008(3):33-41.

[121] 罗仁福,张林秀,赵启然,等,Scott Rozelle.陕西贫困农村寄宿学校小
学生贫血情况调查[J].中国学校卫生,2011,32(10):1257-1258.

[122] WANG A, MEDINA A, LUO R F, et al. To Board or Not to
Board: Evidence from Nutrition, Health and Education Outcomes
of Students in Rural China[J]. 中国与世界经济(英文版), 2016, 24
(3):52-66.

[123] 罗建忠,王建平,张慧,等.寄宿制学生营养健康状况及知识态度行为
调查[J].疾病预防控制通报,2017,32(5):1-4.

[124] 刘玄华,阮青,董邕晖,等.广西 2012—2013 年农村学生营养改善项
目实施地区学生膳食和营养状况[J].中国学校卫生,2015,36(8):
1130-1133,1138.

[125] 刘怡娅,贺林娟,张晓琴,等.贵州贫困地区学生营养改善计划实施后
维生素 D 营养状况[J].中国学校卫生,2018,39(8):1150-
1152,1155.

[126] 付中喜,陈碧云,刘加吾,等.湖南省实施营养改善计划地区学龄儿童
营养状况[J].中国学校卫生,2017,38(11):1704-1706.

[127] 何志凡,李晓辉,冯敏,等.2014—2017 年成都市营养改善计划学生
生长发育水平分析[C].四川省营养学会:第十三届中国西部营养与
健康高峰论坛论文.2018.

[128] 王迪,胡小琪,徐培培,等.2016 年"学生营养改善计划"试点地区学生维
生素 A 营养状况分析[J].中国健康教育,2019,35(4):295-299.

[129] 甘倩,陈竞,李荔,等.学生营养改善计划地区 2013 年学生维生素 A
营养状况[J].中国学校卫生,2016,37(5):661-663.

[130] 曹薇,许娟,李荔,等.农村营养改善计划实施地区 2012 与 2017 年学
生身高变化[J].中国学校卫生,2019,40(4):511-514.

[131] 范子英,高跃光,刘畅. 营养干预、健康与教育:基于国家营养改善计划的研究[J/OL]. 财贸经济,2020,41(7):21-35[2020-07-10]. https://doi.org/10.19795/j.cnki.cn11-1166/f.20200702.007.

[132] 张倩男,孙静,贾旭东,等. 营养包对我国婴幼儿营养干预效果的Meta 分析[J]. 卫生研究,2015,44(6):970-977.

[133] 孙静,李瑾,蔡祥焜等. 贫困地区儿童营养改善项目效果监测评估[A].//中国营养学会(CHINESE NUTRITION SOCIETY). 第十二届全国营养科学大会论文汇编[C]. 中国营养学会(CHINESE NUTRITION SOCIETY),2015:65.

[134] 赵文莉,李慧,杨海霞. 甘肃贫困农村地区儿童营养干预效果评价[J]. 中国学校卫生,2012,33(3):257-258,262.

[135] 陈瑞,杨海霞,赵文莉. 甘肃农村学龄前儿童营养改善效果分析[J]. 中国学校卫生,2014,35(2):178-180.

[136] 蒋秋静,张华,苏祥英,等. 重庆市项目区县 6—24 个月龄婴幼儿营养干预效果研究[J]. 中国妇幼保健,2016,31(13):2641-2643.

[137] 黄永玲,张唯敏,方亮. 安徽贫困地区 6—24 月龄婴幼儿营养干预效果评价[J]. 中国公共卫生,2019:1-3.

[138] 黎明强,黄运坤,秦景新,等. 铁强化酱油对柳州市儿童少年贫血干预效果评价[J]. 现代预防医学,2007(17):3215-3217,3220.

[139] 李鲁娟,张旭亚,赵青华. 铁强化酱油对儿童缺铁性贫血的干预效果评价[J]. 中国学校卫生,2008(9):835.

[140] 齐福生,杨庆杰,孙敬红,等. 济宁市寄宿中学生贫血现状及铁强化酱油干预效果评价[J]. 中国学校卫生,2011,32(3):308-309.

[141] 武天明,钟寿星,张铁涛. 饮用强化牛奶改善小学女生营养状况的研究[J]. 中国学校卫生,2009,30(4):354-355.

[142] MANLEY J, GITTER S, SLAVCHEVSKA. How Effective are Cash Transfers at Improving Nutritional Status? [J]. World Development, 2013, 48:133-155.

[143] ERICH B, EMLA F, ALICE M. How effective are conditional cash transfers? Evidence from Colombia [J]. The Institute for

Fiscal Studies Briefing Notes, 2011.

[144] DUFLO E. Grandmothers and granddaughters: Old-Age Pensions and Intrahousehold Allocation in South Africa[J]. World Bank Economic Review, 2003,17(1):1-26.

[145] GERTLER P. Do Conditional Cash Transfers Improve Child Health? Evidence from PROGRESA's Control Randomized Experiment[J]. American Economic Review, 2004, 94(2):336-341.

[146] RIVERA J A, SOTRES-ALVAREZ D, HABICHT J P, et al. Impact of the Mexican Program for Education, Health, and Nutrition (Progresa) on Rates of Growth and Anemia in Infants and Young Children: A Randomized Effectiveness Study [J]. JAMA, 2004, 291(21): 2563-2570.

[147] LEROY J L, GARCIA-GUERRA A, GARCIA R, et al. The Oportunidades Program Increases the Linear Growth of Children Enrolled at Young Ages in Urban Mexico[J]. Journal of Nutrition, 2008, 138(4): 793-798.

[148] GITTER S R, MANLEY J, BARHAM B. The Coffee Crisis, Early Childhood Development, and Conditional Cash Transfers[J]. SSRN Electronic Journal, 2011.

[149] QIAN LIN, PEYMANÉ ADAB, KARLA HEMMING, et al. Health allowance for improving the nutritional status and development of 3-5-year-old left-behind children in poor rural areas of China: study protocol for a cluster randomized trial [J]. Trials, 2015, 16(1): 361.

[150] JI M M, ZHANG Y F, ZOU J J, et al. Effect of a Conditional Cash Transfer Program on Nutritional Knowledge and Food Practices among Caregivers of 3-5-Year-Old Left-Behind Children in the Rural Hunan Province[J]. International Journal of Environmental Research & Public Health, 2018, 15(3): 525.

[151] 贾晓东,郎宁,金焕玲.体育锻炼对儿童青少年生长发育的影响[J].中国学校卫生,1990(6):13-15.

[152] 陈姜,黄海清,范英珊,等.体育运动对青少年矮身材及骨龄的影响[J].中国校医,2002(4):295-296.

[153] 刘毅,李明灯.户外体育游戏对学龄前儿童生长发育影响的干预研究[J].中国学校卫生,2017,38(1):69-71.

[154] 殷恒婵,陈雁飞,张磊,等.运动干预对小学生身心健康影响的实验研究[J].体育科学,2012,32(2):14-27,57.

[155] 刘星亮,孟思进.运动干预对增强青少年体质与健康的效果[J].武汉体育学院学报,2013,47(12):56-59.

[156] 张亨菊,管晓丽,李耀.体育锻炼对儿童少年心肺功能的影响[J].预防医学文献信息,1997(4):311-312.

[157] 刘文,常翠青,赵小倩,等.基于学校的有组织的运动干预对肥胖青少年BMI和糖、脂代谢的影响[J].中国运动医学杂志,2008(3):329-333.

[158] 彭莉,牟作松.中学生参与学校体育锻炼的情况与其营养状况的关系研究[J].西南师范大学学报(自然科学版),2007(5):137-141.

[159] 薛冬梅,张学文,陈凯华.留守儿童体育参与的价值研究[J].青少年体育,2012(2):4-5.

[160] 岳莉,李佳樾,何莉.甘肃部分地区农村留守儿童营养知识态度行为调查[J].中国学校卫生,2015(1):40-42,46.

[161] 陆青梅,班亮阶,林娜,等.健康教育对留守营养不良儿童监护人营养知识认知和行为的影响[J].右江医学,2012,40(2):159-161.

[162] 罗惠文,徐凌忠,莫秀婷,等.山东省农村学龄前留守儿童饮食行为问题的干预研究[J].中国卫生事业管理,2015(12):936-939.

[163] 常芳,史耀疆,李凡,等.信息干预对留守儿童身体健康的影响:来自陕西省的随机干预试验[J].农业技术经济,2013(4):117-125.

[164] 郝波,赵更力,张文坤,等.社区健康干预对儿童保健服务及母亲养育行为的影响[J].中国妇幼保健,2007,22(8):994-996.

[165] 于娟娟,崔明明,杨慧敏,等.社区儿童健康管理规范实施前后家长育

儿的知信行调查[J].中国儿童保健杂志,2013,21(1):20-22.

[166] 王玉霞.社区健康服务对儿童早期保健的影响分析[J].中外医疗, 2013,32(11):136-137.

[167] 赵恒佩,刘敏,张庆峰.社区健康教育路径管理模式在0—1岁婴儿健康管理中的应用效果[J].泰山医学院学报,2020,41(1):36-40.

[168] 黄艳芳.健康教育与健康宣教在社区儿童保健中的应用效果[J].实用临床医学,2014,15(9):113-115.

[169] 张凤莲,宋亚娟,谢凤珠.社区健康教育对婴儿辅食添加的影响[J].中华全科医学,2009,7(8):861-862.

[170] 秦新红,李丽英,孙桂平,等.学龄儿童营养不良的危险因素分析[J].现代预防医学,2010,37(10):1874-1875,1883.

[171] 倪国华,郑风田.洋快餐对儿童健康的影响研究[J].中国软科学, 2012(6):68-77.

[172] 马爽,欧阳官祯,王晓华.陇南市学龄前儿童身体健康与父母外出务工的关系[J].中国学校卫生,2020,41(8):1200-1203.

[173] 范新宇,陈忠龙.儿童饮食行为与其父母的影响作用[J].中国校医, 2005,19(3):328-330.

[174] 马文军,杜琳,林国桢,等.父母及家庭环境因素对中小学生饮食行为的影响[J].中华疾病控制杂志,2001(2):125-127.

[175] 马冠生,胡小琪,吴瑾,等.父母提示对儿童少年饮食行为的影响[J].中国学校卫生,2002(6):486-487.

[176] 马文军,马冠生,胡小琪,等.4城市儿童少年早餐行为及其相关因素分析[J].广东卫生防疫,2000(4):3-7.

[177] 李晓玲,黄振辉,谢国辉,等.中小学生家长营养知识及饮食行为的调查[J].预防医学情报杂志,2002(2):134,137.

[178] 罗海燕,潘小群,刘辉.南京市中学生饮食行为及其影响因素分析[J].中国学校卫生,2007(10):920-921.

[179] 吴一凡,王东,张雪莹,等.北京市海淀区城市小学生饮食行为及其与家庭环境因素的关系[J].中国学校卫生,2020,41(1):55-57,61.

[180] 刘丽,李佳,吴晶,等.哈尔滨市0—3岁儿童饮食行为问题现状及影

响因素分析[J].中国儿童保健杂志,2012,20(1):13-16.

[181] 曹加平.农村留守儿童心理发展问题及策略思考[J].教育科学论坛,2005(10):69-72.

[182] 刘允明.关爱农村"留守儿童"[J].中国农业大学学报(社会科学版),2005(3):29-33.

[183] 叶敬忠,潘璐.别样童年[M].北京:社会科学文献出版社,2014.

[184] 李廷玉.中国儿童营养面临的双重负担:营养不良和超重肥胖[J].中国实用儿科杂志,2015,30(12):881-883.

[185] 方莹,高孝品,张义宾,等.营养与运动交互作用促进儿童健康成长:基于运动营养学视角[J].幼儿教育,2017(15):7-11.